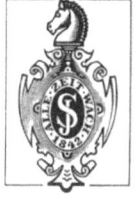

Rolf Engberding

Untersuchungstechniken in der Echokardiographie

Transthorakale, transösophageale Schnittebenen

Mit einem Geleitwort von Günter Breithardt

Mit 200 Abbildungen und 20 Tabellen

Springer-Verlag Berlin Heidelberg New York
London Paris Tokyo Hong Kong

Professor Dr. med. Rolf Engberding
Medizinische Klinik und Poliklinik
Innere Medizin C
Westfälische Wilhelms-Universität Münster
Albert-Schweitzer-Straße 33
4400 Münster

ISBN-13:978-3-642-74110-4   e-ISBN-13:978-3-642-74109-8
DOI: 10.1007/978-3-642-74109-8

CIP-Titelaufnahme der Deutschen Bibliothek
Engberding, Rolf: Untersuchungstechniken in der Echokardiographie : transthorakale, transösophageale Schnittebenen / Rolf Engberding. - Berlin ; Heidelberg ; New York ; London ; Paris ; Tokyo ; Hong Kong : Springer, 1990
ISBN-13:978-3-642-74110-4 (Berlin ...)

Dieses Werk ist urheberrechtlich geschützt. Die dadurch begründeten Rechte, insbesondere die der Übersetzung, des Nachdrucks, des Vortrags, der Entnahme von Abbildungen und Tabellen, der Funksendung, der Mikroverfilmung oder der Vervielfältigung auf anderen Wegen und der Speicherung in Datenverarbeitungsanlagen, bleiben, auch bei nur auszugsweiser Verwertung, vorbehalten. Eine Vervielfältigung dieses Werkes oder von Teilen dieses Werkes ist auch im Einzelfall nur in den Grenzen der gesetzlichen Bestimmungen des Urheberrechtsgesetzes der Bundesrepublik Deutschland vom 9. September 1965 in der Fassung vom 24. Juni 1985 zulässig. Sie ist grundsätzlich vergütungspflichtig. Zuwiderhandlungen unterliegen den Strafbestimmungen des Urheberrechtsgesetzes.

© Springer-Verlag · Heidelberg 1990
Softcover reprint of the hardcover 1st edition 1990

Die Wiedergabe von Gebrauchsnamen, Handelsnamen, Warenbezeichnungen usw. in diesem Werk berechtigt auch ohne besondere Kennzeichnung nicht zu der Annahme, daß solche Namen im Sinne der Warenzeichen- und Markenschutz-Gesetzgebung als frei zu betrachten wären und daher von jedermann benutzt werden dürften.

Produkthaftung: Für Angaben über Dosierungsanweisungen und Applikationsformen kann vom Verlag keine Gewähr übernommen werden. Derartige Angaben müssen vom jeweiligen Anwender im Einzelfall anhand anderer Literaturstellen auf ihre Richtigkeit überprüft werden.

Zeichnungen: R. Mergell, Recklinghausen

2121/3145-543210 - Gedruckt auf säurefreiem Papier

Für Barbara, Marcus, Niels und Jens

Geleitwort

Die Echokardiographie ist in der Diagnostik von Herzerkrankungen zu einer unerläßlichen Routinemethode geworden. Dies wird durch eine Vielzahl von zusammenfassenden Darstellungen, Monographien und Lehrbüchern dokumentiert. Vor diesem Hintergrund muß sich jede Neuerscheinung rechtfertigen.

Das von Herrn Prof. Dr. R. Engberding verfaßte Buch hat es sich zum Ziel gesetzt, schwerpunktmäßig eine umfassende Darstellung der Untersuchungstechniken der konventionellen transthorakalen ein- und zweidimensionalen Echokardiographie sowie der erst in letzter Zeit eingeführten transösophagealen Echokardiographie zu bieten. Hierbei sollen insbesondere auch weniger häufig benutzte Untersuchungstechniken, wie die Analyse des rechten Ventrikels, berücksichtigt werden. Auch die rechnergestützte linksventrikuläre Funktionsanalyse wird unter Berücksichtigung eigener Ergebnisse ausführlich abgehandelt und ihr Stellenwert für die Routinediagnostik kritisch aufgezeigt. Von großer praktischer Bedeutung ist auch die ausführliche Darstellung der heutigen diagnostischen Möglichkeiten bei Erkrankungen der thorakalen Aorta. Hochaktuell ist die Darstellung der Methodik und der Anwendung der Ösophagusechokardiographie. Diese Methode, die bereits seit Anfang 1983 an der Klinik in Münster durchgeführt wird und zu der der Autor wesentliche eigene Beiträge geliefert hat, stellt einen wichtigen Schwerpunkt des Werkes dar. Hierbei dürfte es sich in der deutschsprachigen Literatur um die z. Zt. aktuellste und ausführlichste Abhandlung zu diesem Thema handeln.

Ich bin sicher, daß das Buch durch seine Konzentration auf die Untersuchungstechniken sowohl dem Anfänger als auch dem Erfahrenen wichtige Informationen und Hinweise für das praktische Arbeiten gibt. Dies wird besonders unterstützt durch die zahlreichen, durch schematische Zeichnungen ergänzten Originaldarstellungen.

Münster, im August 1989   Prof. Dr. Günter Breithardt

Inhaltsverzeichnis

1	**Physikalisch-technische Grundlagen der Echokardiographie**	1
1.1	Physikalische Grundlagen	1
1.2	Technische Grundlagen der ein- und zweidimensionalen Echokardiographie	3
1.2.1	M-Mode-Echokardiographie	3
1.2.2	Zweidimensionale Echokardiographie	3
2	**Typische und atypische Schallkopfpositionen der konventionellen ein- und zweidimensionalen Echokardiographie**	5
2.1	Patientenlagerung	5
2.2	Typische Schallkopfpositionen	6
2.2.1	Linksparasternale Schallkopfposition	6
2.2.2	Apikale Schallkopfposition	7
2.2.3	Subkostale Schallkopfposition	7
2.2.4	Suprasternale Schallkopfposition	7
2.3	Schnittebenen bei typischer Schallkopfposition	8
2.3.1	Linksparasternale lange Achse	9
2.3.2	Linksparasternale kurze Achse	12
2.3.3	Apikaler Vierkammerblick	16
2.3.4	Apikaler Zweikammerblick	18
2.3.5	RAO-Äquivalent	19
2.3.6	Apikaler Fünfkammerblick	20
2.3.7	Subkostaler Vierkammerblick	20
2.3.8	Subkostale kurze Achse	20
2.3.9	Suprasternale lange Achse	22
2.3.10	Suprasternale kurze Achse	23
2.4	Atypische Schallkopfpositionen	24
2.4.1	Untersuchung des rechten Herzens	25
2.4.2	Untersuchung der Aorta	28
2.4.3	Untersuchung der Hohlvenen	30
2.4.4	Untersuchung des Vorhofseptums	32
2.4.5	Schallkopfpositionen bei vermuteten parakardialen Raumforderungen	33

3	**Echokardiographische Befunde bei kardialen Erkrankungen**	34
3.1	Herzklappendiagnostik	34
3.1.1	Aortenklappe	34
3.1.2	Endokarditis	39
3.1.3	Mitralklappe	44
3.1.4	Trikuspidalklappe	52
3.1.5	Pulmonalklappe	55
3.1.6	Kunstklappen	56
3.2	Kardiomyopathien	58
3.2.1	Dilatative Kardiomyopathie	58
3.2.2	Hypertrophe Kardiomyopathie	61
3.2.3	Restriktive Kardiomyopathie	71
3.3	Myokardiale Sinusoide	73
3.4	Intrakardiale Tumoren und Thromben	74
3.5	Funktionsstörungen des rechten Ventrikels	82
3.5.1	Druck- und Volumenbelastung des rechten Ventrikels	82
3.5.2	Rechtsventrikuläre Dysplasie	83
3.6	Erkrankungen der thorakalen Aorta	84
3.6.1	Aortenaneurysma	85
3.6.2	Aortenisthmusstenose	90
3.7	Perikarderkrankungen	91
3.7.1	Perikarderguß	91
3.7.2	Pericarditis constrictiva	95
3.7.3	Peri- und parakardiale Tumoren	97

4	**Linksventrikuläre Funktionsdiagnostik**	99
4.1	Bedeutung der M-Mode-Echokardiographie	99
4.2	Qualitative Analyse durch 2D-Echokardiographie	101
4.3	Rechnergestützte Analyse durch 2D-Echokardiographie	102
4.3.1	Technische Grundlagen einer einfachen und kostengünstigen Auswertungseinheit	103
4.3.2	Rechnergestützte linksventrikuläre Wandbewegungsanalyse bei experimentellem Koronarverschluß	106
4.3.3	Funktionsparameter der regionalen Wandbewegung des linken Ventrikels bei Herzgesunden	110
4.3.4	Sensitivität und Spezifität	116
4.3.5	Normalisierte Parameter der regionalen linksventrikulären Wandbewegung	116
4.3.6	Vergleichende lävokardiographische und 2D-echokardiographische Untersuchungen der regionalen Wandbewegung	119
4.3.7	Herzwandaneurysma	120
4.4	Zusammenfassende Bewertung für die Praxis	123

5	**Belastungsechokardiographie**	125
5.1	Dynamische Belastung	125
5.2	Vorhofstimulation	126
5.3	Isometrische Belastung	129
5.4	Dipyridamoltest	136
5.5	Zusammenfassende Bewertung für die Praxis	137
6	**Pharmakodynamische Untersuchungen**	138
7	**Ösophagusechokardiographie**	141
7.1	Methodik	142
7.1.1	Patientenlagerung und Prämedikation	142
7.1.2	Schnittebenen der Ösophagusechokardiographie	143
7.1.3	Säuberung des Schallkopfs	152
7.2	Untersuchungsrisiko	153
7.3	Klinischer Einsatz der Ösophagusechokardiographie	156
7.3.1	Untersuchung des linken und rechten Vorhofs	157
7.3.2	Untersuchung des interatrialen Septums	158
7.3.3	Untersuchung des Ventrikelseptums	159
7.3.4	Herzklappendiagnostik	160
7.3.5	Kunstklappendiagnostik	163
7.3.6	Diagnostik intrakardialer Raumforderungen	165
7.3.7	Diagnostik peri- und parakardialer Raumforderungen	166
7.3.8	Diagnostik von Erkrankungen der Aorta	168
7.3.9	Darstellung der Koronararterien	178
7.3.10	Linksventrikuläre Funktionsdiagnostik	179
7.3.11	Anästhesie und Intensivmedizin	179
7.3.12	Intraoperative Ösophagusechokardiographie	180
7.3.13	Ösophagusechokardiographie bei Interventionen	181
7.4	Zusammenfassende Bewertung für die Praxis	181
8	**Kontrastechokardiographie**	183
8.1	Konventionelle Kontrastechokardiographie des rechten Herzens	183
8.2	Linksseitige Kontrastechokardiographie	189
8.3	Neue Echokontrastmittel	193
8.4	Untersuchungsrisiko	193

Anhang A: Normalwerte ... 195

Anhang B: Empfehlungen zur Prophylaxe bakterieller Endokarditiden 199

Literatur 205

Sachverzeichnis 223

Abkürzungen

AA	Aortenbogen
AD	Aorta descendens
Ak	Akinesie
AN	Aneurysma
ant	anterior
AO	Aorta (Aortenwurzel, Aorta ascendens)
AV	Aortenklappe
CS	Coronarsinus
CX	Ramus circumflexus der linken Herzkranzarterie
d	enddiastolisch
DA	Aorta descendens
DCM	dilatative Kardiomyopathie
Dysk	Dyskinesie
EDA	enddiastolische Querschnittsfläche
EF	Ejektionsfraktion
ESA	endsystolische Querschnittsfläche
ET	linksventrikuläre Austreibungszeit
FS	prozentuale Querschnittsverkürzung (fractional shortening)
Hep	Leber
HOCM	hypertrophe obstruktive Kardiomyopathie
HW	linksventrikuläre Hinterwand
Hypok	Hypokinesie
IAS	Vorhofseptum
IHSS	idiopathische hypertrophe Subaortenstenose
IVS	Kammerseptum
KG	Körpergewicht
KHK	Koronare Herzkrankheit
l	links
LA	linker Vorhof
LAA	linksatriales Herzohr
LAD	Ramus interventricularis anterior der linken Herzkranzarterie
lat	lateral
LV	linker Ventrikel
LVPW	linksventrikuläre Hinterwand
LVOT	linksventrikulärer Ausflußtrakt

med	medial
MV	Mitralklappe
MVP	Mitralklappenprolaps
PA	Pulmonalarterie
PEF	Perikarderguß
post	posterior
PV	Pulmonalklappe
r	rechts
RA	rechter Vorhof
RAA	rechtsatriales Herzohr
RCA	rechte Herzkranzarterie
RIVA	Ramus interventricularis anterior
RV	rechter Ventrikel
RVOT	rechtsventrikulärer Ausflußtrakt
s	endsystolisch
SAM	systolische Vorwärtsbewegung des vorderen Mitralsegels
SAR	systolische Änderung der Querschnittsfläche (%)
sep	septal
SD	Standardabweichung
TEE	Ösophagusechokardiographie
TH	Thrombus
TP	Truncus pulmonalis
TU	Tumor
TV	Trikuspidalklappe
Vcf	zirkumferentielle Faserverkürzungsgeschwindigkeit
VCI	Vena cava inferior
VCS	Vena cava superior
Veg	Vegetation
VW	linksventrikuläre Vorderwand
Wth	Wanddicke

1 Physikalisch-technische Grundlagen der Echokardiographie

1.1 Physikalische Grundlagen

Schall entsteht durch mechanische Schwingungen in einem physikalischen Medium. Der vom menschlichen Ohr wahrnehmbare Frequenzbereich der Schallwellen ist bei 20 000 Hz limitiert. Schallwellen mit Frequenzen jenseits dieser Grenze werden als Ultraschall bezeichnet. Die in der echokardiographischen Diagnostik angewandten Frequenzbereiche liegen in der Regel zwischen 2 und 7 MHz.

Ultraschallwellen können mit piezoelektrischen Kristallen erzeugt werden. Hierbei kommt es in einem Kristall bei Anlegen einer elektrischen Wechselspannung entsprechend der wechselnden Feldrichtung zu periodischen Änderungen der Kristalldicke. Bei Reflexion des ausgesandten Ultraschallstrahls kann derselbe Kristall als Empfänger dienen und auf umgekehrtem Wege ein elektrisches Signal erzeugen. Bei einer üblichen Impulsfrequenz von 1000 Impulsen/s und einer Impulsdauer von 1 µs steht dem Kristall pro Impuls eine Empfangszeit von 999 µs zur Verfügung. Die Schallgeschwindigkeit errechnet sich nach der Gleichung

$$v = \lambda \times f$$

λ = Wellenlänge, f = Frequenz

Sie ist abhängig von der spezifischen Dichte des entsprechenden Mediums. Während die Schallgeschwindigkeit in Luft etwa 330 m/s beträgt, ist sie in Wasser mit 1497 m/s und in biologischem Gewebe mit 1560 m/s anzunehmen. In Kenntnis der mittleren Schallgeschwindigkeit im Körpergewebe und der gemessenen Zeit zwischen Abgabe des Impulses und Empfang des reflektierten Signals kann die Entfernung der Grenzfläche zum Schallkopf errechnet werden.

Die axiale Auflösung einer Ultraschallregistrierung ist definiert als die Fähigkeit, 2 auf einer Achse des Ultraschallstrahls hintereinander liegende Punkte als 2 Punkte zu erkennen. Sie ist um so besser, je kleiner die Wellenlänge ist. Eine konstante Schallgeschwindigkeit in biologischem Gewebe vorausgesetzt, ergibt sich eine Verminderung der Wellenlänge bei Zunahme der Frequenz. Um eine bessere axiale Auflösung zu erreichen, ist also eine hohe Schallfrequenz anzustreben. Da jedoch die Eindringtiefe des Ultraschalls in umgekehrt proportionaler Beziehung zur Frequenz steht, müssen bei der Auswahl der Ultraschallfrequenz die Erfordernisse einer guten axialen Auflösung und eine ausreichende Eindringtiefe in Einklang gebracht werden. Bei Erwachsenen kommen in der Echokardiographie meistens 2,25- bis 3,5-MHz-Schallköpfe zum Einsatz, während die Ultra-

schalldiagnostik bei Kindern in der Regel mit 5-MHz-Transducern und die Doppleruntersuchung von Gefäßen mit 10-MHz-Transducern durchgeführt wird.
In Flüssigkeit ist die Schallausbreitung durch Longitudinalwellen charakterisiert. Dieses Verhalten bestimmt im wesentlichen auch die Ausbreitung des Ultraschalls in biologischem Gewebe. Querwellen, die senkrecht zur Wellenfortleitung stehen, sind in erster Linie in festen Körpern anzutreffen.

Mit lateraler Auflösung wird die Fähigkeit bezeichnet, zwei senkrecht zum Schallstrahl nebeneinander liegende Punkte zu differenzieren. Sie wird durch die Breite des Schallstrahls bestimmt. Die Ausbreitung des Ultraschalls erfolgt innerhalb einer bestimmten Distanz, dem Nahfeld des Kristalls, zunächst parallel und divergiert dann im sog. Fernfeld. Da die Ausdehnung des Nahfeldes sich nach der Formel

$$l = \frac{r^2}{\lambda}$$

r = Radius des Schallkopfs

errechnet, kann eine Verlängerung des Nahfelds durch Verkürzung der Wellenlänge oder Vergrößerung des Schallkopfs erreicht werden. Der Divergenzwinkel des Ultraschallstrahls im Fernfeld ergibt sich aus der Beziehung

$$\frac{0{,}61 \times \lambda}{r}.$$

Das Ausmaß der Divergenz kann durch Fokussierung der Schallköpfe vermindert werden. In der Regel werden Schallköpfe verwendet, die auf 5, 7 oder 10 cm fokussiert sind.

Die bildliche Darstellung der reflektierten Ultraschallimpulse kann mit einem Oszillographen nach folgenden Methoden erfolgen:

- Das Verfahren der Amplitudenmodulation (A-Mode) stellt die reflektierten Ultraschallimpulse als senkrechte Linien dar, deren Amplitude zur Intensität der Echosignale proportional ist.
- Die Brightness-Modulation (B-Mode) ermöglicht die Bildwiedergabe der Echos in Form von Lichtpunkten, deren Helligkeit zur Intensität der reflektierten Ultraschallsignale proportional ist. Eine Vielzahl B-modulierter Echos in einer Ebene erlaubt die Darstellung eines zweidimensionalen Bilds.
- Das M-Mode-Verfahren entsteht durch Ablenkung der Lichtpunkte des B-Mode mit einer konstanten Geschwindigkeit über den B-Mode-Bildschirm. Dadurch werden bewegliche Strukturen als Wellenlinien dargestellt.

Zur Beurteilung von unerwünschten Wirkungen des diagnostisch genutzten Ultraschalls in der Medizin ist die Kenntnis der Energiedichte erforderlich. Als Sicherheitsschwelle für biologische Gewebe wurde von Güttner eine Schallintensität von 0,4 W/cm^2 angegeben [107 a]. Ein allgemein anerkannter Grenzwert, unter dem Ultraschall ohne jede schadhafte Wirkung unbegrenzt angewendet werden kann, fehlt jedoch bisher. Während die Intensität therapeutisch genutzter Systeme mit etwa 2 W/cm^2 bei kontinuierlicher Schalleinstrahlung anzusetzen ist [57], liegen die in der Echokardiographie verwendeten Geräte mit rund 0,02 W/cm^2 in ihrer

Energiedichte deutlich niedriger. Hierbei ist zu berücksichtigen, daß durch die Methode der gepulsten Ultraschallabgabe die letztlich resultierende Schallintensität noch weiter vermindert wird. Der die effektive Betriebszeit des Ultraschallsystems bestimmende Faktor errechnet sich aus dem Quotienten der Impulsdauer und der Impulsrepetitionsperiode. Bei einer Impulsdauer von 1 µs und einer Repetitionsfrequenz von 1000/s ergibt sich ein „Betriebsfaktor" von 0,001. Nach Angaben des American Institute of Ultrasound in Medicine ist bei Anwendung von Intensitäten bis 0,01 W/cm^2 kein gesicherter biologischer Effekt auf Gewebe von Säugetieren beobachtet worden [190].

1.2 Technische Grundlagen der ein- und zweidimensionalen Echokardiographie

1.2.1 M-Mode-Echokardiographie

Die wesentlichen Bausteine eines reinen M-Mode-Echokardiographiegeräts sind der Schallkopf, ein Zeitgeber, der die Sendedauer und Frequenz der Ultraschallimpulse steuert, ein Verstärker und ein Oszilloskop. Nach Abgabe eines Ultraschallimpulses, mit dem simultan ein Startsignal zum Oszilloskop geleitet wird, erwartet der Schallkopf, der nun als Empfänger arbeitet, das reflektierte Signal. Das Zeitintervall zwischen dem Startsignal und dem Erscheinen des reflektierten Echos steht in proportionaler Beziehung zur Entfernung zwischen Schallkopf und reflektierender Struktur.

1.2.2 Zweidimensionale Echokardiographie

Zur zweidimensionalen Bilddarstellung des Herzens in Echtzeit eignen sich im Gegensatz zur abdominellen Sonographie nur schnelle Systeme. Die ersten Schallköpfe dieser Art bestanden aus parallel ausgerichteten Kristallen, die entsprechende lineare Bilder erzeugten. Sie sind für die Untersuchung des Herzens jedoch nicht geeignet, da der Linearschallkopf mit seiner großen Aufsatzfläche durch die Rippen keine adäquate Schallkopfposition erlaubt. Es wurden deshalb Systeme entwickelt, bei denen mit kleineren Schallköpfen Bildausschnitte erzeugt werden. Hierbei wird durch einen Ultraschallstrahl ein Bildsektor abgetastet. Diese Methode der schnellen Bildabtastung beruht in erster Linie auf 2 Prinzipien:

1. Bei mechanischen Sektorscannern erfolgt die Bildabtastung durch die Drehbewegung eines Schallgebers um eine Achse in einem vorgegebenen Winkel oder durch die Rotation von 3 bis 4 Schallelementen auf einem Rad. Bei einer Bildfolge von 30 Bildern/s kann ein Sektor von 45–90° dargestellt werden.
2. Das andere Prinzip besteht in der elektronisch verzögerten Ansteuerung von nebeneinander angeordneten Einzelkristallen, durch die ein Bildsektor bis zu

4   Physikalisch-technische Grundlagen der Echokardiographie

90° aufgebaut werden kann (Phased-array-Prinzip). In Abhängigkeit von der gewählten Tiefe ist eine Bildfolge bis zu 30 Bildern/s möglich. Durch elektronische Fokussierung wird eine gute laterale Auflösung erreicht. Ein weiterer Vorteil dieses Systems liegt in der vergleichsweise geringeren Größe des Schallkopfs. Weiterhin ist im Gegensatz zur mechanischen zweidimensionalen Echokardiographie im Phased-array-System eine simultane M-Mode-Registrierung entlang einem Ultraschallstrahl des Bildsektors möglich.

Abbildung 1.1 zeigt das Blockschaltbild eines Sektorscanners vom Phased-array-Typ. Der Schallkopf aus keramischen Materialien ist aus 32 Sendeelementen aufgebaut, die durch identische Schaltkreise verknüpft sind. Ein gestaffeltes Schaltschema erlaubt eine verzögerte Ansteuerung der einzelnen Elemente, die so festgelegt ist, daß im Vollbild ein Sektor von 84° beschrieben wird. Als Empfänger für die reflektierten Ultraschallstrahlen dienen 24 der 32 Schallkopfelemente, die über identische Empfängerschaltkreise verbunden sind. Durch ein gestaffeltes Schaltschema zusammengefügt, kann das resultierende Signal zu einem Hochfrequenz- und Videoverarbeitungskreis weitergeleitet werden. Die Bildverarbeitung erfolgt digital. Aus dem Bildsektor kann die Information eines beliebig zu wählenden Ultraschallstrahls gesondert verarbeitet werden und über einen Controller einem M-Mode-System zugeführt werden. Die getrennte, aber gleichzeitige Verarbeitung des gesamten Echosektors und des ausgewählten Ultraschallstrahls erlaubt eine simultane Darstellung des 2-D- und M-Mode-Bilds.

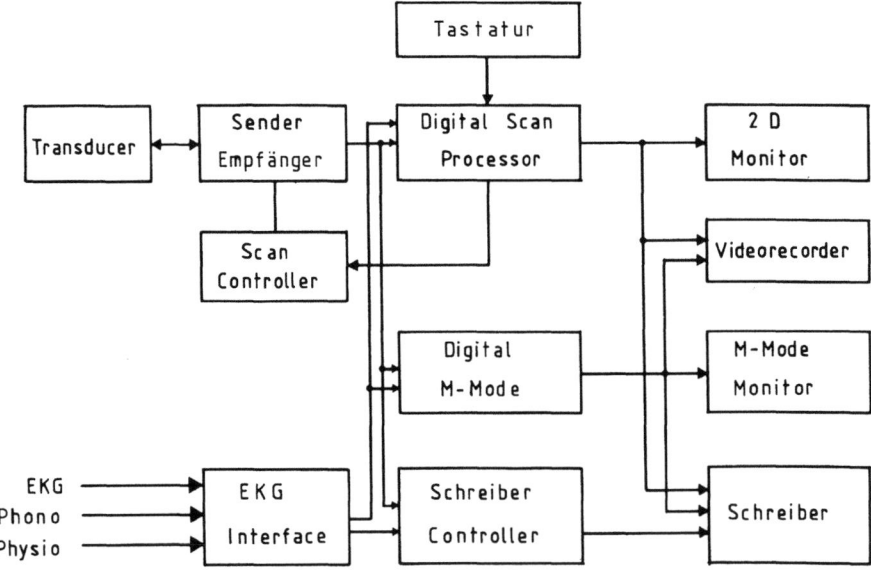

Abb. 1.1. Blockschaltbild eines elektronischen Sektorscanners vom Phased-array-Prinzip

2 Typische und atypische Schallkopfpositionen der konventionellen ein- und zweidimensionalen Echokardiographie

2.1 Patientenlagerung

In aller Regel gelingen die technisch besten echokardiographischen Registrierungen bei linksseitlicher Lagerung des Patienten, wobei der Kopfteil der Untersuchungsliege eine Neigung von etwa 30° aufweisen sollte. Die Linksseitenlage des Patienten kann zwischen 30 und 90°, in einzelnen Fällen auch bis etwa 120° variieren. Eine Lagerung in extremer Linksseitenlage kann bei sehr schlanken Patienten zur Darstellung der apikalen Schnittebenen erforderlich sein. Hierzu hat sich in unserem Labor eine Untersuchungsliege bewährt, die in Thoraxhöhe einen keilförmigen Ausschnitt aufweist, so daß auch bei überdrehter Linksseitenlage eine adäquate Schallkopfposition erreicht werden kann (Abb. 2.1). Bei einigen Patienten läßt sich eine technisch gute Registrierung auch in Rückenlage erzielen. Zweckmäßigerweise erfolgt im Routinebetrieb der Beginn der Untersuchung in leichter (etwa 30°) linksseitlicher Position des Patienten. Bei nicht ausreichender Bildqualität kann dann im Verlauf der Untersuchung die Lagerung entsprechend verändert werden. Beim Ausmessen besonders der rechtsventrikulären Durchmesser in der parasternalen Schallkopfposition ist in diesem Zusammenhang zu berücksichtigen, daß eine linksseitliche Position im Vergleich zur Rückenlagerung zu vergrößerten Durchmessern führt. Diese Abweichungen spielen im Routinebetrieb in aller Regel aber keine wesentliche Rolle. Bei Verlaufsuntersuchungen gehört jedoch zur strengen Standardisierung auch eine konstante Einhaltung der Patientenlagerung.

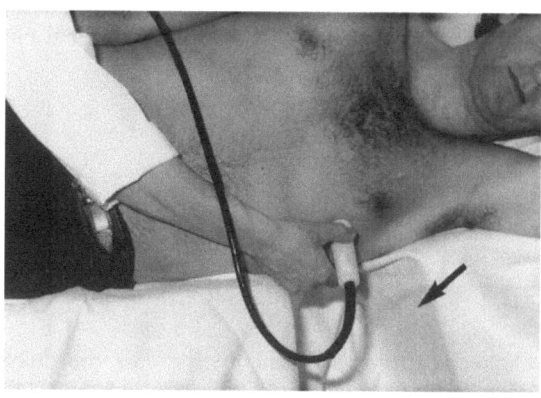

Abb. 2.1. Erleichterte apikale Schallkopfposition in strenger Linksseitenlage durch keilförmigen Ausschnitt *(Pfeil)* in der Untersuchungsliege

6   Typische und atypische Schallkopfpositionen

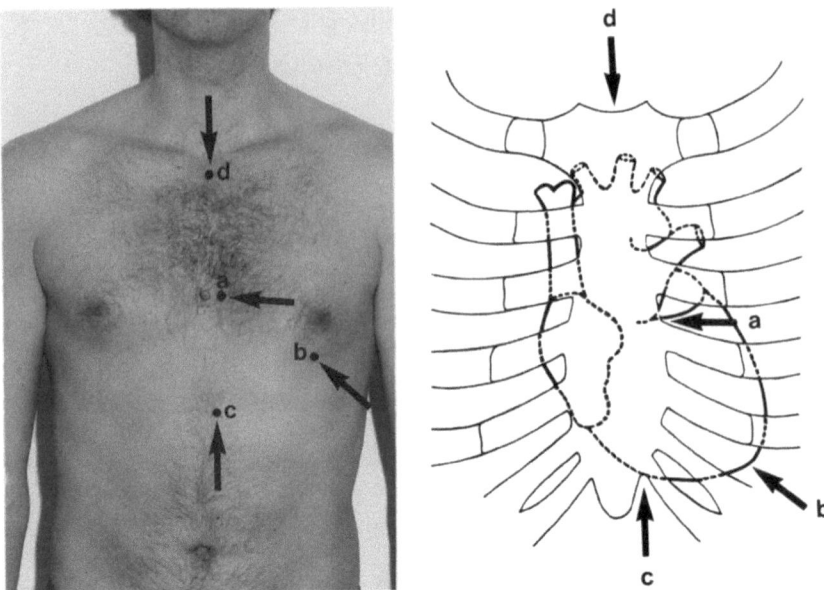

Abb. 2.2. Schallkopfposition für die linksparasternale *(a)*, apikale *(b)*, subkostale *(c)* und suprasternale *(d)* Untersuchungstechnik

2.2 Typische Schallkopfpositionen

Zur Standardisierung der echokardiographischen Untersuchungstechnik ist die Definition der Schallkopfpositionen erforderlich. Hierbei muß zum einen den anatomischen Bedingungen Rechnung getragen werden, so daß möglichst wenige Beeinträchtigungen der Bildqualität durch Knochen und Lunge erfolgen; zum anderen sollten aus jeder Schallkopfposition reproduzierbar orthogonale Schnittebenen entlang der Längs- und Querachse des Herzens oder der herznahen großen Gefäße möglich sein. Es besteht international Einigkeit über folgende Standardpositionen (Abb. 2.2) des Schallkopfs bei einer routinemäßigen echokardiographischen Untersuchung [116]:

- linksparasternal,
- apikal,
- subkostal,
- suprasternal.

2.2.1 Linksparasternale Schallkopfposition

Das echokardiographische Fenster für die linksparasternale Schallkopfposition liegt zwischen dem 3. und 5. Interkostalraum. Die Wahl des Interkostalraums ist von der Überlagerung durch Lungengewebe abhängig. Bei Störung durch Luftüberlagerung sollte ein tiefer gelegener Interkostalraum gewählt werden, wobei dann jedoch die Gefahr eines Schräganschnitts des Herzens resultiert (s. S. 64)

2.2.2 Apikale Schallkopfposition

Zur Registrierung apikaler Schnittbilder wird der Schallkopf auf die Herzspitze aufgesetzt. Hierbei sollte der tiefstmögliche Interkostalraum im Bereich des Herzspitzenstoßes herangezogen werden, damit eine nur tangentiale Anschallung weitgehend vermieden wird. Simultane kineventrikulographische und echokardiographische Registrierungen haben gezeigt, daß bei apikaler Schallkopfposition oftmals nur eine tangentiale Schnittführung erfolgen kann, und somit ein mehr oder weniger großer Anteil der Herzspitze der echokardiographischen Beurteilung entgeht [79].

2.2.3 Subkostale Schallkopfposition

Die subkostale Schallkopfposition ist bei Emphysematikern oftmals die einzige Möglichkeit einer technisch adäquaten Registrierung. Hierbei wird der Schallkopf im Epigastrium rechts oder links vom Processus xiphoideus aufgesetzt und durch leichten Druck bei Einatmung des Patienten auf das Herz ausgerichtet (Abb. 2.3). Eine Entspannung der Bauchmuskulatur durch Anziehen der Beine kann die Untersuchung erleichtern. In der pädiatrischen Echokardiographie ist der subkostale Zugang von besonderer Bedeutung.

2.2.4 Suprasternale Schallkopfposition

Bei suprasternaler Anschallung erfolgt die Schallkopfpositionierung über dem Jugulum oder leicht nach links oder rechts versetzt über den Sternoklavikulargelenken (Abb. 2.4). Hierbei sollte der Patient bei flach gestelltem Kopfteil der

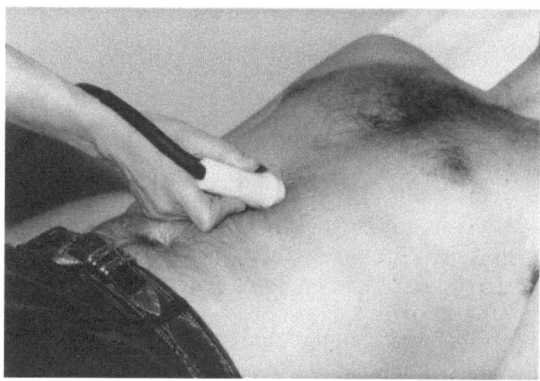

Abb. 2.3. Subkostale Schallkopfposition

8 Typische und atypische Schallkopfpositionen

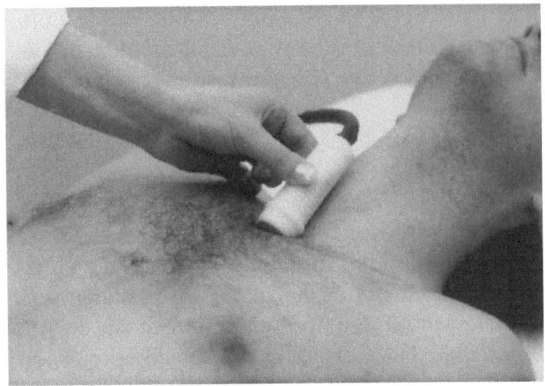

Abb. 2.4. Suprasternale Schallkopfposition

Untersuchungsliege auf dem Rücken gelagert werden. Gelegentlich kann eine leichte Überstreckung des Halses die Registrierung erleichtern.

Die echokardiographischen Registrierungen erfolgen in der Regel in Atemstillstand bei Exspiration. Dies gilt insbesondere bei Darstellung des linken Ventrikels von parasternal zur Ausmessung der Durchmesser im M-Mode-Echokardiogramm. Nicht selten gelingen technisch gute Registrierungen vor allem der apikalen Schnittebenen auch in Atemmittellage oder leichter Inspiration.

2.3 Schnittebenen bei typischer Schallkopfposition

Zur Standardisierung der Untersuchungstechnik reicht die Festlegung der Schallkopfpositionen allein nicht aus. Aus jeder Schallkopfposition ist eine Vielzahl unterschiedlicher Schnittebenen durch entsprechende Drehung bzw. durch Kippen oder Angulation des Schallkopfs möglich. Zur Orientierung über die Ebene des Ultraschallsektors, der von dem runden Schallkopf erzeugt wird, ist dieser mit einer Markierung versehen (Abb. 2.5). Die jeweils adäquate Schnittebene wird in der Regel durch die klinische Fragestellung bestimmt. Für jede Routineuntersuchung sind jedoch die folgenden Standardschnittebenen – wenn technisch möglich – unverzichtbar:

- linksparasternale lange Achse,
- linksparasternale kurze Achse,
- apikaler Vierkammerblick,
- apikaler Zweikammerblick
- RAO-Äquivalent,
- apikaler Fünfkammerblick,
- subkostaler Vierkammerblick.

Je nach Fragestellung werden diese Untersuchungsebenen durch die folgenden Standardschnittebenen ergänzt:

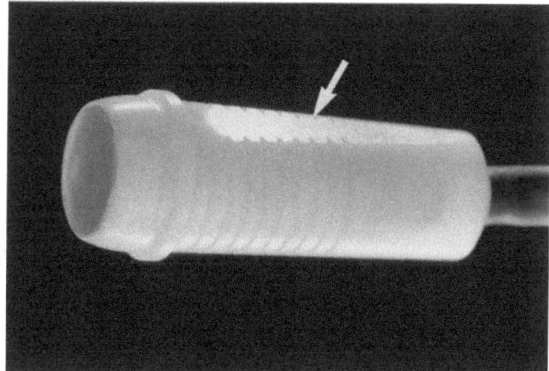

Abb. 2.5. Markierung am Ultraschallkopf, die die Ebene des Ultraschallsektors kennzeichnet

- subkostale kurze Achse,
- suprasternale lange Achse,
- suprasternale kurze Achse.

2.3.1 Linksparasternale lange Achse

Hierbei erfolgt die Schnittführung parallel zur Längsachse des Herzens (Abb. 2.6 und 2.7). Die Ebene durchschneidet die rechtsventrikuläre Vorderwand, einen Anteil des rechten Ventrikels, das Interventrikularseptum, das Cavum des linken Ventrikels, die linksventrikuläre Hinterwand, in der Regel einen Papillarmuskel, das vordere und hintere Mitralsegel, den linken Vorhof und vor dem linken Vorhof gelegen die Aortenklappe und die Aortenwurzel. Vereinbarungsgemäß erfolgt die Schnittführung so, daß die Aorta am rechten Rand des Sektors dargestellt wird (Abb. 2.8). Die Schnittebene der linksparasternalen langen Achse kann für die M-Mode-Echokardiographie herangezogen werden. Hierbei erhält man einen sog. M-Mode-Sweep, indem der M-Mode-Strahl sektormäßig von der Aortenwurzel bis in den linken Ventrikel bewegt wird (Abb. 2.9). Der unter 2D-echokardiogra-

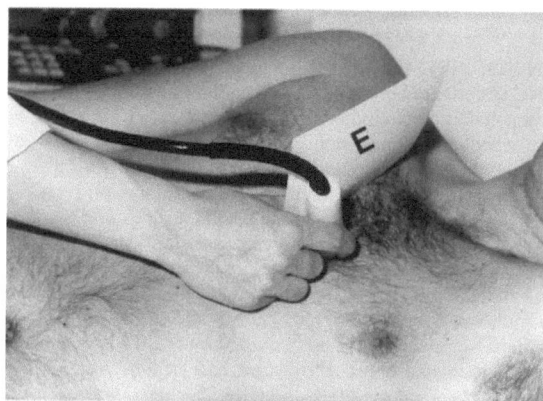

Abb. 2.6. Untersuchungsebene *(E)* der linksparasternalen langen Achse

10   Typische und atypische Schallkopfpositionen

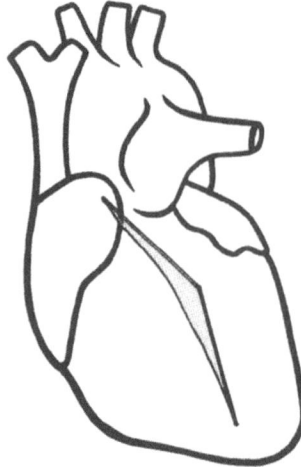

Abb. 2.7. Schematische Darstellung der Schnittebene der linksparasternalen langen Achse

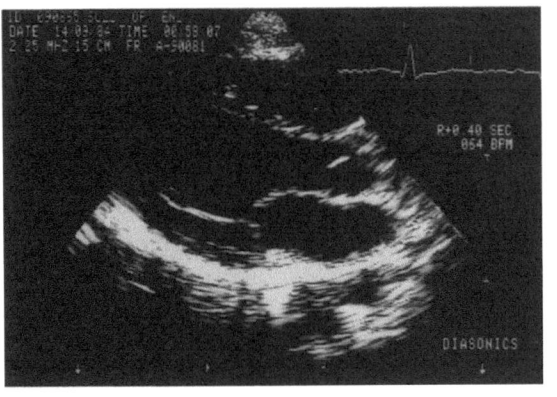 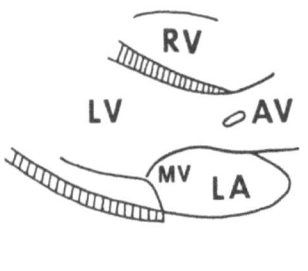

Abb. 2.8. 2D-Echokardiogramm in der Schnittebene der linksparasternalen langen Achse

---

Abb. 2.9. a M-Mode-Sweep in der Schnittebene der linksparasternalen langen Achse. **b** M-Mode-Echokardiogramm mit Darstellung des linken Ventrikels zur Bestimmung des enddiastolischen und endsystolischen Querdurchmessers *(LVd, LVs)* des linken Ventrikels sowie der enddiastolischen und endsystolischen Dicke *(Wthd, Wths)* der linksventrikulären Hinterwand **c** M-Mode-Echokardiogramm der Mitralklappe. Der Punkt *D* bezeichnet das Mitralklappenecho am Ende der Systole unmittelbar vor der Klappenöffnung. Der Gipfelpunkt der frühdiastolischen Öffnung des vorderen Mitralsegels heißt *E*, während der tiefste Punkt der initialen Schließbewegung mit *F* gekennzeichnet wird. Die Steilheit der EF-Strecke ist abhängig von der Beweglichkeit der Mitralklappe und der Dehnbarkeit (Compliance) des linken Ventrikels. Der Punkt *A* charakterisiert den Gipfel der spätdiastolischen Öffnung des vorderen Mitralsegels, die durch die Vorhofkontraktion bewirkt wird. Zwischen *F* und *A* kann in Abhängigkeit von der Diastolendauer eine weitere Klappenöffnung und somit Vorwärtsbewegung des vorderen Mitralsegels stattfinden. Im Anschluß an den Punkt *A* folgt über eine Schulterbildung *B,* die den Beginn der Systole charakterisiert, der endgültige Klappenschluß, der bei *C* vollzogen ist

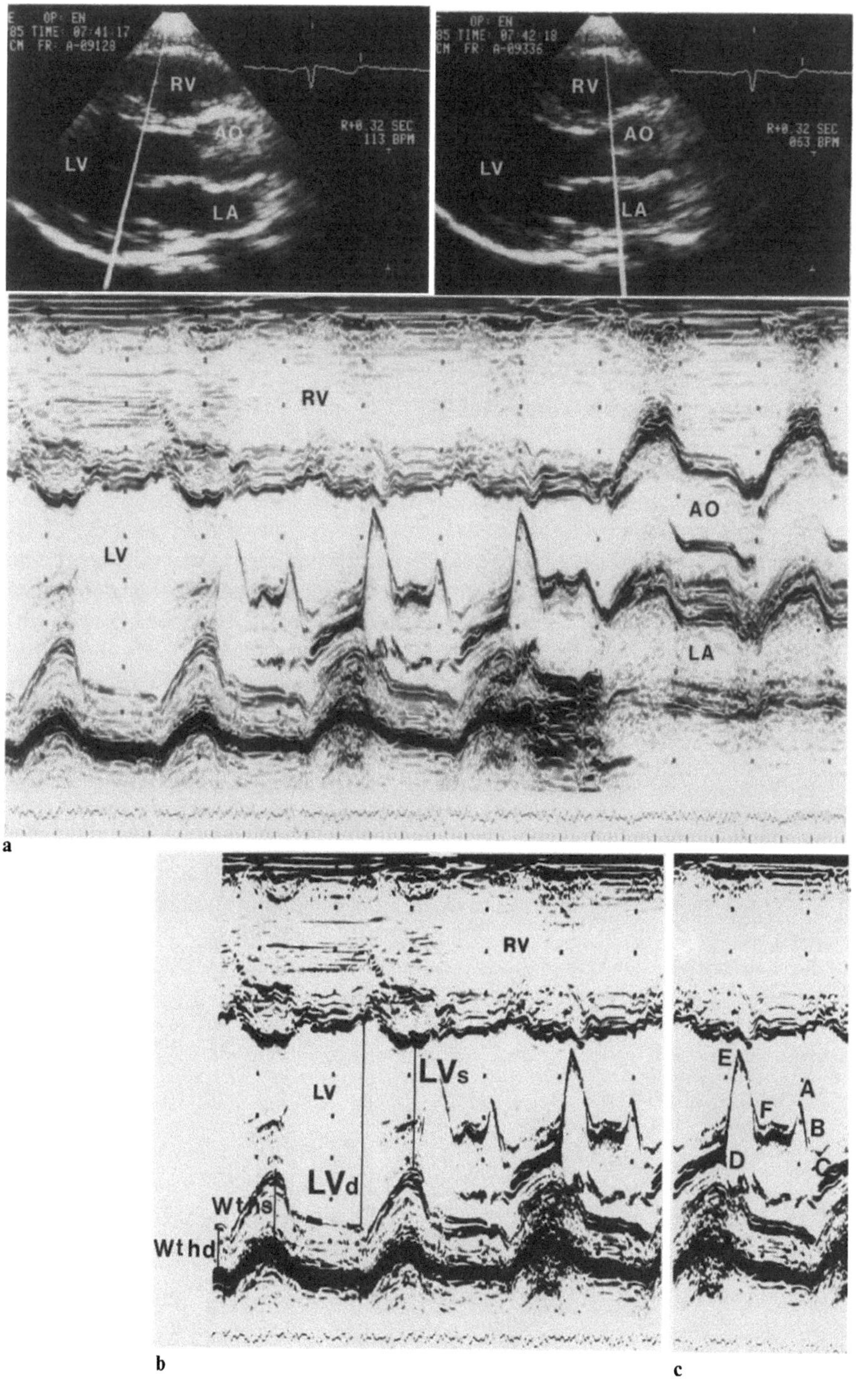

Schnittebenen bei typischer Schallkopfposition   11

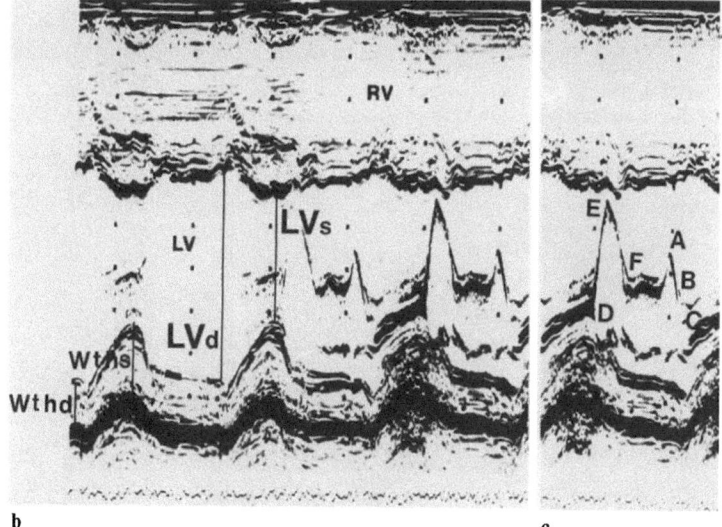

a

b   c

phischer Kontrolle durchgeführte M-Mode-Sweep erleichtert die Beurteilung, ob eine technisch adäquate Ausrichtung der Schnittebenen in der linksparasternalen Längsachse erreicht ist. Dies kann dann als erfüllt angesehen werden, wenn der M-Mode-Strahl das Interventrikularseptum in Höhe des Mitralansatzes der Chordae tendineae nahezu in einem Winkel von 90° schneidet. Bei Abweichung hiervon erfolgt eine Verschneidung des linken Ventrikels im M-Mode-Bild mit entsprechender Fehleinschätzung der linksventrikulären Durchmesser und Wanddikken (s. Abb. 3.32). Die Schnittebene der linksparasternalen langen Achse ist auch für den Anfänger in der echokardiographischen Untersuchungstechnik vergleichsweise leicht einstellbar. Sie stellt deshalb vielfach den Ausgangspunkt einer routinemäßigen echokardiographischen Untersuchung dar.

2.3.2 Linksparasternale kurze Achse

Ausgehend von der Schnittebene der linksparasternalen langen Achse gelangt man unter Beibehaltung der Schallkopfposition im selben Interkostalraum und durch Rotation des Schallkopfs um 90° im Uhrzeigersinn in die Ebene der linksparasternalen kurzen Achse (Abb. 2.10). Hierdurch erreicht man in der Regel eine Schnittebene, die senkrecht zur Schnittebene der linksparasternalen langen Achse ausgerichtet ist. In dieser Schnittführung kann durch leichte Kippbewegungen entlang der Längsachse des linken Ventrikels eine tomographische Darstellung von der Herzbasis bis zur Herzspitze erfolgen. Aus der Vielzahl der möglichen Querschnittsebenen sollten für die zweidimensionale Beurteilung zumindest 4 ausgewählt werden:

a) die Schnittebene der kurzen Achse durch die Aortenwurzel (Abb. 2.11 und 2.12),
b) die Schnittebene der kurzen Achse durch den linken Ventrikel in Höhe der Mitralklappe (Abb. 2.13 und 2.14),
c) die Schnittebene der kurzen Achse in Höhe der Papillarmuskeln (Abb. 2.15 und 2.16),
d) die Schnittebene der kurzen Achse durch die Herzspitze (Abb. 2.17 und 2.18).

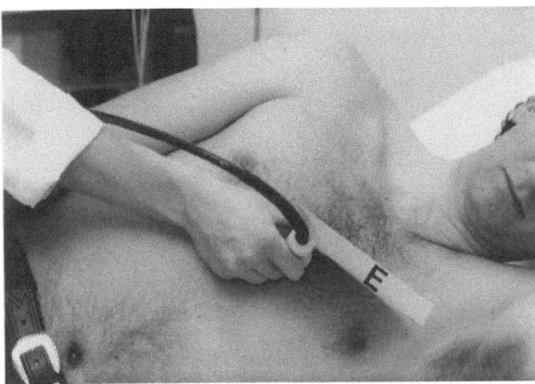

Abb. 2.10. Untersuchungsebene *(E)* der linksparasternalen kurzen Achse

Schnittebenen bei typischer Schallkopfposition 13

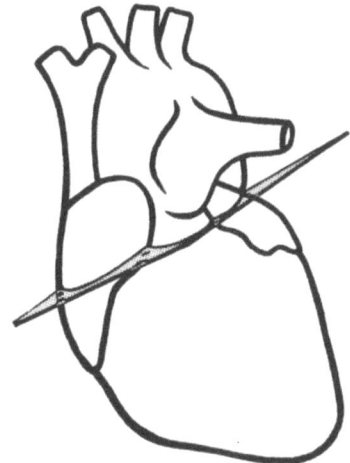

Abb. 2.11. Schematische Darstellung der Schnittebene der linksparasternalen kurzen Achse in Höhe der Aortenwurzel

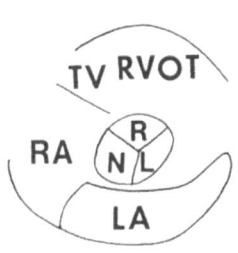 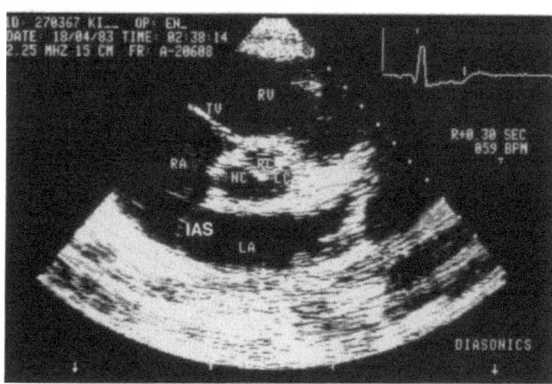

Abb. 2.12. 2D-Echokardiogramm in der Schnittebene der linksparasternalen kurzen Achse in Höhe der Aortenwurzel (*R* rechtskoronare, *L* linkskoronare, *N* nichtkoronare Aortentasche)

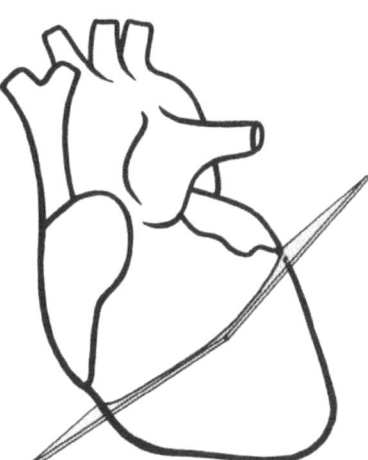

Abb. 2.13. Schematische Darstellung der Schnittebene der linksparasternalen kurzen Achse in Höhe der Mitralklappe

14   Typische und atypische Schallkopfpositionen

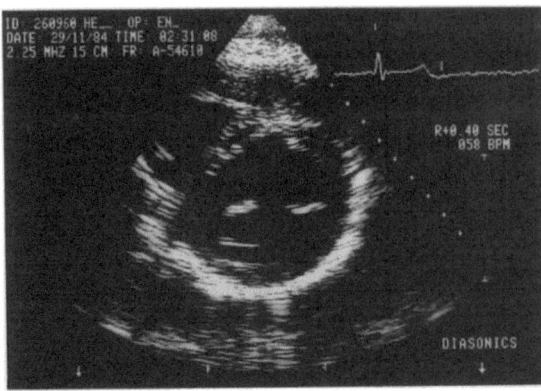
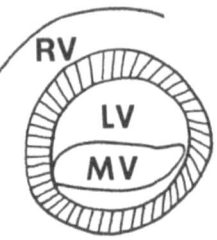

Abb. 2.14. 2D-Echokardiogramm in der Schnittebene der linksparasternalen kurzen Achse in Höhe der Mitralklappe

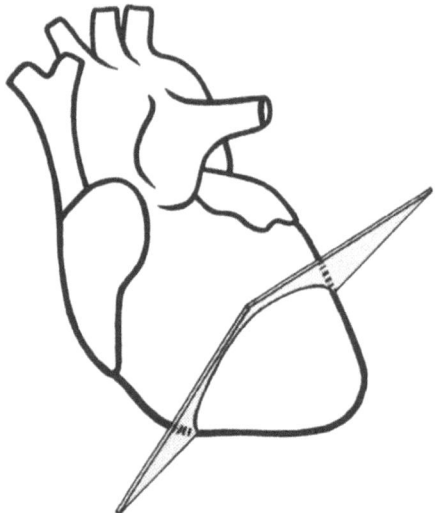

Abb. 2.15. Schematische Darstellung der Schnittebene der linksparasternalen kurzen Achse in Höhe der Papillarmuskeln

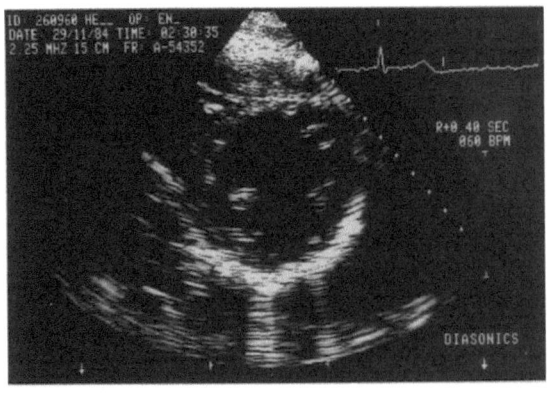
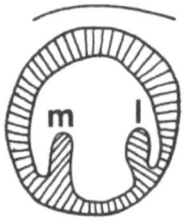

Schnittebenen bei typischer Schallkopfposition 15

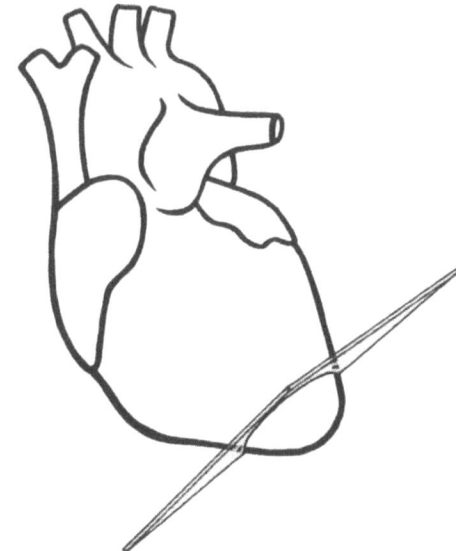

Abb. 2.17. Schematische Darstellung der Schnittebene der linksparasternalen kurzen Achse durch die Herzspitze

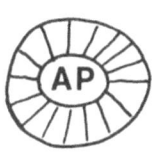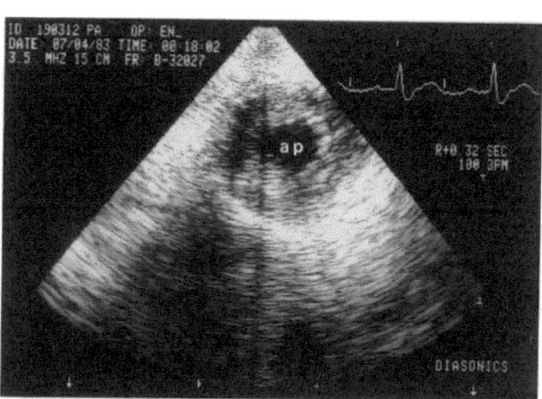

Abb. 2.18. 2D-Echokardiogramm in der Schnittebene der linksparasternalen kurzen Achse durch die Herzspitze

Eine einfache und zur Kontrolle einer exakten Achsenausrichtung geeignete Darstellung der Schnittebenen der linksparasternalen kurzen Achse gelingt bei simultaner Registrierung des M-Mode-Echokardiogramms. Hierzu wird der M-Mode-Strahl in der Mitte des Sektors lokalisiert und durch Kippbewegungen des Transducers ein Sweep von der Aortenwurzel in den linken Ventrikel hergestellt (Abb. 2.19).

◁ **Abb. 2.16.** 2D-Echokardiogramm in der Schnittebene der linksparasternalen kurzen Achse in Höhe der Papillarmuskeln (*m* medial, *l* lateral)

16 Typische und atypische Schallkopfpositionen

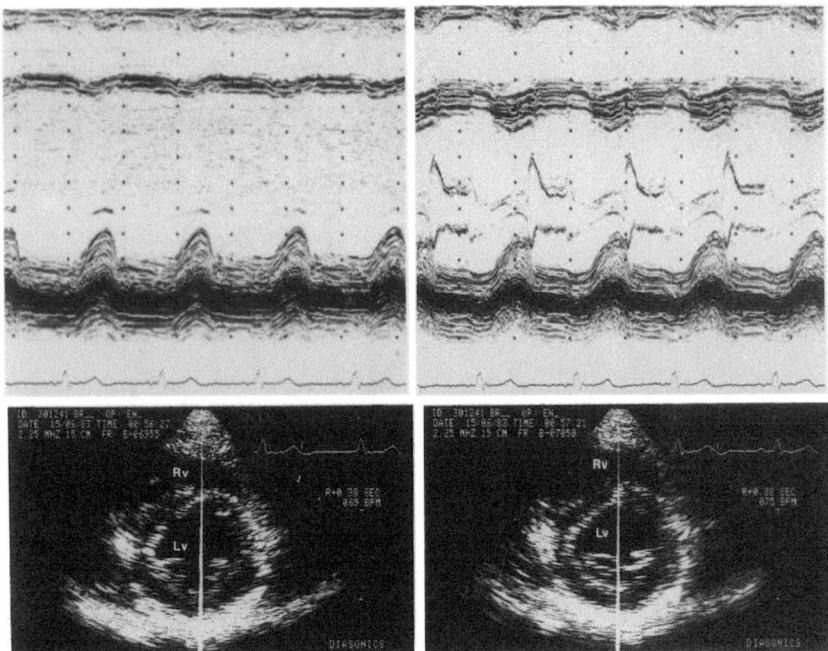

Abb. 2.19. 2D-Echokardiogramm in der linksparasternalen kurzen Achse in Höhe der Mitralklappe *(rechts)* und in Höhe der Papillarmuskeln *(links)* mit eingeblendetem M-Mode-Strahl und simultan registriertem M-Mode-Echokardiogramm bei Patienten mit Vorderwandinfarkt

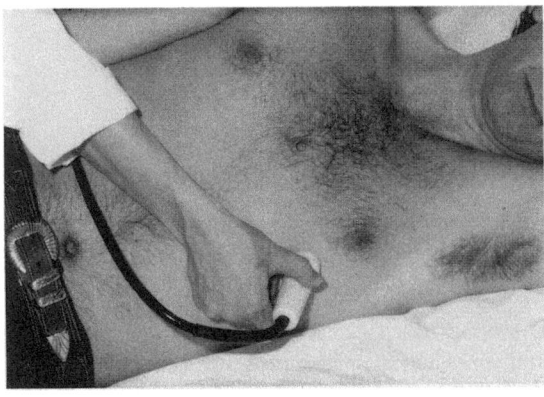

Abb. 2.20. Apikale Schallkopfposition

2.3.3 Apikaler Vierkammerblick

Hierbei erfolgt aus apikaler Schallkopfposition eine Ausrichtung des Schallkopfs zur rechten Schulter (Abb. 2.20). Die Schnittebene wird dann so eingestellt, daß Mitral- und Trikuspidalklappe in etwa gleicher Ebene zur Darstellung kommen (Abb. 2.21). Nach Auffinden dieser Markierungspunkte wird durch weitere leichte

Schnittebenen bei typischer Schallkopfposition   17

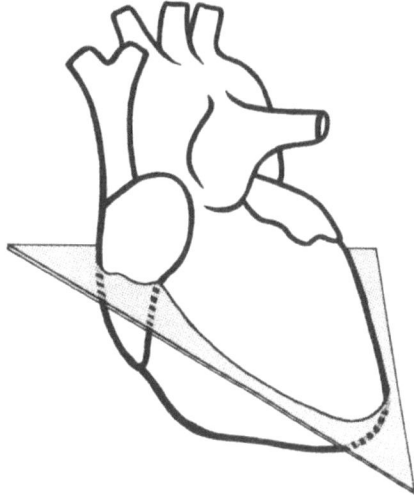

Abb. 2.21. Schematische Darstellung der Schnittebene des apikalen Vierkammerblicks

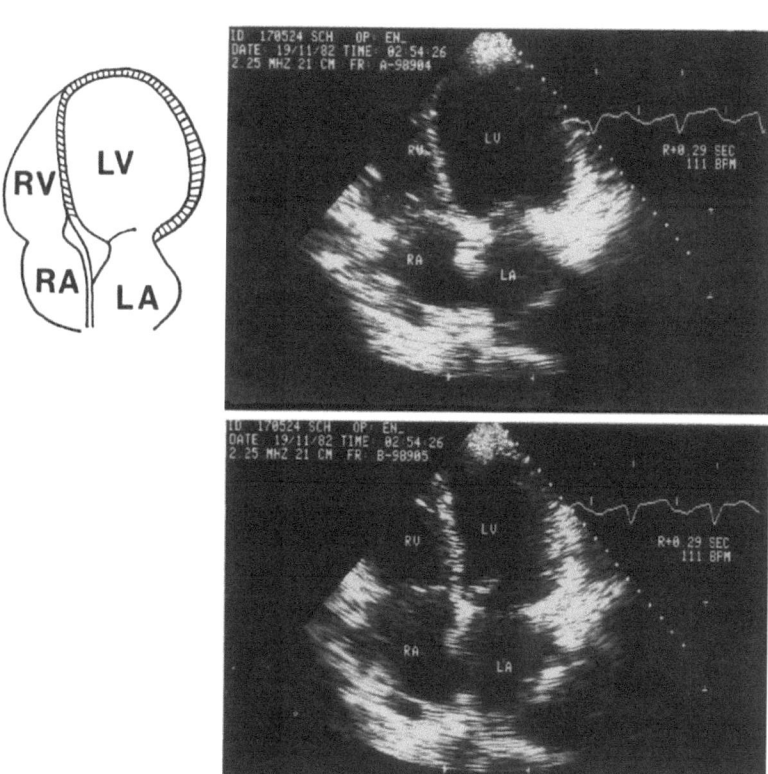

Abb. 2.22. 2D-Echokardiogramm in der Schnittebene des apikalen Vierkammerblicks. *Oben* diastolisch, *unten* systolisch

18   Typische und atypische Schallkopfpositionen

Rotation und Angulation des Schallkopfs das Bild so ausgerichtet, daß das Interventrikularseptum und in Verlängerung das interatriale Septum nahezu senkrecht durch den Bildsektor verlaufen. Hierbei kommen der linke Ventrikel und der linke Vorhof rechtsseitig und der rechte Ventrikel und der rechte Vorhof linksseitig vom Betrachter im Sektor zur Darstellung (Abb. 2.22).

2.3.4 Apikaler Zweikammerblick

Ausgehend vom Vierkammerblick gelangt man durch Rotation des Schallkopfs um etwa 60-90° gegen den Uhrzeigersinn zur Schnittebene des apikalen Zweikammerblicks (Abb. 2.23 und 2.24).

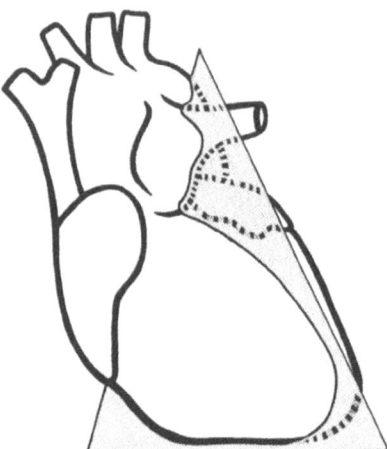

Abb. 2.23. Schematische Darstellung der Schnittebene im apikalen Zweikammerblick

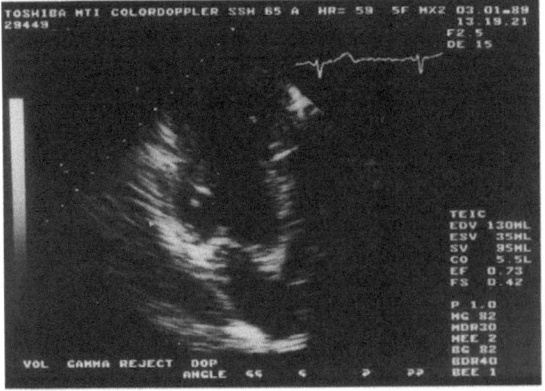 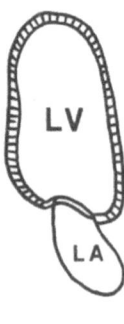

Abb. 2.24. 2D-Echokardiogramm in der Schnittebene des apikalen Zweikammerblicks

2.3.5 RAO-Äquivalent

Die Ebene der apikalen langen Achse oder das RAO-Äquivalent wird durch leichtes Kippen und durch Rotation um weitere 10-20° aus dem Zweikammerblick erreicht (Abb. 2.25 und 2.26).

Die Bezeichnung RAO-Äquivalent charakterisiert die Ähnlichkeit dieser echokardiographischen Schnittebene mit der rechts-schrägen 30°-Projektion im Kineventrikulogramm. In Abhängigkeit von der Geometrie des linken Ventrikels erzeugt das RAO-Äquivalent oder der apikale Zweikammerblick die orthogonale Schnittebene zum apikalen Vierkammerblick.

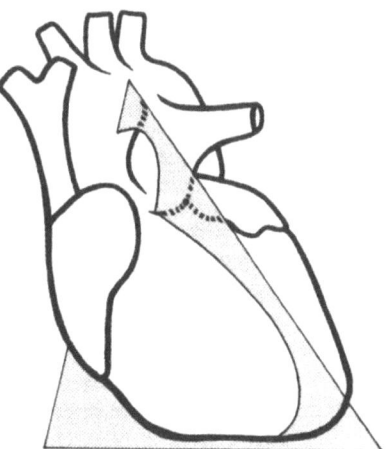

Abb. 2.25. Schematische Darstellung der Schnittebene des RAO-Äquivalents

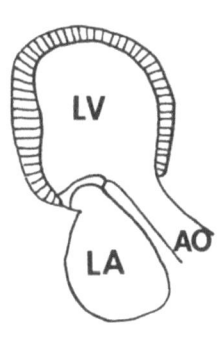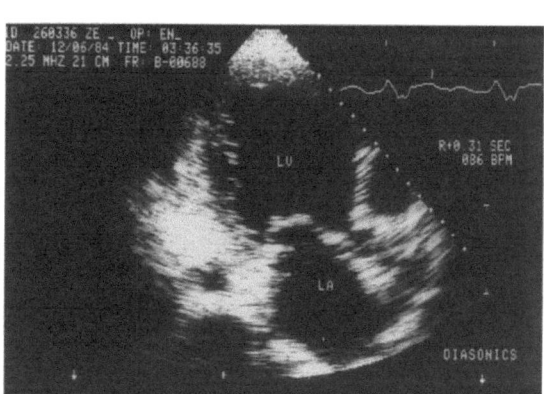

Abb. 2.26. 2D-Echokardiogramm in der Schnittebene des RAO-Äquivalents

20   Typische und atypische Schallkopfpositionen

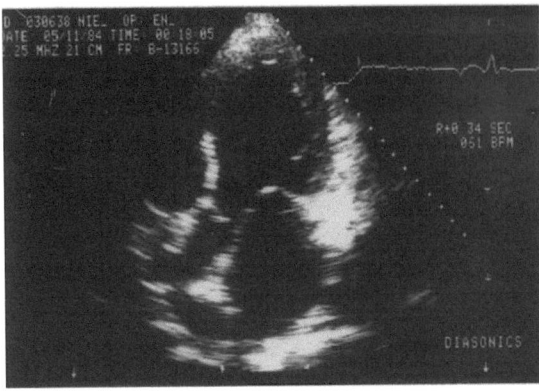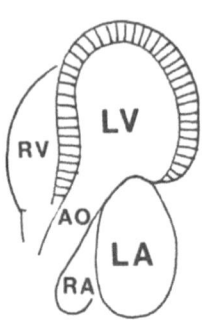

Abb. 2.27. 2D-Echokardiogramm in der Schnittebene des Fünfkammerblicks

2.3.6 Apikaler Fünfkammerblick

Der apikale Fünfkammerblick erfolgt durch Rotation um etwa 30° im Uhrzeigersinn aus dem Vierkammerblick. Dieser Schnitt erlaubt ähnlich wie das RAO-Äquivalent eine gute Beurteilung der linksventrikulären Ausflußbahn (Abb. 2.27).

2.3.7 Subkostaler Vierkammerblick

Bei subkostaler Schallkopfposition erfolgt vom linken Rand des Processus xiphoideus die Ausrichtung des Schallkopfs zur linken Schulter des Patienten (s. Abb. 2.3). Durch Rotation kann eine Schnittebene eingestellt werden, bei der Trikuspidal- und Mitralklappe nahezu in einer Ebene zur Darstellung kommen (Abb. 2.28). Der rechte Ventrikel und der rechte Vorhof werden hierbei schallkopfnah, der linke Ventrikel und der linke Vorhof schallkopffern abgebildet. Die Herzspitze erscheint am rechten Rand des Sektors (Abb. 2.29). Diese Position eignet sich besonders zur Abschätzung von kleineren Perikardergüssen, da die rechtslaterale Herzwand und die Herzspitze besser beurteilt werden können (s. S. 93).

2.3.8 Subkostale kurze Achse

Die Rotation des Schallkopfs um annähernd 90° im Uhrzeigersinn von der Ebene des subkostalen Vierkammerblicks erlaubt eine Querschnittsdarstellung des linken Ventrikels (Abb. 2.30 und 2.31). Auch die Herzbasis und besonders der rechtsventrikuläre Ausflußtrakt, Pulmonalklappe und Truncus pulmonalis

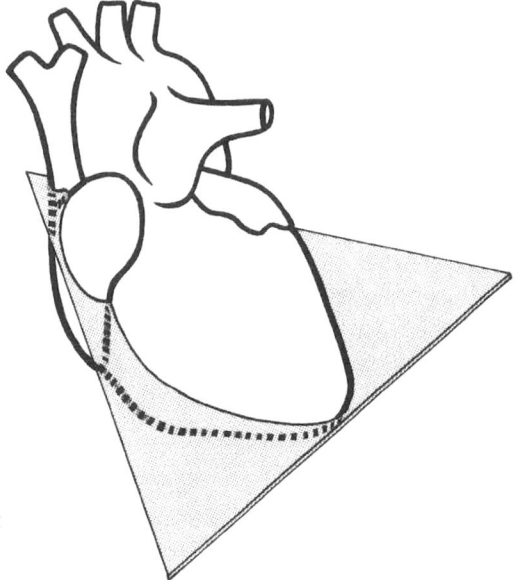

Abb. 2.28. Schematische Darstellung der Schnittebene im subkostalen Vierkammerblick

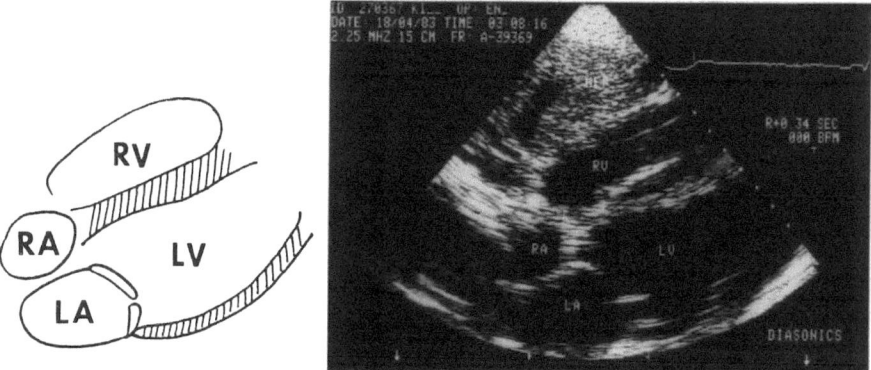

Abb. 2.29. 2D-Echokardiogramm in der Schnittebene des subkostalen Vierkammerblicks

sind aus dieser Position oft gut zu beurteilen. Bei tiefstehendem Zwerchfell wie bei Lungenemphysem gelingt eine subkostale Registrierung meistens in guter Qualität. Im Gegensatz zur parasternalen und apikalen Schallkopfposition erfolgt das subkostale Echokardiogramm in maximaler Inspiration. Die Anschallung von subkostal kann durch Anwinkelung der Beine in Rückenlage erleichtert werden.

22   Typische und atypische Schallkopfpositionen

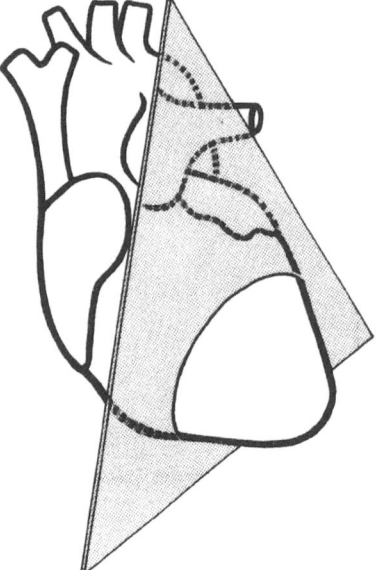

Abb. 2.30. Schematische Darstellung der Schnittebene der subkostalen kurzen Achse durch den linken Ventrikel

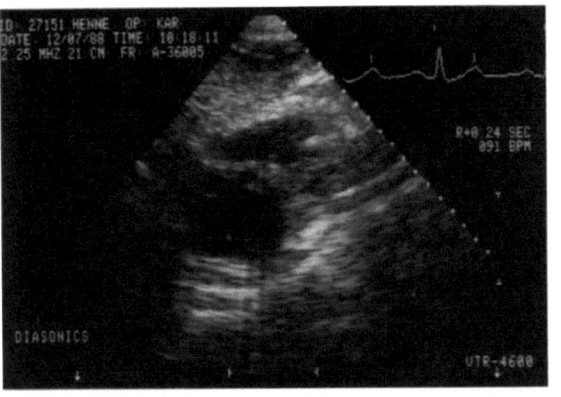 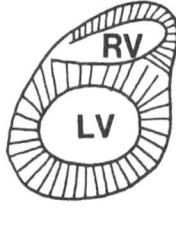

Abb. 2.31. 2D-Echokardiogramm aus subkostaler Schallkopfposition mit Darstellung des linken Ventrikels in der Ebene der kurzen Achse

2.3.9 Suprasternale lange Achse

Für den suprasternalen Längsschnitt wird der Schallkopf im Jugulum oder etwas links davon fast parallel zum Hals mit leichtem Druck aufgesetzt (s. Abb. 2.4). Es wird so eine Schnittebene erzeugt, die den Aortenbogen und die jeweils angrenzenden Abschnitte der Aorta ascendens und descendens in Längsrichtung darstellt und die rechte Arteria pulmonalis quer schneidet (Abb. 2.32 und 2.33). Aus dieser Position kann bei leichter Angulation mit Ausrichtung entlang der Aorta ascen-

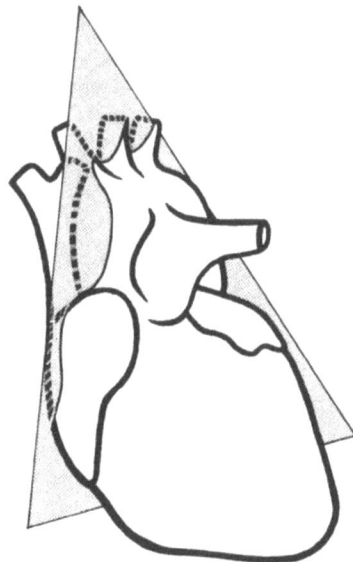

Abb. 2.32. Schematische Darstellung der Schnittebene der suprasternalen langen Achse

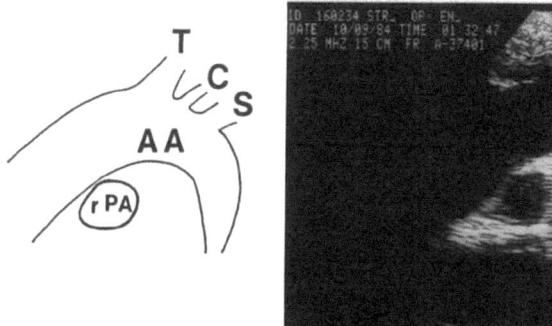

Abb. 2.33. 2D-Echokardiogramm in der Ebene der suprasternalen langen Achse mit Darstellung des Aortenbogens, des Abgangs der supraaortalen Äste und der rechten Pulmonalarterie (*T* Truncus brachiocephalicus, *C* linke Arteria carotis, *S* linke Arteria subclavia)

dens dieser Aortenabschnitt bis zum proximalen Drittel beurteilt werden. Die Abgänge der supraaortalen Äste sind in der Regel gut darzustellen.

2.3.10 Suprasternale kurze Achse

Der suprasternale Querschnitt entsteht aus dem Längsschnitt bei gleicher Schallkopfposition durch Rotation um 90°. Diese Schnittebene erzeugt eine Querschnittsdarstellung des Aortenbogens, während die rechte Pulmonalarterie längs

24 Typische und atypische Schallkopfpositionen

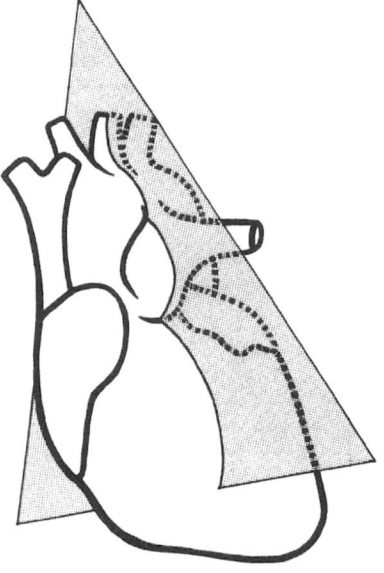

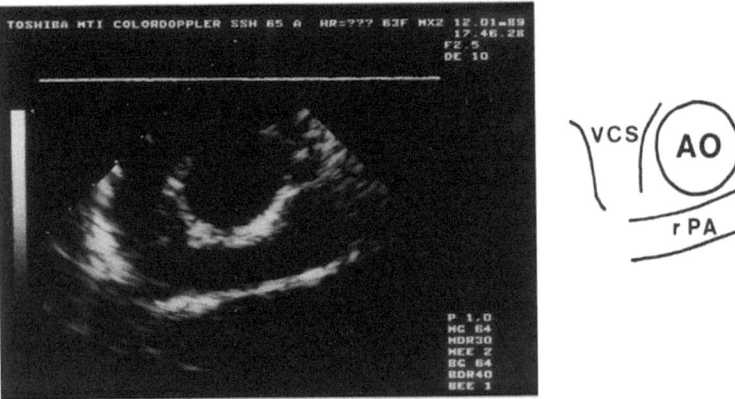

Abb. 2.34. Schematische Darstellung der Schnittebene der suprasternalen kurzen Achse

Abb. 2.35. 2D-Echokardiogramm in der Ebene der suprasternalen kurzen Achse

angeschnitten wird (Abb. 2.34 und 2.35). Eine leichte Angulation des Schallkopfs in Richtung des rechten Sternalrands erlaubt die Registrierung der oberen Hohlvene.

2.4 Atypische Schallkopfpositionen

Die 2D-echokardiographische Darstellung einer bestimmten kardialen oder parakardialen Struktur erfordert die Ausrichtung der Schnittebene entsprechend dieser interessierenden Struktur. Auch in diesen Fällen sollte versucht werden, zumindest zwei orthogonale Ebenen der jeweiligen Struktur abzubilden. Hierbei empfiehlt sich zunächst zur besseren Orientierung die Einstellung eines entsprechenden Längsschnitts. Von diesem ausgehend kann durch Rotation um 90° die jeweilige Querschnittsebene abgebildet werden.

Diese echokardiographische Untersuchungstechnik erfordert eine Abweichung von den oben beschriebenen Standardpositionen des Schallkopfs bzw. den Standardschnittebenen im zweidimensionalen Bild. Zur Abgrenzung von den typischen bzw. standardisierten Schallkopfpositionen wird deshalb im folgenden von atypischen Schallkopfpositionen gesprochen.

2.4.1 Untersuchung des rechten Herzens

Die gemeinsame Untersuchung des *rechten Vorhofs und Ventrikels* kann aus einer atypischen Schnittebene der linksparasternalen langen Achse, im subkostalen Vierkammerblick und aus einem veränderten apikalen Vierkammerblick erfolgen (Abb. 2.36).

Im letzten Fall wird der Schallkopf etwas mehr in Richtung rechter Schulter orientiert und durch leichte Rotation ein Schnitt erzeugt, bei dem rechter Vorhof und Ventrikel ganz entfaltet zur Darstellung kommen. In dieser Untersuchungstechnik kann die Valvula Eustachii registriert werden. Herzschrittmacherelektroden lassen sich in diesen Schnittebenen in großen Abschnitten beurteilen. Dies gilt auch für bifokale Systeme (Abb. 2.37).

Eine systematische echokardiographische Analyse des rechten Ventrikels erfordert wie die linksventrikuläre Funktionsanalyse eine Standardisierung der Schnittebenen. In Anlehnung an Foale et al. [88 a] sind die folgenden Schnittebenen zur Ausmessung und Funktionsanalyse des rechten Ventrikels besonders geeignet (Abb. 2.38):

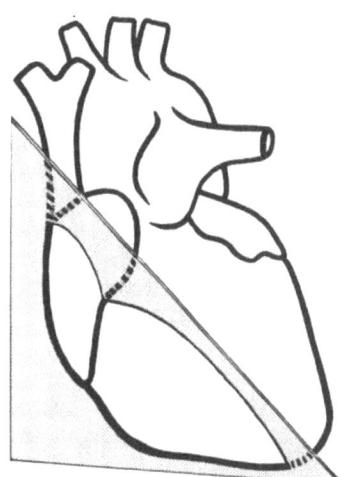

Abb. 2.36. Schematische Darstellung der Schnittebene zur Untersuchung des rechten Vorhofs und Ventrikels in einer apikalen langen Achse

26 Typische und atypische Schallkopfpositionen

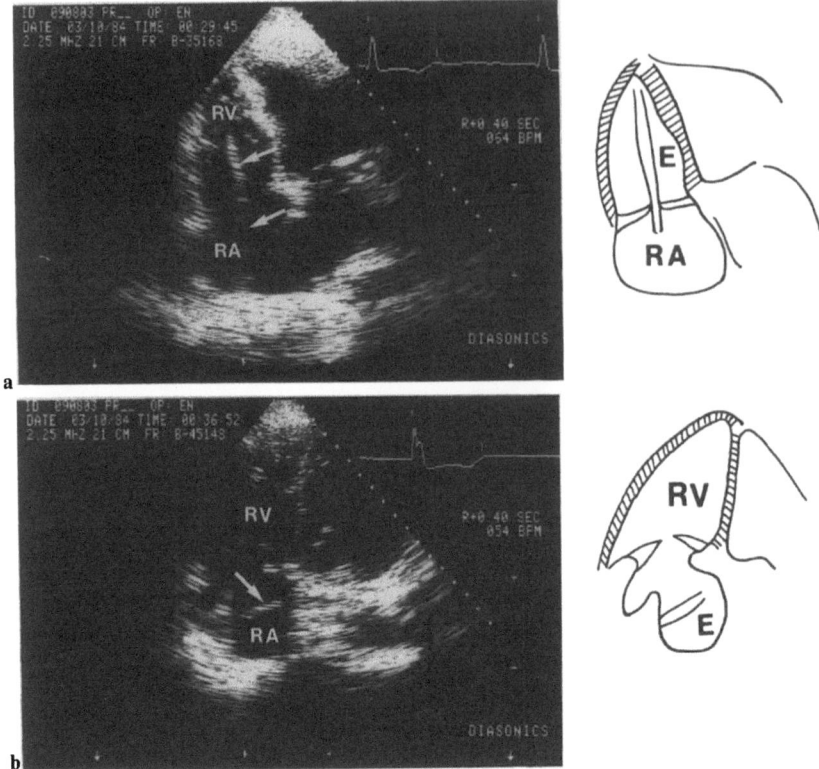

Abb. 2.37 a, b. 2D-Echokardiogramm einer Schnittebene der apikalen langen Achse bei bifokalem Herzschrittmachersystem mit Darstellung der Elektroden *(E, Pfeile)* im rechten Vorhof **(b)** und Ventrikel **(a)**

1. Darstellung des rechten Ventrikels aus der üblichen linksparasternalen langen Achse.
2. Darstellung des rechtsventrikulären Einflußtrakts aus einer Schnittebene der linksparasternalen Achse, die eine Ausrichtung des Schallkopfs nach medial und apikal bei Rotation bis zur völligen Entfaltung des rechten Ventrikels erfordert.
3. Darstellung des rechten Ventrikels aus einem Vierkammerblick mit Ausrichtung des Schallkopfs durch Abwinkelung und Rotation bis zur vollständigen Entfaltung des rechten Ventrikels und rechten Vorhofs.
4. Darstellung des rechten Ventrikels aus einem subkostalen Vierkammerblick mit Ausrichtung des Schallkopfs bis zur vollständigen Entfaltung des rechten Ventrikels und rechten Vorhofs.
5. Darstellung des rechtsventrikulären Ausflußtrakts aus der üblichen linksparasternalen kurzen Achse in Höhe der Aortenwurzel.
6. Darstellung des rechtsventrikulären Einflußtrakts aus einer Schnittebene der

Atypische Schallkopfpositionen 27

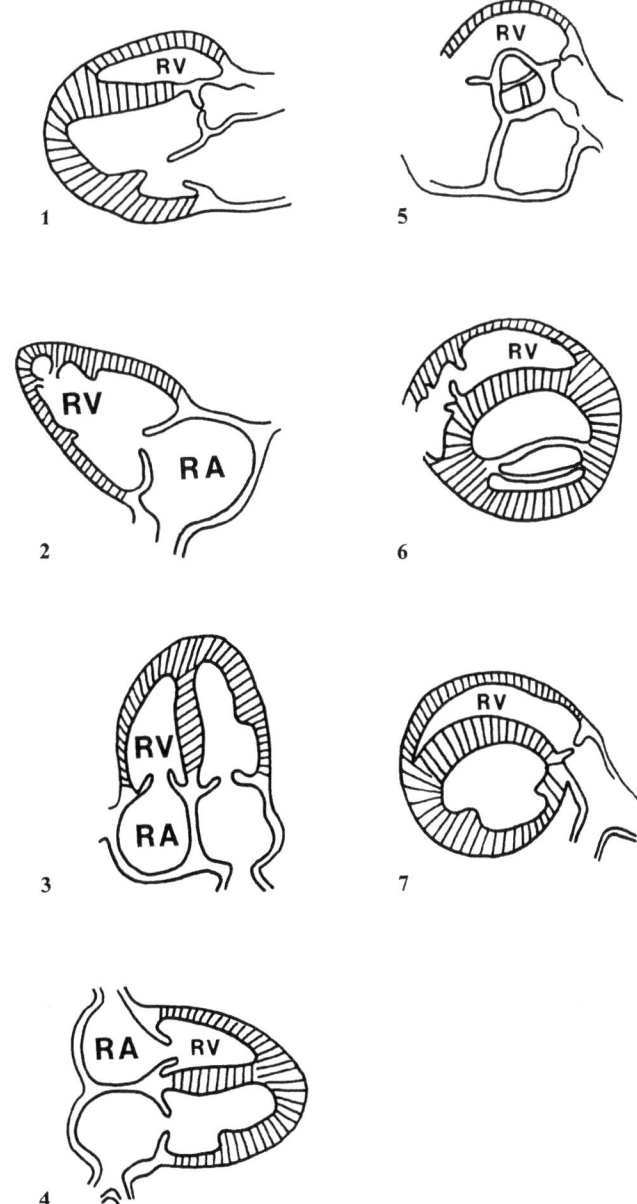

Abb. 2.38. Schematische Darstellung der Schnittebenen zur Funktionsanalyse des rechten Ventrikels (Einzelheiten s. Text S. 25–28)

linksparasternalen kurzen Achse in Mitralhöhe mit Ausrichtung des Schallkopfs nach medial und inferior.
7. Darstellung des rechtsventrikulären Ausflußtrakts aus einer linksparasternalen kurzen Achse mit Abwinkelung des Schallkopfs nach links und superior.

2.4.2 Untersuchung der Aorta

Die Untersuchung der Aortenwurzel und der proximalen Aorta ascendens gelingt aus den typischen Schallkopfpositionen von linksparasternal (in der Schnittebene der langen und kurzen Achse) und von apikal (in der Schnittebene des RAO-Äquivalents und des Fünfkammerblicks). Die distale Aorta ascendens und der Aortenbogen sowie die proximale Aorta descendens thoracalis können dagegen am besten aus suprasternaler Schallkopfposition beurteilt werden. Zur Darstellung der distalen Aorta ascendens und der proximalen Aorta descendens thoracalis ist eine leicht versetzte Schallkopfposition oberhalb des rechten bzw. linken Sternoklavikulargelenks von Vorteil.

Ein großer Abschnitt der Aorta descendens thoracalis kann aus einer linksparasternalen Schallkopfposition dargestellt werden. Hierzu wird die Längsachse der deszendierenden thorakalen Aorta durch Rotation des Schallkopfs aus der typischen linksparasternalen Schnittebene der kurzen Achse des linken Ventrikels erreicht, indem der Schallkopf im Vergleich zur typischen linksparasternalen Schallkopfposition einen oder zwei Interkostalräume tiefer und leicht nach lateral aufgesetzt wird (Abb. 2.39 und 2.40). Durch Verschieben des Schallkopfs über mehrere Interkostalräume bei Einstellung der Längsachse der Aorta descendens thoracalis läßt sich ein relativ weiter Bereich beurteilen. Diese Untersuchungstech-

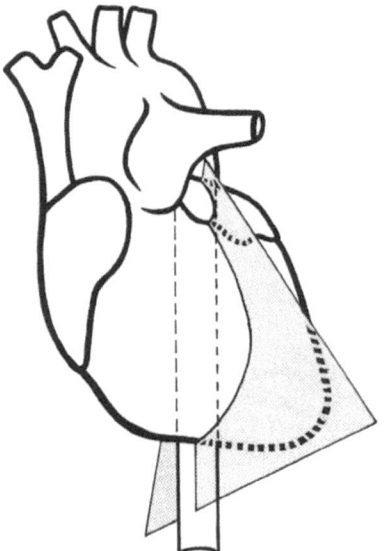

Abb. 2.39. Schematische Darstellung der Schnittebene zur Untersuchung der Aorta descendens thoracalis in der langen Achse

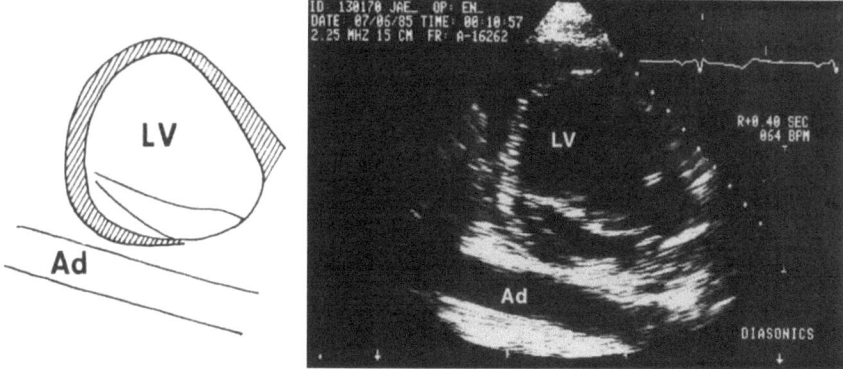

Abb. 2.40. 2D-Echokardiogramm mit Darstellung der Aorta descendens thoracalis im Längsschnitt

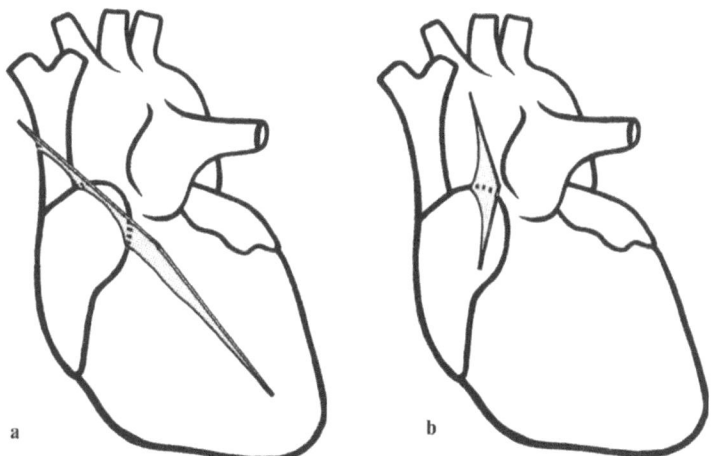

Abb. 2.41. a Schematische Darstellung der Schnittebene zur Untersuchung der Aortenwurzel und der proximalen Aorta ascendens aus linksparasternaler Schallkopfposition. **b** Schematische Darstellung der Schnittebene zur Untersuchung der Aorta ascendens aus rechtsparasternaler Schallkopfposition

nik ist bei Adipositas und Lungenemphysem jedoch nur sehr eingeschränkt möglich.

Bei Dilatation der Aorta ascendens gelingt oft eine bessere Darstellung der aszendierenden Aorta aus der rechtsparasternalen Schallkopfposition, wenn der Patient rechtslateral gelagert wird (Abb. 2.41).

Bei transthorakal schwer schallbaren Patienten kann im Fall einer vermuteten Erkrankung der deszendierenden thorakalen Aorta eine linksparavertebrale Schallkopfposition versucht werden, die eine dilatierte Aorta gelegentlich ausreichend beurteilen läßt.

30   Typische und atypische Schallkopfpositionen

Zur Darstellung der deszendierenden thorakalen Aorta ist auch als dorsaler Zugang die Position des Schallkopfs unterhalb der Spitze der linken Skapula bzw. die von diesem Punkt absteigende Linie möglich. Die dorsalen Schallkopfpositionen erlauben jedoch insgesamt eine nur eingeschränkte Bildqualität. Dieses gilt besonders bei den auch von ventral schwer schallbaren Patienten wie Adipösen oder Emphysematikern. In diesen Fällen stellt die Ösophagusechokardiographie eine wichtige Alternative dar (s. Kap. 7).

2.4.3 Untersuchung der Hohlvenen

Untere Hohlvene

Die Darstellung der unteren Hohlvene gelingt am besten aus subkostaler Schallkopfposition durch Rotation aus der Schnittebene der langen Achse (Abb. 2.42). So kann von der Einmündung der unteren Hohlvene in den rechten Vorhof ein längerer Abschnitt nach kaudal beurteilt werden (Abb. 2.43). Eine leichte Rotation läßt den Bereich der Einmündung der Lebervenen in die untere Hohlvene genau erkennen.

Obere Hohlvene

Die Darstellung der oberen Hohlvene ist schwieriger. Sie kann gelegentlich von suprasternal am rechten Rand der Aorta registriert werden. Dieses gelingt bei Erwachsenen jedoch in der Regel nicht mit ausreichender Bildqualität. Die Dar-

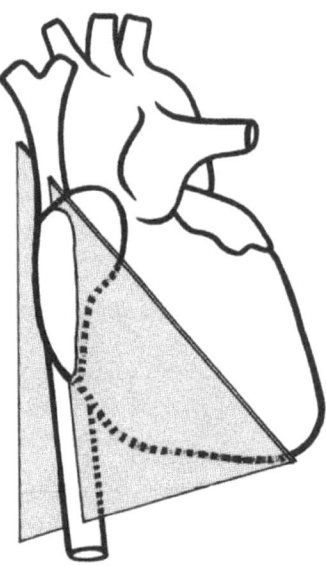

Abb. 2.42. Schematische Darstellung der Schnittebene zur Untersuchung der V. cava inferior aus subkostaler Schallkopfposition

Atypische Schallkopfpositionen 31

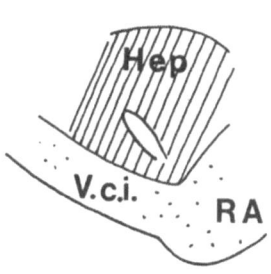
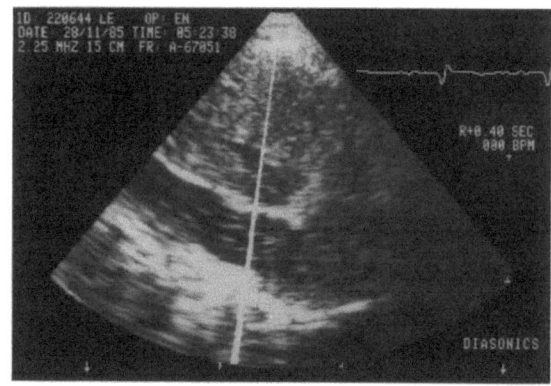

Abb. 2.43. 2D-Echokardiogramm mit Darstellung der V. cava inferior und ihrer Einmündung in den rechten Vorhof bei Durchführung eines Kontrastechokardiogramms (Mikrobläschen in der V. cava inferior) (s. S. 185-186)

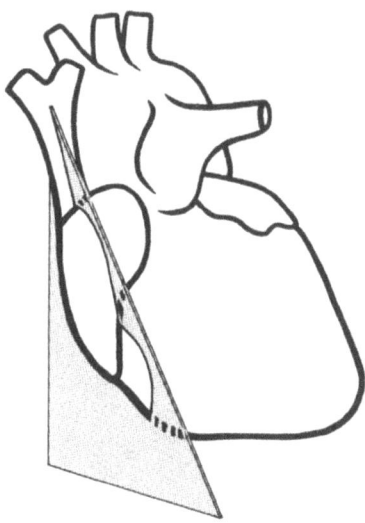

Abb. 2.44. Schematische Darstellung der Schnittebene zur Untersuchung der V. cava superior aus subkostaler Schallkopfposition

stellung der V. cava superior bei subkostaler Schallkopfposition wurde von Lambertz beschrieben [142]. Hierbei empfiehlt sich zunächst die Einstellung der V. cava inferior in Längsachse an der Einmündungsstelle in den rechten Vorhof. Anschließend erfolgt eine Rotation des Schallkopfs um etwa 90° gegen den Uhrzeigersinn bei gleichzeitiger Kippung des Schallkopfs um 20-30° nach kranial (Abb. 2.44). So erfolgt eine Darstellung der Einmündung der V. cava inferior, des in der Längsachse getroffenen rechten Vorhofs und des rechten Herzohrs sowie eines größeren Abschnitts der V. cava superior (Abb. 2.45).

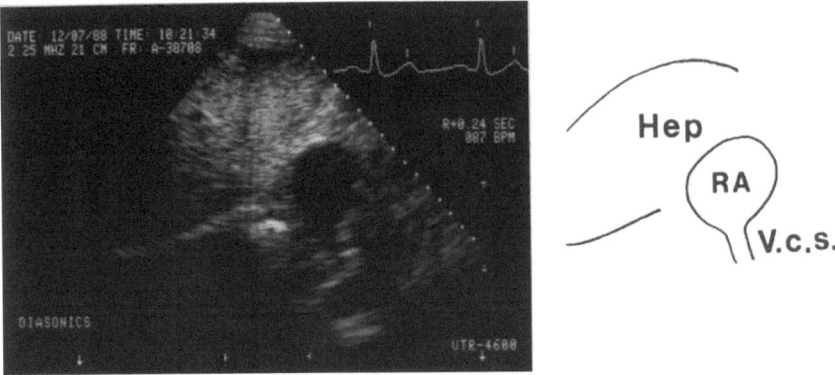

Abb. 2.45. 2D-Echokardiogramm mit Darstellung der V. cava superior und ihrer Einmündung in den rechten Vorhof

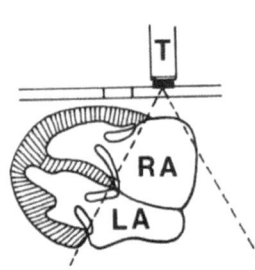

Abb. 2.46. Schematische Darstellung der Schnittebene zur Untersuchung des Vorhofseptums bei Positionierung des Schallkopfes *(T)* rechts-parasternal

2.4.4 Untersuchung des Vorhofseptums

Das Vorhofseptum ist überwiegend aus der typischen linksparasternalen Schallkopfposition in der Schnittebene der kurzen Achse und aus subkostaler Schallkopfposition in der Schnittebene der langen Achse einsehbar.

Aus linksparasternaler Schallkopfposition wird das intraatriale Septum jedoch oftmals nur schräg oder in manchen Abschnitten sogar parallel angeschnitten. Hierdurch können echokardiographische Lücken entstehen, die fälschlich als Vorhofseptumdefekte interpretiert werden. Bei rechtsparasternaler Transducerposition kann aus anatomischen Gründen das interatriale Septum durch die Ultraschallebene annähernd senkrecht getroffen werden (Abb. 2.46) [235]. Hierdurch ist eine Beurteilung des Vorhofseptums besonders gut möglich. Für diese Untersuchung wird der Patient in rechtslateral liegender Position gelagert und der Schallkopf im 3.–5. Interkostalraum rechtsparasternal aufgesetzt. Die Schallkopfspitze wird nach posteromedial und superior so ausgerichtet, daß eine annähernd horizontale Schnittebene resultiert. Diese Untersuchungstechnik erfordert einige Übung und gelingt besser bei einer Vergrößerung des Herzens. Im Normalfall kann die Beurteilung des Vorhofseptums mit dieser Technik in höchstens 20 % der Fälle erreicht werden.

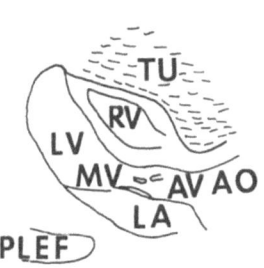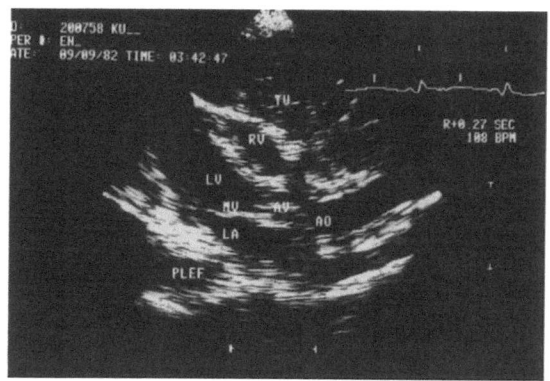

Abb. 2.47. 2D-Echokardiogramm in einer Schnittebene der linksparasternalen langen Achse mit Darstellung ausgedehnter mediastinaler Tumormassen vor dem rechten Herzen und den großen Gefäßen bei Morbus Hodgkin

2.4.5 Schallkopfpositionen bei vermuteten parakardialen Raumforderungen

Zur Darstellung parakardialer Raumforderungen ist die Schallkopfposition entsprechend einer vermuteten Lokalisation zu modifizieren. Bei Raumforderungen, die mehr basisnah und ventral gelegen sind, erfolgt eine bessere Darstellung durch das Aufsetzen des Schallkopfs einen oder zwei Interkostalräume höher und eventuell nach lateral versetzt (Abb. 2.47). Parakardiale Raumforderungen am rechten Herzrand lassen sich gelegentlich aus rechtsparasternaler Schallkopfposition bei rechtslateraler Lagerung des Patienten besser beurteilen (s. auch S. 98).

Zur Diagnostik kranial vom Herzen bzw. im Bereich des Aortenbogens gelegener Tumoren eignet sich eine suprasternale Schallkopfposition.

3 Echokardiographische Befunde bei kardialen Erkrankungen

3.1 Herzklappendiagnostik

3.1.1 Aortenklappe

Zur Untersuchung von Aortenwurzel und Aortenklappe sind die Schnittebenen der linksparasternalen langen Achse, der basalen linksparasternalen kurzen Achse und des apikalen RAO-Äquivalents bzw. des Fünfkammerblicks besonders geeignet. Da die Aortenwurzel in der Regel bei linksparasternaler Schallkopfposition rechts vom Schallkopf liegt, werden in der Schnittebene der linksparasternalen langen Achse üblicherweise die rechte und die nichtkoronare Aortentasche dargestellt. Die Echos der Aortentasche zeigen im Normalfall eine unbehinderte Öffnung, indem sie sich bei Schnittführung in der linksparasternalen langen Achse der Aortenwand nahezu parallel anlegen. Das entsprechende eindimensionale Echokardiogramm läßt die zarten Aortentaschen in hoher zeitlicher Auflösung in der Systole als Parallelogramm innerhalb der parallel verlaufenden bandförmigen Struktur der Aortenwurzel erkennen. In der Diastole erscheint das Echo der Aortentaschen als feine, parallel zur Aortenwand verlaufende Struktur in der Mitte der Aortenwurzel.

Bei Schnittführung in der linksparasternalen kurzen Achse sind im Normalfall alle 3 Taschen der Aortenklappe so dargestellt, daß sie in der Diastole als Figur eines Mercedes-Sterns und im geöffneten Zustand in der Systole als mit der Spitze nach dorsal zeigendes Dreieck in der Aortenwurzel erscheinen (Abb. 3.1). Da hierbei eine Anlotung der Herzbasis von kaudal erfolgt, erscheint die rechtskoronare Aortentasche anterior und linksseitig, die nichtkoronare Tasche posterior und linksseitig sowie die linkskoronare Tasche rechtsseitig und posterior gelegen. Die Beurteilung der Klappenöffnungsfläche ist in aller Regel schwierig, da die Aortenwurzel während des Herzzyklus eine kraniokaudale Bewegung durchführt, so daß während der Endsystole ein mehr kranialer Schnitt und während der Enddiastole ein vergleichsweise mehr kaudaler Anschnitt der Aortenklappe erfolgt.

Bikuspidal angelegte Aortenklappen weisen in der Regel zwei unterschiedlich große Taschen auf, die im M-Mode-Echokardiogramm durch eine exzentrische Lage der systolischen Taschenechos in der Aortenwurzel auffallen. Im zweidimensionalen Echokardiogramm können die anteriore rechte und die posterior gelegene linke Tasche einer bikuspiden Klappe besser beurteilt werden (Abb. 3.2). Bekanntlich prädisponieren bikuspide Aortenklappen zu Fibrosierung und Sklerosierung bzw. zu infektiöser Endokarditis. Diese Anomalie stellt neben der rheu-

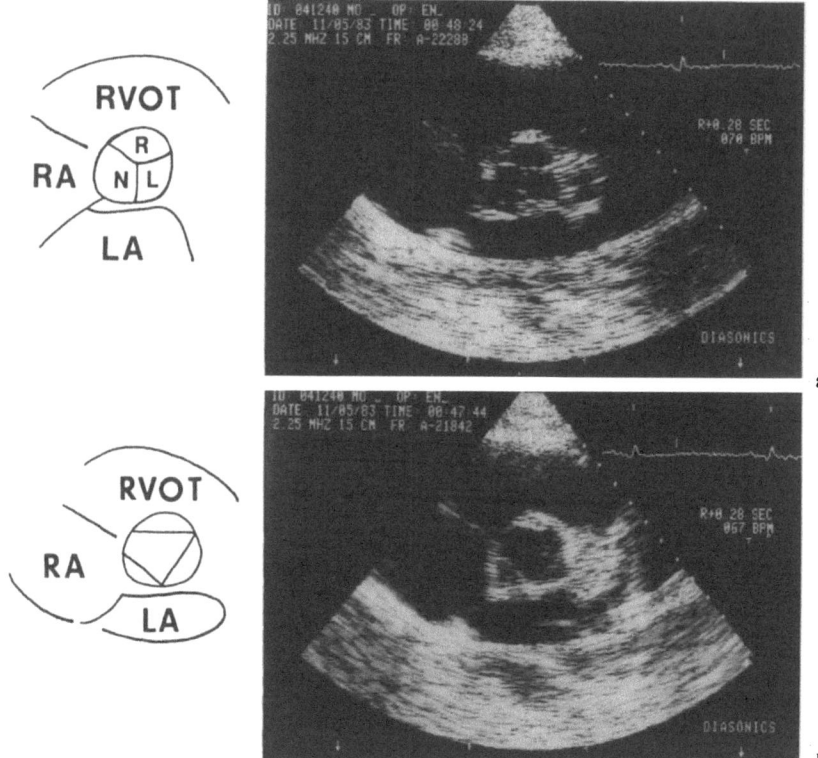

Abb. 3.1 a, b. 2D-Echokardiogramm mit Darstellung der Aortenklappe in der Schnittebene der linksparasternalen kurzen Achse (*R* rechtskoronare, *L* linkskoronare, *N* nichtkoronare Aortentasche). **a** Diastolisch, **b** systolisch

matischen Endokarditis die häufigste Ursache für eine erworbene Aortenklappenstenose dar.

Die angeborene *Aortenklappenstenose* ist durch die an den Kommissuren adhärenten Taschenklappen als domartige Vorwölbung in die Aorta ascendens charakterisiert. Die Aortenklappenstenose des Erwachsenen weist verdickte, stark echogebende Aortentaschen auf, die in ihrer systolischen Separation behindert sind. Bei Kalzifizierungen treten kalkdichte Echos mit meist unregelmäßiger Begrenzung an den bewegungsgestörten Taschen auf (Abb. 3.3). Diese kalkdichten Echos erscheinen im eindimensionalen Echokardiogramm als parallel verlaufende Mehrfachechos in der Aortenwurzel (Abb. 3.4). Durch die im Vergleich zur Mitralklappe vergleichsweise kleinere Öffnungsfläche der Aortenklappe und durch die oben beschriebene kraniokaudale Bewegung der Aortenwurzel während des Herzzyklus gelingt insbesondere bei stark deformierten und verkalkten Aortentaschen die Bestimmung der Öffnungsfläche weniger gut als bei der Mitralklappe und ist nur in seltenen Fällen möglich. Nach Untersuchungen an 61 bzw. 24 Patienten mit Aortenstenose konnte die Aortenklappenöffnungsfläche im zweidimensionalen Echokardiogramm nur in 13 % bzw. 8 % der Fälle dargestellt werden [96, 281]. Die

36 Echokardiographische Befunde bei kardialen Erkrankungen

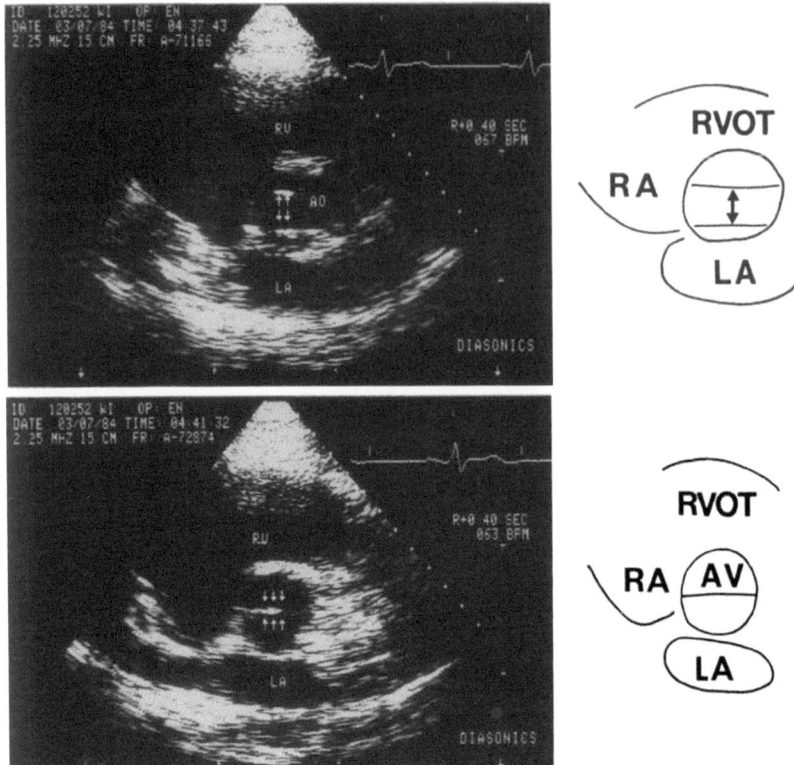

Abb. 3.2. 2D-Echokardiogramm mit Darstellung einer bikuspiden Aortenklappe in der Schnittebene der kurzen Achse. *Oben* systolisch, *unten* diastolisch

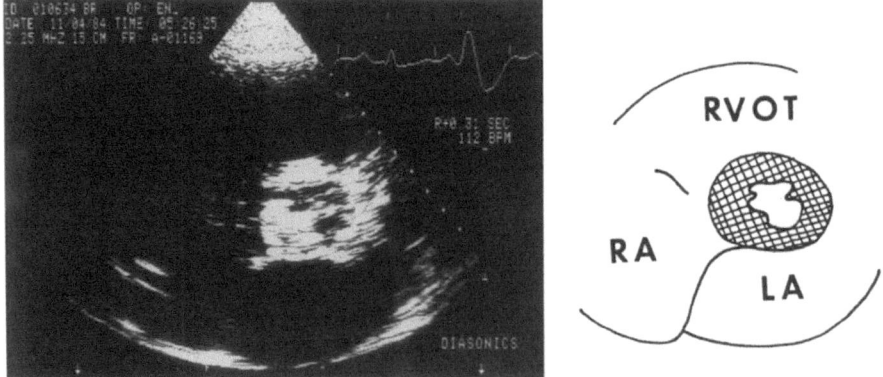

Abb. 3.3. 2D-Echokardiogramm mit Darstellung einer verkalkten Aortenklappenstenose in der Schnittebene der linksparasternalen kurzen Achse

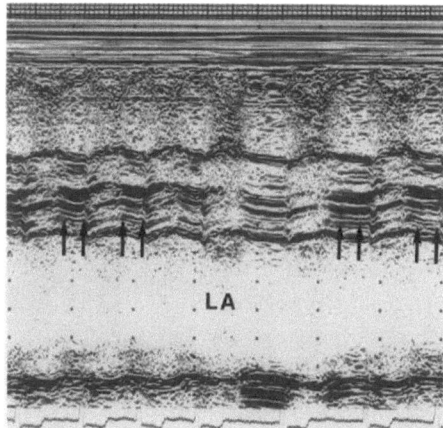

Abb. 3.4. M-Mode-Echokardiogramm bei Aortenklappenstenose mit Kalk, der sich als parallel verlaufende Mehrfachechos (*Pfeile*) darstellt

Messung der maximalen Aortentaschenseparation, registriert im 2D-Bild der linksparasternalen Schnittebene der langen oder kurzen Achse bzw. im M-Mode-Echokardiogramm, scheint zur Schweregradbestimmung einer Aortenklappenstenose besser geeignet. Bei schweren Aortenklappenstenosen mit einer Öffnungsfläche $< 0{,}75$ cm^2 sind Separationsweiten bis zu 11 mm gemessen worden. Im Mittel wurden bei schweren Aortenklappenstenosen Separationsweiten von 4,5 mm und 6,4 mm gefunden [96, 45, 247]. De Maria et al. konnten keine Korrelation zwischen Separationsweite der Aortenklappe bzw. Klappenöffnungsfläche und Druckgradient nachweisen [45].

Ein weiteres wichtiges Kriterium zur Beurteilung der Schwere einer Aortenklappenstenose stellt die Myokarddicke des linken Ventrikels bzw. ihr Verhältnis zum Ventrikeldurchmesser bei Berücksichtigung des arteriellen Blutdrucks dar. Eine feste Korrelation zum Schweregrad besteht jedoch ebenfalls nicht [9, 48].

Eine bessere Abschätzung der Aortenklappenöffnungsfläche scheint die transösophageale Echokardiographie zu ermöglichen (s. 7.3.4).

Bei einem *Aortenklappenprolaps* handelt es sich um eine inferiore bzw. apikale Verlagerung einer oder mehrerer Aortentaschen während der Diastole unterhalb der Ebene des Aortenannulus. Der Aortenklappenprolaps tritt gehäuft bei Patienten mit Mitralprolaps auf (22%) und ist nicht selten mit einer Aorteninsuffizienz verbunden [152 a].

Die *Aortenklappeninsuffizienz* ist echokardiographisch in aller Regel nur durch indirekte Zeichen zu diagnostizieren. Hierzu gehören die Dilatation und eventuell Hypertrophie der linken Herzkammer sowie die Zeichen einer linksventrikulären Volumenbelastung. Diese äußert sich echokardiographisch neben der linksventrikulären Dilatation in einer Hyperkinesie des linken Ventrikels, die sich im eindimensionalen Echokardiogramm als verstärkte Exkursionen des interventrikulären Septums und der linksventrikulären freien Wand zeigen. Der diastolische Blutstrom durch die insuffiziente Aortenklappe führt zu Oszillationen der Mitralklappe, der Sehnenfäden oder auch der linksventrikulären Endokardbegrenzung des Septums (Abb. 3.5).

38 Echokardiographische Befunde bei kardialen Erkrankungen

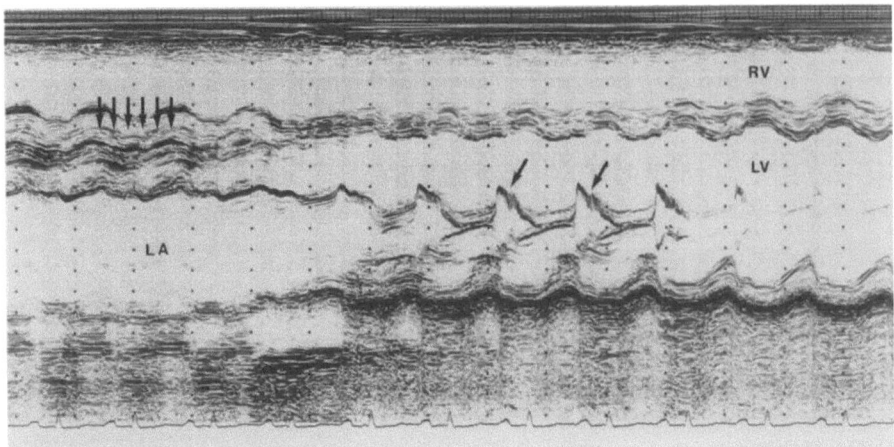

Abb. 3.5. M-Mode-Echokardiogramm bei Aortenklappeninsuffizienz. Oszillationen an der Mitralklappe *(Einzelpfeile)*. Aortenklappe mit Kalk *(Mehrfachpfeile)*

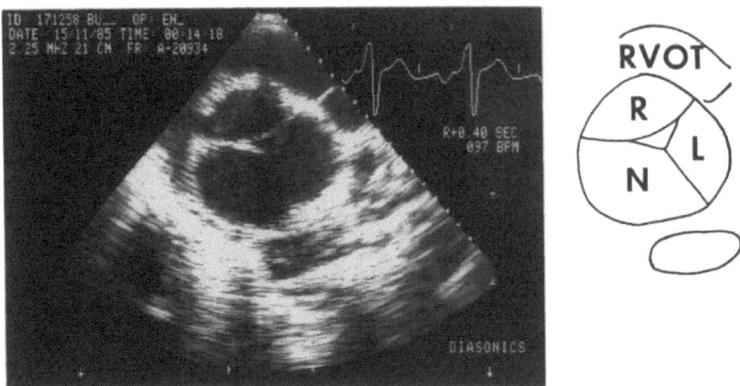

Abb. 3.6. 2D-Echokardiogramm bei Aortenklappeninsuffizienz. Kein kompletter Schluß der Aortentaschen in der Diastole bei ausgeprägter Dilatation der Aortenwurzel

Im 2D-Echokardiogramm kann ein fehlender kompletter Schluß der Aortentaschen in der Diastole bei Aortenklappeninsuffizienz infolge Dilatation der Aortenwurzel beobachtet werden (Abb. 3.6).

Eine Aortenklappeninsuffizienz kann infolge angeborener Insuffizienz wie bei bikuspidaler Aortenklappe oder bei Aortenklappenprolaps, bei Erkrankungen der Aorta ascendens oder infolge einer rheumatischen bzw. infektiösen Endokarditis auftreten.

3.1.2 Endokarditis

Während das rheumatische Fieber mit seiner gefürchteten Komplikation einer Endokarditis nach Einführung des Penizillins besonders in den Industriestaaten selten auftritt, stellt die infektiöse Endokarditis immer noch weltweit ein großes Problem dar und besitzt deshalb unveränderte Aktualität. Dieses ist nicht zuletzt durch erhebliche Änderungen im Erscheinungsbild dieser Erkrankung bedingt. Zum einen werden häufiger ältere Patienten befallen. Andererseits kann eine Änderung des Erregerspektrums zu weniger üblichen Keimen beobachtet werden [146]. Schließlich müssen in diesem Zusammenhang neu entstandene prädisponierende Faktoren für das Auftreten der Erkrankung genannt werden, wie invasive diagnostische und therapeutische Intensivmaßnahmen mit Subclavia- oder Jugularis-Venenverweilkathetern, intravenöser Drogenkonsum und Änderungen in der Infektabwehr durch krankheits- oder therapiebedingte Immunsuppression.

Vergleichsweise selten sind die marantische Endokarditis, die Endokarditis bei rheumatoiden Erkrankungen und Kollagenosen sowie die Endocarditis parietalis fibroplastica Löffler. Die marantische Endokarditis kann besonders bei Auftreten von Embolien erstes Zeichen eines malignen Prozesses sein. Sie führt sehr selten zu hämodynamisch wirksamen Klappenveränderungen. Bei Erkrankungen des rheumatoiden Formenkreises und bei Kollagenosen stehen im Vergleich zu einer möglichen begleitenden Endokarditis häufig andere Symptome der Grundkrankheit im Vordergrund. Die Endocarditis parietalis fibroplastica Löffler, in ihrer chronischen Form als Endomyokardfibrose bezeichnet, befällt überwiegend das wandständige Endokard.

Rheumatische Endokarditis

Der typische Krankheitsverlauf eines akuten rheumatischen Fiebers besteht in einer fieberhaften Zweiterkrankung 1-3 Wochen nach einem Infekt, meist des Nasen-Rachen-Raums, mit betahämolysierenden Streptokokken der Gruppe A. Bei Kindern ist bis zu 90% und bei Erwachsenen bis zu 20% mit einer kardialen Beteiligung zu rechnen. Die Frühphase der rheumatischen Endokarditis, die zu verrukösen Klappenveränderungen führt, ist schwer zu diagnostizieren. Dies ist auch bei frühzeitigem Einsatz der Echokardiographie anzunehmen, obwohl hierfür bisher keine Daten vorliegen. In der Regel kommt es erst nach monate- oder jahrelangem Krankheitsverlauf zu einem klinisch auffälligen Klappendefekt. Hierbei ist die Mitralklappe mit etwa 50% am häufigsten befallen. Danach folgen die Aortenklappen mit etwa 20%, die Trikuspidalklappe mit etwa 10% sowie selten die Pulmonalklappe. Kombinierte rheumatisch bedingte Klappenerkrankungen sind in etwa 30% zu beobachten. Durch Vernarbungsvorgänge an den Klappenschließungsrändern, die bei einer rheumatischen Endokarditis zunächst ödematös fibrinoid verändert und mit warzenähnlichen Gebilden aus verklumpten Thrombozyten und hyalinem Fibrin bedeckt sind, entsteht häufiger eine Verengung der entsprechenden Klappe. Es kann jedoch auch postrheumatisch zu einer Schlußunfähigkeit kommen. In diesen Fällen sind die Klappen in der Regel ebenfalls verdickt und deformiert.

Infektiöse Endokarditis

Dagegen führt die infektiöse Endokarditis in der Regel zu einer Insuffizienz durch Destruktion des Klappenapparats. Wichtige Erkenntnisse über die bakterielle Endokarditis gehen bereits auf Untersuchungen des letzten Jahrhunderts zurück. Eichhorst stellte eine Klassifizierung in akute und subakute Endokarditis auf, und Sir William Osler prägte den Begriff der subakuten bakteriellen Endokarditis [60, 171]. Von Schottmüller wurde 1910 der Begriff Endokarditis lenta eingeführt [205].

Die subakute Verlaufsform der infektiösen Endokarditis wird häufiger von Streptokokken ausgelöst, während sich die akute Endokarditis mehr durch weniger übliche Keime auszeichnet. Bei der akuten Verlaufsform ist die Anamnese relativ kurz, es findet sich üblicherweise kein vorbestehender Klappenschaden. Dagegen ist die subakute Form oftmals durch vorgeschädigte Klappen und in der Symptomatik von peripheren Gefäßveränderungen charakterisiert.

In der Klinik wird heute vielfach eine Klassifizierung nach Erregern der Einteilung in subakute und akute Endokarditis vorgezogen, zumal die klinischen Verlaufsformen oft nicht scharf zu trennen sind.

In der *Pathogenese* der infektiösen Endokarditis stellen endokardiale Läsionen eine besondere Voraussetzung für eine mikrobielle Besiedlung dar. Sie können einmal durch vorbestehende rheumatische Klappenschädigungen oder durch angeborene Herzfehler, wie bikuspidal angelegte Aortenklappen, offener Ductus Botalli, Aortenisthmusstenose, Shuntvitium, bedingt sein. Bei vorbestehender Aorten- bzw. Mitralinsuffizienz können auch oberflächliche Endokardverletzungen durch einen Jeteffekt an den Übergängen zwischen Niederdrucksystem und Hochdrucksystem, also zwischen Aorta und linkem Ventrikel bzw. zwischen linkem Ventrikel und linkem Vorhof, auftreten. Hierbei bildet sich dann durch Anlagerung eines sterilen Plättchen-Fibrin-Thrombus an eine Endothelschädigung eine nichtbakterielle, thrombotische Endokarditis. Im Fall einer zusätzlich bestehenden zellulären Abwehrschwäche, die zu einer verminderten Phagozytose infizierter Thromben bzw. zu einer verminderten Bildung erregerspezifischer Antikörper führen kann, ist eine bakterielle Besiedlung der Herzklappen möglich, wobei eine Bakteriämie durch verschiedenste, auch banale Infektionsquellen hervorgerufen werden kann. Die infizierten Herzklappen stellen wiederum eine potentielle Quelle für septische Embolien dar. Durch Produktion erregerspezifischer Antikörper mit resultierenden Immunkomplexen und durch Autoimmunreaktionen kann komplizierend eine Nephritis ausgelöst werden, die in bis zu 50% der Fälle anzutreffen ist und die Prognose erheblich verschlechtert [146].

Echokardiographische Befunde

Im Fall einer infektiösen Aortenklappenendokarditis lassen sich häufig *Vegetationen* als unregelmäßig begrenzte, stark mobile und zum Teil flottierende echogebende Strukturen an einer oder mehreren Aortentaschen nachweisen (Abb. 3.7). Die Vegetationen können bis weit in den linken Ventrikel prolabieren (Abb. 3.8). Echokardiographisch sichtbare Aortenklappenvegetationen sind bis zu einer Größe von 2 mm beschrieben worden [49]. Buda et al. fanden bei 21 Patienten mit infektiöser Endokarditis Vegetationen mit einer Größe von im Mittel 1,2 cm^2 [23].

Herzklappendiagnostik 41

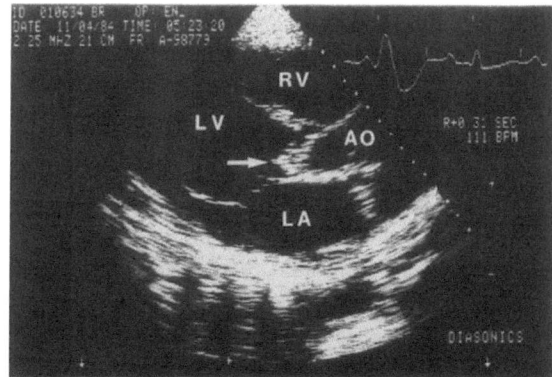

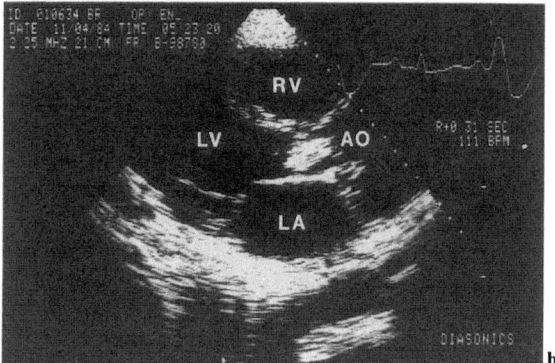

Abb. 3.7. 2D-Echokardiogramm in der Schnittebene der linksparasternalen langen Achse. Ausgedehnte flottierende Vegetationen *(Pfeil)* der Aortenklappe. *Oben* diastolisch, *unten* systolisch

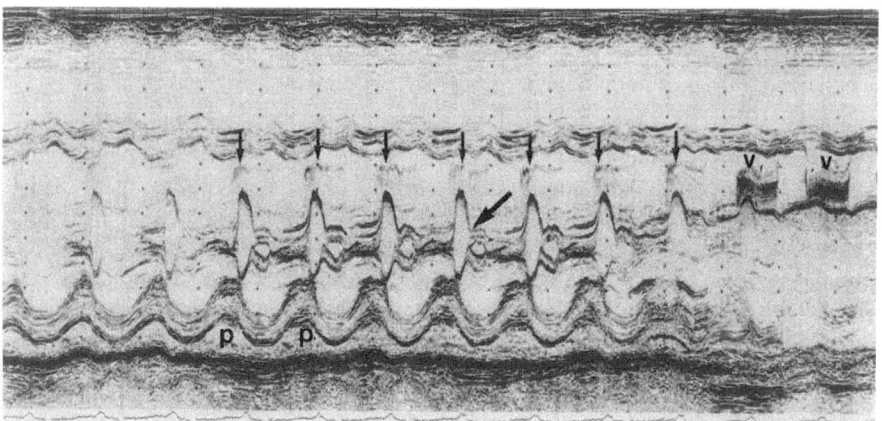

Abb. 3.8. M-Mode-Echokardiogramm bei Vegetationen *(V)* der Aortenklappe, die bis weit in den linken Ventrikel zu verfolgen sind *(Pfeile)*. Perikarderguß *(P)* an der linksventrikulären Hinterwand. Vorzeitiger Schluß der Mitralklappe *(Schrägpfeil)* mit nur geringer Wiedereröffnung durch die Vorhofaktion als Ausdruck eines erhöhten enddiastolischen Drucks im linken Ventrikel

Bei 10 Patienten war die Aortenklappe, bei 8 die Mitralklappe und in 3 Fällen die Trikuspidalklappe betroffen. In einer Studie an einem großen Krankengut von 134 Patienten mit autoptisch oder chirurgisch nachgewiesenen Vegetationen an insgesamt 149 Klappen fand Daniel mittels M-Mode-Echokardiographie in 60 von 86 Fällen einen positiven Befund an der Aortenklappe, in 38 von 47 Fällen an der Mitralklappe, in 5 von 11 Fällen an Kunstklappen und in 1 von 3 Fällen an der Trikuspidalklappe, während die Pulmonalklappenvegetationen dem Nachweis durch M-Mode-Echokardiographie entgingen [38]. Die prognostische Bedeutung des echokardiographischen Nachweises von Vegetationen bei infektiöser Endokarditis wird unterschiedlich beurteilt. Während in einigen Untersuchungen keine erhöhte Emboliegefährdung bzw. kein komplizierter klinischer Verlauf nach dem echokardiographischen Nachweis von Vegetationen festzustellen war, fanden andere Untersucher eine deutlich höhere Komplikationsrate in den Fällen von infektiöser Endokarditis mit Nachweis von Vegetationen [39, 23]. Bei klinisch schwerem Verlauf kann auch nach unserer Erfahrung der echokardiographische Nachweis von ausgedehnten Vegetationen an der Aortenklappe ohne weitere invasive Diagnostik zu einem frühzeitigen Klappenersatz führen. Die Identifikation von Abszeßbildungen oder Aneurysmen der Aortenwurzel bzw. des Sinus Valsalvae infolge einer infektiösen Aortenklappenendokarditis ist von besonderer Bedeutung, da der in der Regel antibiotisch wenig beeinflußbare und klinisch schwere Verlauf die rechtzeitige Indikationsstellung zum chirurgischen Vorgehen erforderlich macht (Abb. 3.9). Ebenso sollte bei Versagen der antibiotischen Therapie und bei Auftreten von Komplikationen, insbesondere Embolien, der Klappenersatz schnell erfolgen. Die Gesamtletalität des frühen Klappenersatzes ist mit etwa 15% anzusetzen. Dagegen muß im Fall einer schweren Aorteninsuffizienz infolge infektiöser Endokarditis bei Auftreten einer Herzinsuffizienz mit einer Mortalität bis zu 90% gerechnet werden [199].

Bei schwerer akuter Aorteninsuffizienz findet sich im eindimensionalen Echokardiogramm als Ausdruck des stark erhöhten enddiastolischen Drucks im linken Ventrikel ein *vorzeitiger Schluß der Mitralklappe* (Abb. 2.53). Das Auftreten dieses Zeichens kann die Indikationsstellung zur schnellen chirurgischen Intervention erleichtern [20].

Sehr gefürchtet ist das Auftreten einer Endokarditis bei *künstlichen Herzklappen* (Abb. 3.10). Hierbei ist mit einer Mortalität von 30-50% zu rechnen. Bei einer Prothesenendokarditis in Aortenposition tritt überwiegend ein paravalvuläres Leck auf, während in Mitralposition mehrheitlich Thrombenbildungen mit Klappenobstruktion anzutreffen sind [19].

Bei negativem Befund in der konventionellen Echokardiographie kann bei vermuteter Aortenklappenendokarditis die transösophageale Untersuchungstechnik zusätzliche Informationen liefern. Dieses gilt besonders bei der Identifikation von Abszeßbildungen infolge einer akuten bakteriellen Endokarditis (s. 7.3.4) und in den Fällen mit Prothesenendokarditis (s. 7.3.5).

Zur Vermeidung der potentiell lebensbedrohlichen bakteriellen Endokarditis ist eine antibiotische Prophylaxe gefährdeter Patienten bei operativen Eingriffen von allergrößter Wichtigkeit. Hierzu hat die Deutsche Gesellschaft für Herz- und Kreislaufforschung genaue Richtlinien herausgegeben (s. Anhang B).

Herzklappendiagnostik 43

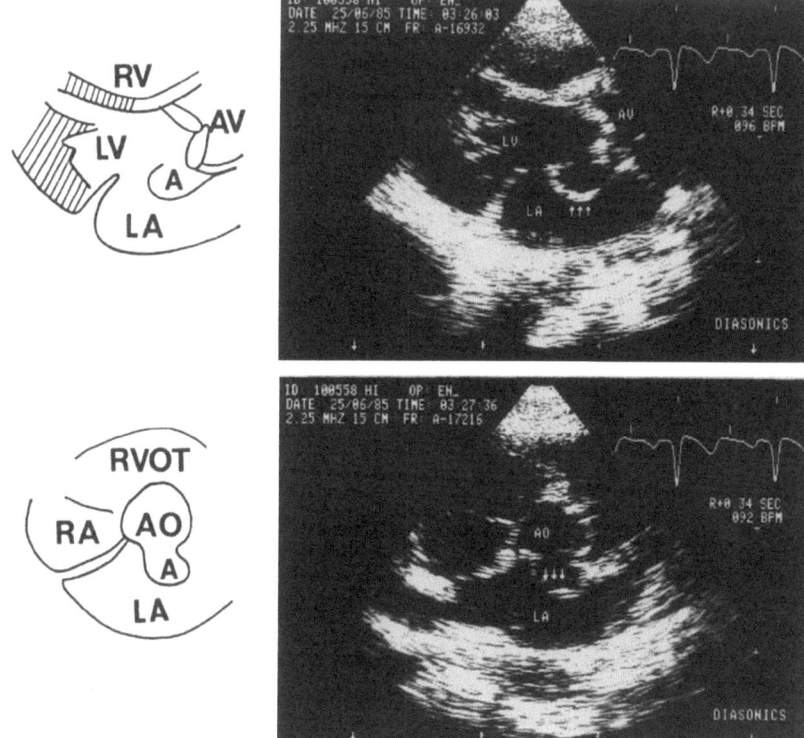

Abb. 3.9. 2D-Echokardiogramm in der Schnittebene der linksparasternalen langen *(oben)* und kurzen Achse *(unten)*. Darstellung eines mykotischen Aneurysmas *(A, Pfeile)* der Aortenwurzel unmittelbar unterhalb der Aortenklappe

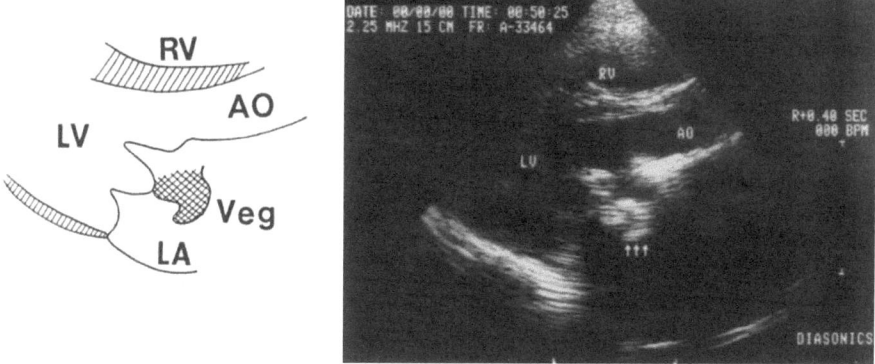

Abb. 3.10. 2D-Echokardiogramm in der linksparasternalen langen Achse. Vegetationen *(Veg)* der Kunstklappe (Hancock-Bioprothese) in Mitralposition

3.1.3 Mitralklappe

Bereits in den Pionierarbeiten der echokardiographischen Literatur stand die Beurteilung der Mitralklappe mit im Vordergrund des Interesses [55]. Es existiert eine umfangreiche Literatur über das Bild der gesunden und erkrankten Mitralklappe im eindimensionalen Echokardiogramm. Aber auch für die zweidimensionale Echokardiographie hat die Mitralklappe zentrale Bedeutung behalten. Dies gilt nicht zuletzt deshalb, weil sie durch ihre Lokalisation und ihr typisches Bewegungsmuster eine ideale Markierungsmarke darstellt, an der sich der Untersucher bei der Einstellung der Standardschnittebenen während einer Routineuntersuchung ausgezeichnet orientieren kann.

Zur Beurteilung der Mitralklappe eignen sich im zweidimensionalen Bild besonders die Schnittebenen der linksparasternalen langen und kurzen Achse, der apikale Zwei- und Vierkammerblick sowie das RAO-Äquivalent. Die Mitralklappenöffnungsfläche kann nur in der linksparasternalen kurzen Achse dargestellt werden.

Während der maximalen Öffnung der gesunden Mitralklappe verlaufen die Segelränder im Querschnitt entlang einer in die annähernd runde diastolische Endokardbegrenzung des linken Ventrikels eingeschriebenen kreisförmigen Figur (Abb. 3.11). In der Systole berühren sich beide Segel und liegen in der dorsalen Hälfte des linken Ventrikels. Die Schnittführung der linksparasternalen kurzen Achse in Höhe der Papillarmuskeln erfordert eine leichte Angulation des Transducers mit Kippen der Schallkopfspitze auf die Herzspitze zu. In dieser Position kommt ein Querschnitt durch den linken Ventrikel mit Anschnitt beider Papillarmuskeln zur Darstellung (s. Abb. 2.16). Während die Papillarmuskeln in der anatomischen Terminologie mit anterolateral und posteromedial bezeichnet werden, ist echokardiographisch zu berücksichtigen, daß beide Papillarmuskeln in der posterioren Hälfte des linken Ventrikels liegen und die Charakterisierung durch die Bezeichnung lateral und medial ausreicht.

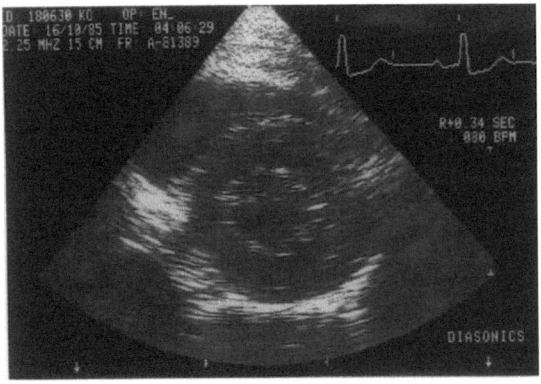
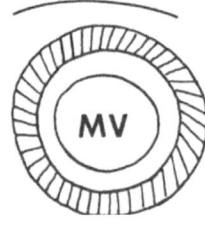

Abb. 3.11. 2D-Echokardiogramm in der Schnittebene der linksparasternalen kurzen Achse in Höhe der Mitralklappe während Diastole. Normalgroße Mitralöffnungsfläche

Mitralklappenstenose

Die rheumatisch bedingte Mitralklappenstenose ist der häufigste erworbene Herzklappenfehler. Sie ist charakterisiert durch eine diffuse Verdickung der Mitralsegel, eine Verschmelzung der Kommissuren und durch Verkürzung und Verschmelzung auch der Chordae tendineae. Hierdurch kommt es zu einer trichterartigen Verengung zwischen Mitralannulus und den freien Rändern der erkrankten Mitralsegel. Die Mitralklappenstenose ist echokardiographisch charakterisiert durch die vermehrten Echos der verdickten und deformierten Mitralklappe, durch die abnorme diastolische Bewegung der Mitralsegel mit Verminderung der diastolischen Mobilität, durch eine Verminderung der Mitralklappenöffnungsfläche und durch eine Dilatation des linken Vorhofs. Die abnorme Bewegung der Mitralsegel ist gekennzeichnet durch eine Verminderung der Bewegungsexkursion, durch eine diastolische Dombildung des vorderen Mitralsegels in den linksventrikulären Ausflußtrakt, die in der Schnittebene der linksparasternalen langen Achse erkannt werden kann, und durch eine Verminderung oder einen Verlust der initialen diastolischen Öffnungsbewegung des vorderen Mitralsegels (Abb. 3.12 und 3.13).

Eine räumliche Vorstellung von der trichterartigen Verengung bei Mitralstenose vermitteln neben der linksparasternalen langen Achse auch die apikalen Schnittebenen. Da es sich bei der Mitralstenose um ein räumlich verengtes Gebilde und nicht nur um eine im Durchmesser verminderte Kreisfigur handelt, ist die Bestimmung der Mitralöffnungsfläche nicht ganz einfach. Zur Lokalisation der Mitralklappe empfiehlt sich zunächst die Einstellung eines exakten linksparasternalen Längsachsenschnitts mit Darstellung der Mitralsegelränder in der Mitte des Bildsektors, so daß sie von einem in Sektormitte eingeblendeten M-Mode-Strahl eben getroffen werden. Aus dieser Position erscheint bei Rotation des Schallkopfs um 90° im Uhrzeigersinn die Mitralöffnungsfläche je nach Deformierung des Klappenapparats in der Mitte des annähernd rund dargestellten linken Ventrikels. Durch geringfügiges Kippen des Schallkopfs kann nun die kleinste diastolische Fläche der Mitralklappe zum Zeitpunkt der größten frühdiastolischen

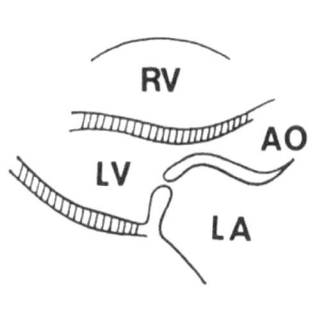 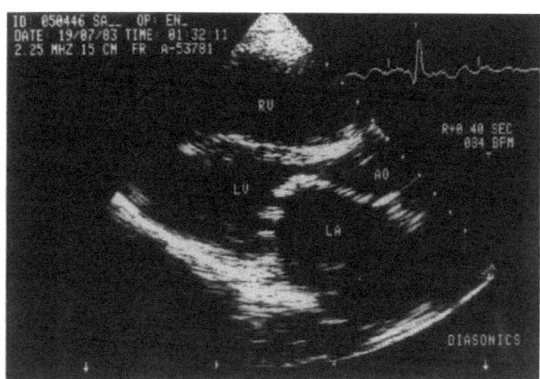

Abb. 3.12. 2D-Echokardiogramm in der Schnittebene der linksparasternalen langen Achse bei Mitralklappenstenose. Verminderte diastolische Öffnung der verdickten Mitralsegel. Domstellung des vorderen Mitralsegels. Dilatierter linker Vorhof. Vergrößerter rechter Ventrikel

46 Echokardiographische Befunde bei kardialen Erkrankungen

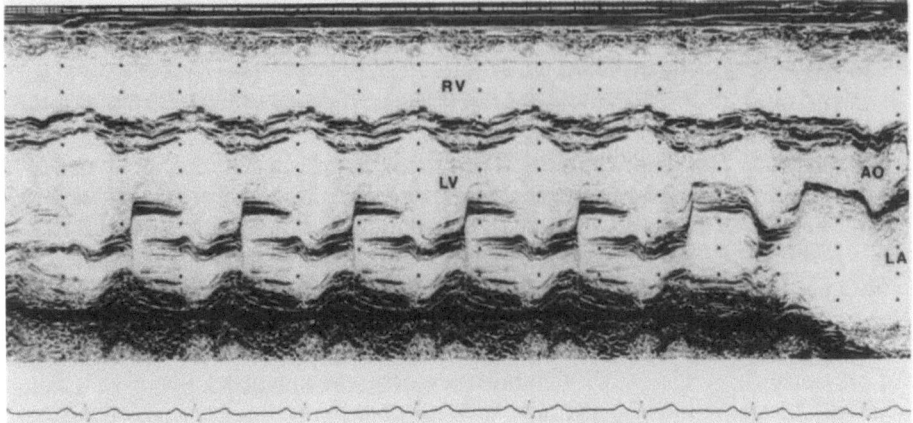

Abb. 3.13. M-Mode-Echokardiogramm bei Mitralklappenstenose. LA vergrößert. Steilheit der EF-Strecke vermindert. Bewegungseinschränkung des verdickten hinteren Mitralsegels

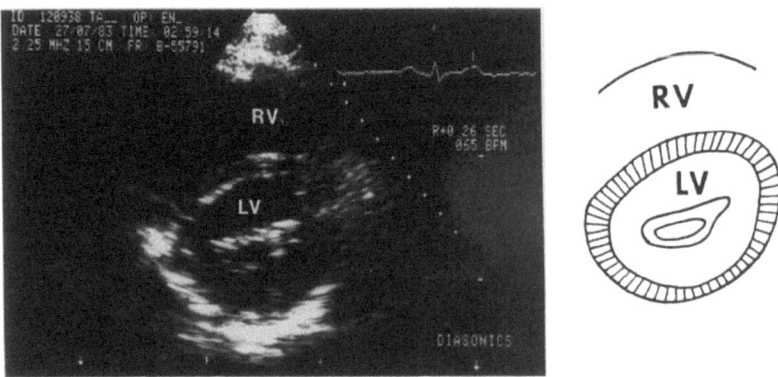

Abb. 3.14. 2D-Echokardiogramm in der Schnittebene der linksparasternalen kurzen Achse mit Darstellung einer Mitralöffnungsfläche bei Mitralstenose (zum Vergleich s. Abb. 3.11)

Öffnungsamplitude eingestellt werden. In vielen Ultraschallgeräten ist ein Rechnerteil vorhanden, der in dem so gefundenen Standbild eine Planimetrie der Mitralöffnungsfläche erlaubt (Abb. 3.14). Bei einiger Übung können durch die oben beschriebene Technik verläßliche Werte der Mitralöffnungsfläche gemessen werden. Vergleichende Untersuchungen zeigen eine ausgezeichnete Korrelation zwischen echokardiographisch bestimmter Mitralöffnungsfläche und den mittels Gorlin-Formel bzw. den intra- und postoperativ im Operationspräparat gewonnenen Werten [207].

Neben der Schweregradbestimmung bei Mitralstenose kann die 2D-Echokardiographie auch zur Lokalisationsdiagnostik von Verkalkungen herangezogen werden. Abbildung 3.15 zeigt ausgedehnte Verkalkungen der Mitralklappe bei gleichzeitiger Verkalkung im Bereich des hinteren Mitralrings und zusätzlich der nichtkoronaren Aortentasche.

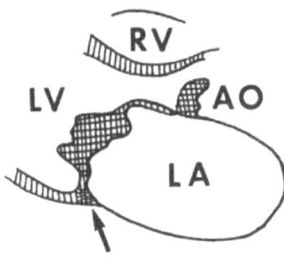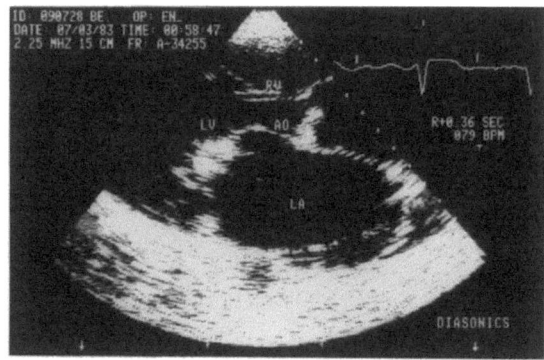

Abb. 3.15. 2D-Echokardiogramm in der Schnittebene der linksparasternalen langen Achse bei schwerer verkalkter Mitralstenose und gleichzeitiger Verkalkung im Bereich des hinteren Mitralringes *(Pfeil)* und zusätzlich der nichtkoronaren Aortentasche

Nach Kommissurotomie, die bei nichtverkalkter Mitralklappenstenose angezeigt sein kann und die eine geringere Mortalität und geringere postoperative Komplikationsrate im Vergleich zum Mitralklappenersatz aufweist [111], nimmt die Beweglichkeit der Mitralsegel und damit die Mitralöffnungsfläche insbesondere in horizontaler Ausdehnung deutlich zu. Die vertikale Bewegungsamplitude der Mitralsegel bleibt in der Regel eingeschränkt.

Ein Prolaps einer stenosierten Mitralklappe ist nicht selten und wird mit einer Häufigkeit zwischen 10 und 40% angegeben [13, 168]. In erster Linie ist bei Prolaps einer stenosierten Mitralklappe das vordere Mitralsegel betroffen.

Als *„parachute mitral valve"* wird eine seltene angeborene Form der Mitralstenose bezeichnet, bei der die Sehnenfäden an einem einzelnen großen Papillarmuskel in der Mitte der Hinterwand des linken Ventrikels befestigt sind.

Mitralklappeninsuffizienz

Bei der rheumatisch bedingten Mitralklappeninsuffizienz findet sich echokardiographisch häufig eine Verdickung der Mitralsegel und der Sehnenfäden. Hierbei ist typischerweise die Mitralöffnungsfläche nicht wesentlich vermindert. Direkte Zeichen einer Mitralklappeninsuffizienz sind wie bei der Aortenklappeninsuffizienz nicht vorhanden. Als indirekte Hinweise können die Kriterien einer Volumenbelastung des linken Ventrikels mit Hyperkinesie des linksventrikulären Myokards bei Dilatation der linken Kammer und des linken Vorhofs sowie Oszillationen an den Aortenklappen herangezogen werden.

Eine akute Mitralinsuffizienz kann durch einen Abriß der Chordae tendineae bzw. durch eine Dysfunktion des Papillarmuskels hervorgerufen werden. Ursächlich kommt hierfür in erster Linie eine koronare Herzkrankheit bzw. ein Myokardinfarkt oder eine Endokarditis in Frage. Der Sehnenfadenabriß führt zu einer teilweise oder gänzlich unkoordinierten Bewegung des entsprechenden Mitralsegels mit bereits in der frühen Systole in den linken Vorhof prolabierendem oder ganz durchschlagendem Klappensegel *(„flail mitral leaflet")*. Klinisch finden sich in die-

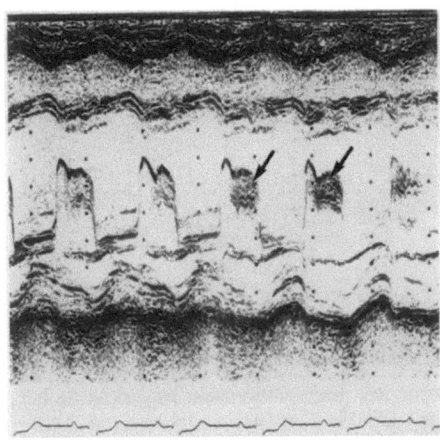

Abb. 3.16. M-Mode-Echokardiogramm bei Vegetationen der Mitralklappe *(Pfeile)*

sen Fällen fast ausnahmslos die schweren Zeichen einer akuten Mitralinsuffizienz mit der Notwendigkeit eines schnellen chirurgischen Vorgehens.

Vegetationen an der Mitralklappe erscheinen im Echokardiogramm als unregelmäßig begrenzte Verdickungen an den Klappen, die frei flottieren können (Abb. 3.16). Eine Unterscheidung von einem „flail mitral leaflet" ist jedoch manchmal schwierig. In seltenen Fällen müssen sie differentialdiagnostisch auch gegen ein Vorhofmyxom abgegrenzt werden (s. S. 76–79).

Mitralringverkalkung

Eine Mitralringverkalkung ist ein häufiger Befund bei älteren Patienten, insbesondere Frauen, und bei Patienten mit Niereninsuffizienz. Echokardiographisch findet sich eine im Mitralring lokalisierte oder den gesamten Annulus umfassende sehr echodichte Zone (Abb. 3.17). Das hintere Mitralsegel ist 5mal häufiger betroffen als das vordere [43]. Oft ist bei Mitralringverkalkung auch eine Verkalkung der Aortenwurzel zu beobachten. Eine Dysfunktion der Mitralklappe wird bei Mitralringverkalkung selten beobachtet. Es kann jedoch zu einer Mitralinsuffizienz kommen. Auch atrioventrikuläre Überleitungsstörungen im Elektrokardiogramm kommen vor [193]. Eine Differenzierung von Fibrose und Verkalkung im Echokardiogramm ist oftmals nicht einfach und erfordert eine ausreichende Grauwertabstimmung des entsprechenden Geräts.

Spaltbildungen in der Mitralklappe

Spaltbildungen im vorderen Mitralsegel können isoliert oder in Verbindung mit anderen Endokardkissendefekten auftreten [178, 179]. In diesen Fällen werden zum Teil akzessorische Chordae tendineae beobachtet, die am Interventrikularseptum und an den Spalträndern inserieren.

Herzklappendiagnostik 49

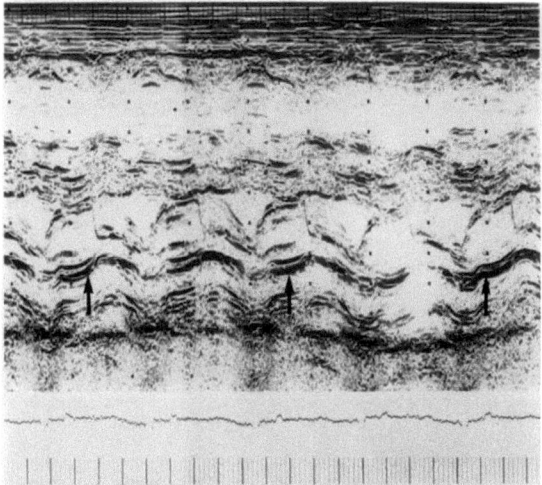

Abb. 3.17. 2D-Echokardiogramm bei Mitralringverkalkung *(Pfeile)*

Mitralklappenprolaps

Ein Mitralklappenprolaps resultiert aus einer Ungleichheit zwischen der Größe des Mitralsegels und der Mitralöffnungsfläche, die durch Dehnung oder Vergrößerung der Mitralsegel bedingt sein kann, durch eine Größenzunahme des linken Ventrikels bzw. durch Störungen der linksventrikulären Funktion oder schließlich durch einen partiellen Verlust des Aufhängeapparats. Der Prolaps kann Folge einer koronaren Herzkrankheit, einer rheumatischen Herzerkrankung, einer hypertrophen Kardiomyopathie und Folge von Bindegewebserkrankungen wie Marfan-Syndrom und Ehlers-Danlos-Syndrom sein. Er ist auch in Verbindung mit Vorhofseptumdefekt, Ebstein-Anomalie und Periarteriitis nodosa beobachtet worden. Auskultatorisch kann bei Mitralklappenprolaps häufig ein mesosystolischer Klick oder ein spätsystolisches Geräusch festgestellt werden.

Seit Einführung der Echokardiographie ist der Mitralklappenprolaps zu einer häufigen Diagnose geworden. Er kann bei echokardiographischen Untersuchungen in bis zu 15% der Fälle beobachtet werden und ist dadurch gekennzeichnet, daß sich ein oder beide Mitralsegel während der ventrikulären Systole konvexbogig in den linken Vorhof vorwölben [10, 144, 180, 243]. Die systolische Verlagerung der Mitralklappe in den linken Vorhof erfolgt dorsal bzw. superior einer gedachten Linie zwischen dem Insertionspunkt des vorderen Mitralsegels mit dem Übergang der linksatrialen in die linksventrikuläre Wand (Abb. 3.18) also dorsal bzw. superior der Ebene des Mitralrings. Diese echokardiographisch faßbare Besonderheit der Mitralklappenbewegung kommt häufig bei völlig beschwerdefreien und im übrigen klinisch gesunden Menschen vor. Deshalb ist es besonders wichtig, feste echokardiographische und klinische Kriterien anzugeben, die erfüllt sein müssen, um die Diagnose Mitralklappenprolaps zu stellen.

Zur Beurteilung der Mitralklappenbewegung eignen sich besonders der linksparasternale Längsschnitt und der apikale Vier- und Zweikammerblick. Eine grö-

50 Echokardiographische Befunde bei kardialen Erkrankungen

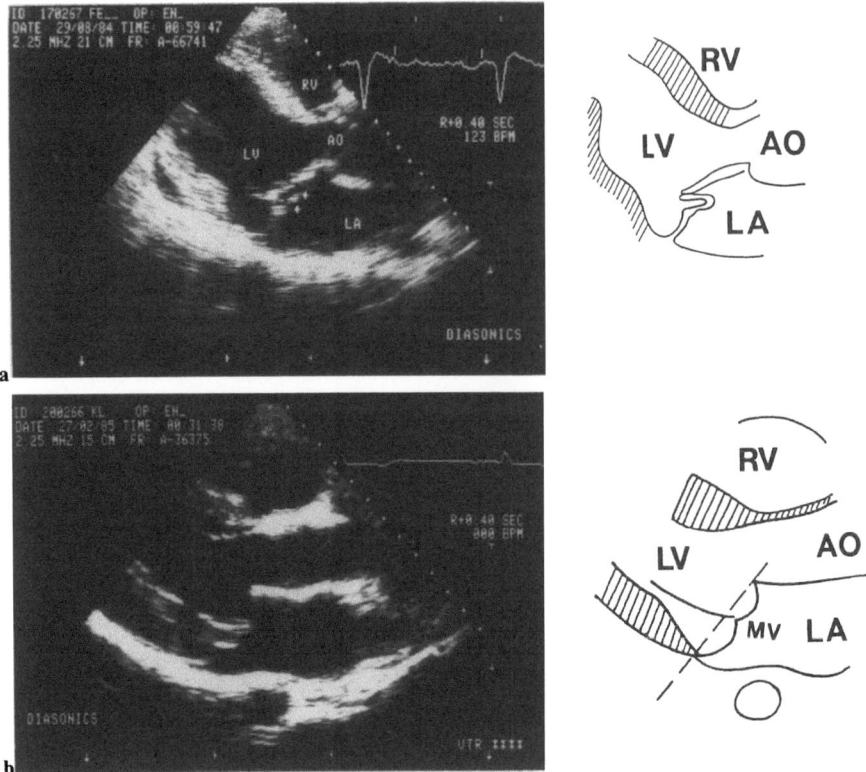

Abb. 3.18. a 2D-Echokardiogramm in der Schnittebene der linksparasternalen langen Achse bei isoliertem Prolaps des hinteren Mitralsegels. **b** 2D-Echokardiogramm in der Schnittebene der linksparasternalen langen Achse bei Prolaps beider Mitralsegel, die systolisch dorsal und superior des Mitralrings verlagert werden

ßere Spezifität der Diagnose Mitralprolaps kann erreicht werden, wenn eine systolische Dorsalbewegung in mindestens 2 Untersuchungsebenen gelingt. Eine geringe Rückwärtsbewegung des vorderen oder beider Mitralsegel wird zum Teil auch bei Gesunden gefunden, während ein isolierter Prolaps des hinteren Segels immer verdächtig ist.

Es ist sinnvoll, bei der Diagnose Mitralprolaps klinische Gesichtspunkte mit zu berücksichtigen [180]. Ein Mitralprolaps kann dementsprechend als sicher oder wahrscheinlich unterstellt werden, wenn die in Tabelle 3.1 aufgeführten Kriterien erfüllt sind. Bei leichten echokardiographischen Prolapsformen, die nicht den Kriterien in Tabelle 3.1 genügen, sollte eher eine Beschreibung wie „leichte systolische Rückwärtsbewegung der Mitralklappe" gewählt werden. Letztere Befunde bedürfen keiner besonderen Behandlung. Patienten mit Mitralprolaps aufgrund der Kriterien 1. Ordnung sollten regelmäßig kontrolliert und einer Endokarditisprophylaxe entsprechend den Richtlinien der Deutschen Gesellschaft für Herz- und Kreislaufforschung unterzogen werden (s. Anhang B). Bei Patienten mit

Tabelle 3.1. Kriterien für die Diagnose des Mitralklappenprolaps. (Nach Perloff [180])

Kriterien 1. Ordnung
Auskultation:
  Mitt- bis spätsystolischer Klick und spätsystolisches Geräusch über der Herzspitze
2D-Echokardiographie:
  Ausgeprägte systolische Verlagerung der Mitralsegel nach superior und dorsal (in der linksparasternalen langen Achse bzw. im apikalen Vierkammerblick deutlich superior bzw. dorsal der Verbindungslinie zwischen dem vorderen und lateralen Mitralring verlaufend)
2D-Echokardiographie:
  Leicht- bis mittelgradige systolische Verlagerung der Mitralsegel nach superior und dorsal in Verbindung mit
  – Ruptur der Chordae,
  – Mitralinsuffizienz im Dopplersonogramm,
  – Mitralringerweiterung
2D-Echokardiographie + Auskultation:
  Leicht- bis mittelgradige systolische Verlagerung der Mitralsegel nach superior und dorsal in Verbindung mit
  – mitt- bis spätsystolischem Klick,
  – spät- oder holosystolischem Geräusch über der Herzspitze

Kriterien 2. Ordnung
Auskultation:
  Lauter 1. Herzton und holosystolisches Geräusch über der Herzspitze
2D-Echokardiographie:
  – Leicht- bis mittelgradige systolische Verlagerung nur des hinteren Mitralsegels
  – Mittelgradige systolische Verlagerung beider Mitralsegel
2D-Echokardiographie + Anamnese:
  Leicht- bis mittelgradige systolische Verlagerung der Mitralsegel in Verbindung mit
  – fokalen neurologischen Ausfällen oder Amaurosis fugax,
  – Angehörigen I. Grades (Eltern, Geschwister), die Kriterien 1. Ordnung aufweisen

wahrscheinlichem Mitralprolaps aufgrund der Kriterien 2. Ordnung ist eine Endokarditisprophylaxe in der Regel nur im Fall einer Mitralinsuffizienz erforderlich. Im übrigen sollten sie regelmäßig klinisch und echokardiographisch kontrolliert werden.

Die Ebene der linksparasternalen langen Achse im zweidimensionalen Echokardiogramm zeigt, daß bei Mitralprolaps eine systolische Verlagerung mehr nach superior als nach dorsal erfolgt. Im M-Mode-Echokardiogramm kann jedoch nur die Dorsalbewegung der Mitralklappe erfaßt werden (Abb. 3.19). Hierdurch erklären sich zumindest teilweise die unterschiedlichen Literaturmitteilungen falsch-positiver und falsch-negativer Befunde bei Mitralprolaps [153, 196]. In diesem Zusammenhang ist zu berücksichtigen, daß eine holosystolische Dorsalbewegung des Mitralsegels durch eine falsche parasternale Schallkopfposition vorgetäuscht werden kann [153]. Der apikale Vierkammerblick scheint insbesondere zur Beurteilung eines Prolapses des vorderen Mitralsegels sensitiver zu sein als die Schnittebene der parasternalen langen Achse [42].

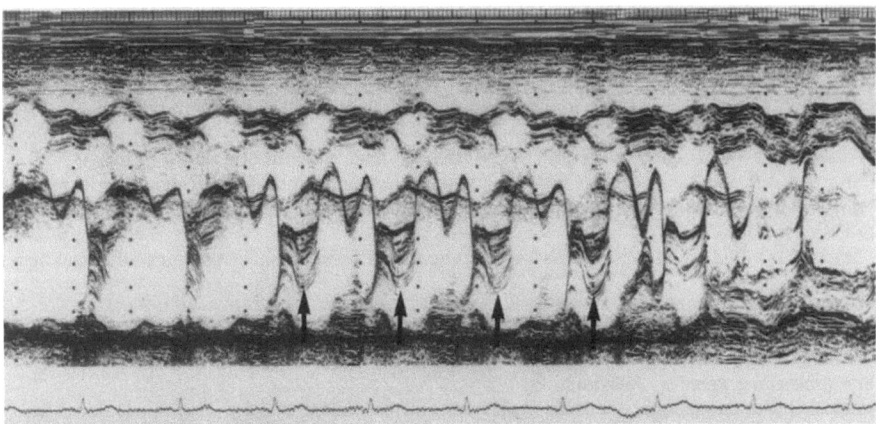

Abb. 3.19. M-Mode-Echokardiogramm bei ausgeprägtem Mitralklappenprolaps *(Pfeile)* beider Segel

3.1.4 Trikuspidalklappe

Die Trikuspidalklappe läßt sich normalerweise im M-Mode-Echokardiogramm nur schwer und inkomplett darstellen. Im zweidimensionalen Echokardiogramm eignen sich besonders die Ebene der basalen linksparasternalen kurzen Achse und der apikale Vierkammerblick zur Beurteilung der Trikuspidalklappe. Subkostale Anlotungen ergeben ebenfalls oft eine gute Darstellung.

Ein *Prolaps* der Trikuspidalklappe tritt in der Regel in Kombination mit einem Mitralklappenprolaps auf (Abb. 3.20). Er wird bei Patienten mit Mitralprolaps in fast 45% der Fälle gefunden [28, 163, 164].

Bei 2-15% der Patienten mit Mitralstenose kann gleichzeitig eine rheumatische *Trikuspidalklappenstenose* beobachtet werden [7, 31]. Sie ist im Echokardiogramm durch verdickte und deformierte Trikuspidalsegel und durch eine abnorme diastolische Segelbewegung sowie durch eine Verminderung der Trikuspidalklappenöffnungsfläche gekennzeichnet. Die Verdickung der Trikuspidalsegel kann ebenfalls den Aufhängeapparat mit umfassen. Verkalkungen sind äußerst selten. Die abnorme diastolische Bewegung der Trikuspidalsegel ist der bei Mitralstenose vergleichbar. Bei Trikuspidalstenose infolge einer Löffler-Endokarditis sind echokardiographisch ebenfalls Verdickungen der Trikuspidalsegel und des Aufhängeapparats nachzuweisen.

Eine *Insuffizienz* der Trikuspidalklappe kann aus indirekten Zeichen wie Vergrößerung oder verstärkte Volumenbelastung des rechten Herzen abgeleitet werden. Als Hinweis auf eine rechtsventrikuläre Volumenbelastung findet sich neben der Größenzunahme des rechten Ventrikels in der Regel eine paradoxe Septumbewegung (s. S. 84).

Mit hoher Sensitivität und Spezifität kann die Diagnose einer Trikuspidalinsuffizienz durch Kontrastechokardiographie gestellt werden (s. S. 185-186).

Vegetationen an der Trikuspidalklappe sind selten. Sie finden sich heute oftmals bei Rauschgiftsüchtigen mit intravenösem Drogenkonsum durch Verwen-

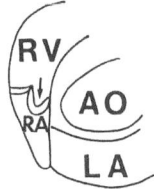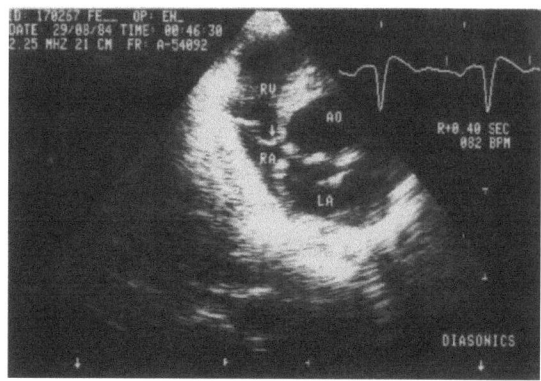

Abb. 3.20. 2D-Echokardiogramm in der Schnittebene der linksparasternalen kurzen Achse bei Trikuspidalprolaps

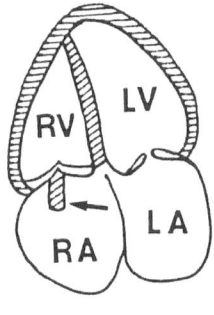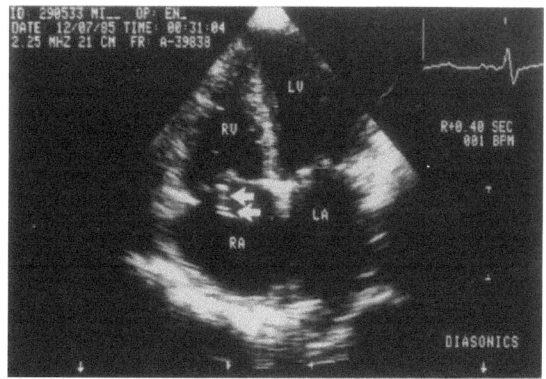

Abb. 3.21. 2D-Echokardiogramm in der Schnittebene des apikalen Vierkammerblicks. Vegetation an der Trikuspidalklappe *(Pfeil)*

dung unsteriler Nadeln oder bei Patienten mit länger liegendem zentralem Venenkatheter.

Das typische Bild einer rechtsseitig ablaufenden infektiösen Endokarditis zeigen die Abb. 3.21 und 3.22. Im ersten Fall handelt es sich um einen 52jährigen Patienten, der 2 Wochen nach Intensivbehandlung und Einlegen von zentralen Venenverweilkathetern mit einer massiven Verschlechterung des Allgemeinbefindens und Fieber erkrankte. Die zweidimensionale Echokardiographie erbrachte den Nachweis flottierender Auflagerungen an der Trikuspidalklappe. Bei dem Patienten in Abb. 3.22 kam es infolge eines Abszesses nach Unterschenkelverletzung zu einem septischen Krankheitsbild mit multiplen septischen Lungenembolien. Die massiven flottierenden Vegetationen der Trikuspidalklappe führten zu einem frühzeitigen Klappenersatz, durch den sich die Erkrankung erfolgreich beherrschen ließ.

54 Echokardiographische Befunde bei kardialen Erkrankungen

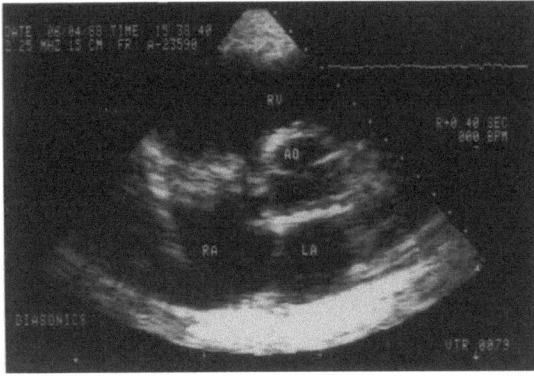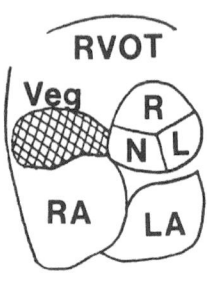

Abb. 3.22. 2D-Echokardiogramm in der Schnittebene der linksparasternalen kurzen Achse mit Darstellung ausgedehnter Vegetationen *(Veg)* der Trikuspidalklappe

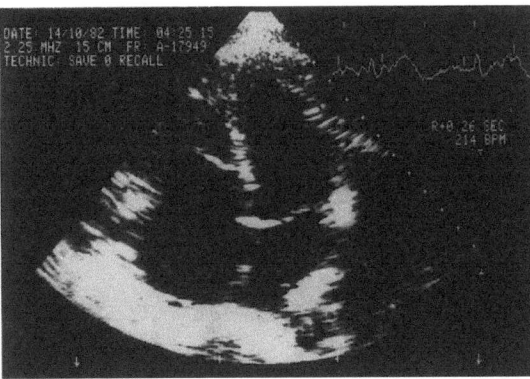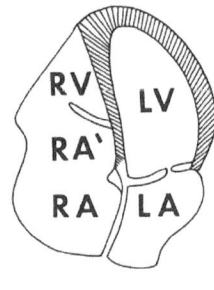

Abb. 3.23. 2D-Echokardiogramm im apikalen Vierkammerblick bei Ebstein-Anomalie. *RA'* atrialisierte rechte Herzkammer

Die *Ebstein-Anomalie* ist eine seltene angeborene Erkrankung, bei der die dysplastische Trikuspidalklappe ganz oder teilweise in den rechten Ventrikel verlagert ist. In der so entstandenen atrialisierten Kammer kann bei intrakardialer Ableitung ein ventrikuläres Elektrokardiogramm registriert werden, während der Druck in dieser Kammer dem rechten Vorhofdruck entspricht. Das Ausmaß der rechtsventrikulären Dysfunktion ist von folgenden Faktoren abhängig:

– Vorhandensein einer Trikuspidalinsuffizienz,
– Größe und Funktion der atrialisierten Kammer,
– Größe und Funktion des verbleibenden rechten Ventrikels.

Die charakteristischen Veränderungen bei Ebstein-Anomalie können echokardiographisch am besten im apikalen Vierkammerblick beobachtet werden (Abb. 3.23). In der Regel sind das septale und das posteriore Trikuspidalsegel am stärksten deformiert, während das größere vordere Segel oft weniger betroffen ist.

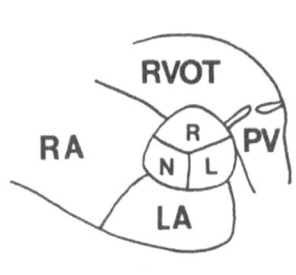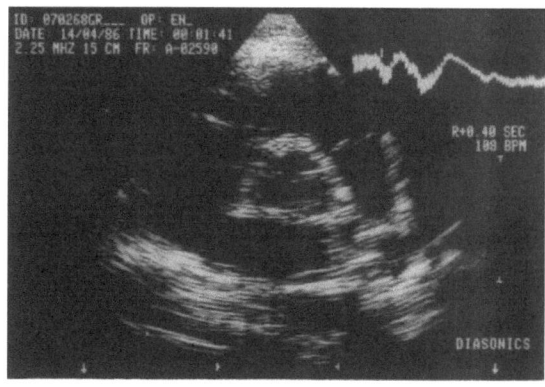

Abb. 3.24. 2D-Echokardiogramm in der Schnittebene der linksparasternalen kurzen Achse durch die Herzbasis mit Darstellung der Pulmonalklappe

3.1.5 Pulmonalklappe

Der rechtsventrikuläre Ausflußtrakt ist am besten in einer Untersuchungsebene zu beurteilen, bei der ein Anschnitt parallel zu seiner Längsachse erfolgt. Hierzu eignen sich Schallkopfpositionen von parasternal und subkostal. Ein Anschnitt in der linksparasternalen kurzen Achse in Höhe der Herzbasis trifft den rechtsventrikulären Ausflußtrakt in einem größeren Anteil parallel zu seiner Längsachse. Ein ähnliches Schnittbild ergibt sich aus der subkostalen Schallkopfposition.

Die Pulmonalklappe erscheint in der linksparasternalen kurzen Achse neben der nahezu kreisförmig angeschnittenen Aortenwurzel zwischen 1 und 2 Uhr (Abb. 3.24). In der Regel können nur 2 der 3 Semilunartaschen, die anterior, superior und linksseitig der Aortenklappen gelegen sind, registriert werden. Die Darstellung der Pulmonalklappe gelingt einem erfahrenen Untersucher in etwa 70% der Fälle [84]. Eine freie Darstellung des rechtsventrikulären Ausflußtrakts, des Truncus pulmonalis und beider Pulmonalarterien erfordert eine leichte Kippbewegung der Schallkopfspitze in Richtung des linken Sternoklavikulargelenks (Abb. 3.25).

Eine valvuläre *Pulmonalklappenstenose* ist in der überwiegenden Zahl der Fälle angeboren und erscheint im Echokardiogramm durch eine systolische Dombildung der Taschenklappen in den Truncus pulmonalis bei oft erhaltenem gutem Bewegungsmuster der zarten Klappen. Bei erworbener Pulmonalstenose stellen sich die Taschenklappen verdickt dar.

Eine *pulmonale Hypertonie* weist im Echokardiogramm wenige spezifische Kriterien auf. Sie führt jedoch in der Regel zu einer Vergrößerung des rechten Ventrikels und des rechten Vorhofs mit Hypertrophie der rechtsventrikulären Wand und kann im Echokardiogramm aufgrund dieser Zeichen vermutet werden. Im M-Mode-Echokardiogramm lassen eine mittsystolische Schließbewegung und eine fehlende a-Welle des Pulmonalklappenechos auf eine pulmonale Hypertonie schließen (Abb. 3.26).

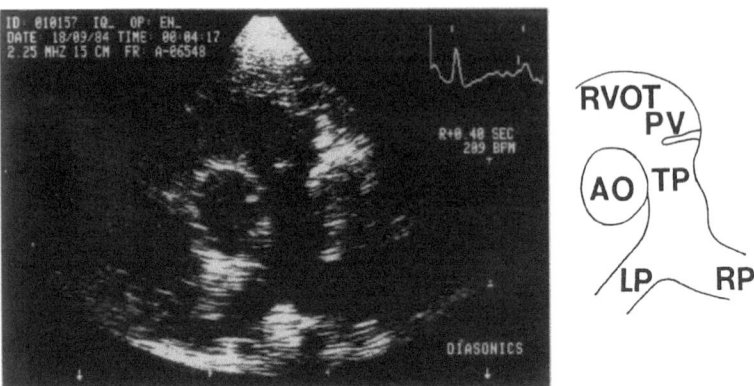

Abb. 3.25. 2D-Echokardiogramm in der Schnittebene der linksparasternalen kurzen Achse durch die Herzbasis mit Darstellung des Truncus pulmonalis und der rechten und linken Pulmonalarterie *(RP, LP)*

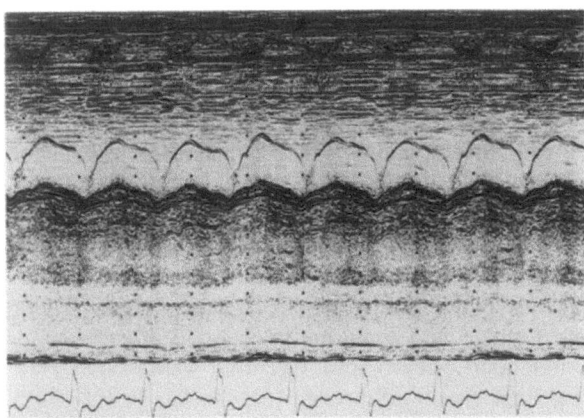

Abb. 3.26. M-Mode-Echokardiogramm bei pulmonaler Hypertonie. Nahezu fehlende a-Welle des Pulmonalklappenechos

3.1.6 Kunstklappen

Die Beurteilung von Herzklappenprothesen gehört mit zu den schwierigsten Aufgaben der Echokardiographie. Dieses gilt für die ein- wie für die zweidimensionale Echokardiographie bei transthorakalen Schallkopfpositionen und hat ihre Ursache darin, daß die Klappenanteile aus Metall und Kunststoff zu vielen, in der Regel sehr dichten Störechos führen. In den schallkopffernen Bildanteilen kommt es außerdem zu sog. Schlagschatten, die eine Beurteilung zusätzlich einschränken. Bei den einzelnen Klappentypen finden sich immer wieder unterschiedliche Echomuster. Die Festlegung definierter Kriterien für das Vorliegen einer Kunstklappendysfunktion ist deshalb sehr schwierig. Eine erweiterte Diagnostik ist neuerdings durch die Ösophagusechokardiographie möglich (s. 7.3.5).

Die zweidimensionale Echokardiographie eignet sich zur Beurteilung der räumlichen Stellung der Kunstklappe bezogen auf die entsprechenden Herzhöhlen und läßt eine Bewertung der Klappenringebene zu, die bei paravalvulären Lecks eine verstärkte Beweglichkeit aufweist. Als wichtigstes Kriterium für die Funktionsfähigkeit gilt die Beurteilung der Öffnungs- und Schließbewegungen einer Scheiben- oder Kugelprothese, die im Normalfall sehr abrupt ablaufen. Eine Abrundung der Öffnungs- bzw. Schließbewegung im M-Mode-Echokardiogramm kann als Hinweis auf eine Fehlfunktion der Prothese gedeutet werden (Abb. 3.27b) [5, 15, 21, 26]. Eine Differenzierung zwischen Thrombosierung der Kunstklappe und paravalvulärem Leck ist hierdurch jedoch nicht möglich. Die Diagnose einer Kunstklappenthrombosierung gelingt wegen der starken und dichten Echos des Fremdmaterials in der Regel nur in ausgeprägten Fällen.

Am besten sind Bioprothesen der echokardiographischen Diagnostik zugänglich. Im Normalfall läßt sich das freie Spiel der Klappensegel innerhalb des Klappengerüsts gut darstellen.

Spontanechos können auf eine Kunstklappendysfunktion hindeuten. Sie treten bei Kunstklappen in Mitralposition in der Regel im linken Ventrikel auf und sind durch helle „blitzende" Echos gekennzeichnet (Abb. 3.27 a). Dagegen sind Spon-

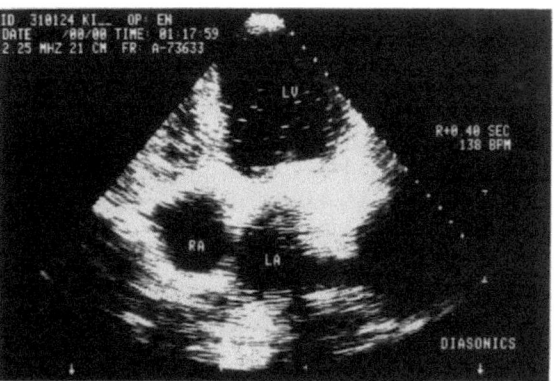

Abb. 3.27. **a** 2D-Echokardiogramm in der Schnittebene des apikalen Vierkammerblicks. Kippscheibenprothese (Omniscience) in Mitralposition. „Blitzende" Spontanechos im linken Ventrikel **b** M-Mode-Echokardiogramm bei Zustand nach Implantation einer Kippscheibenprothese in Mitralposition (Omniscience). Deutliche Abrundung der Öffnungsbewegung *(Pfeile)*

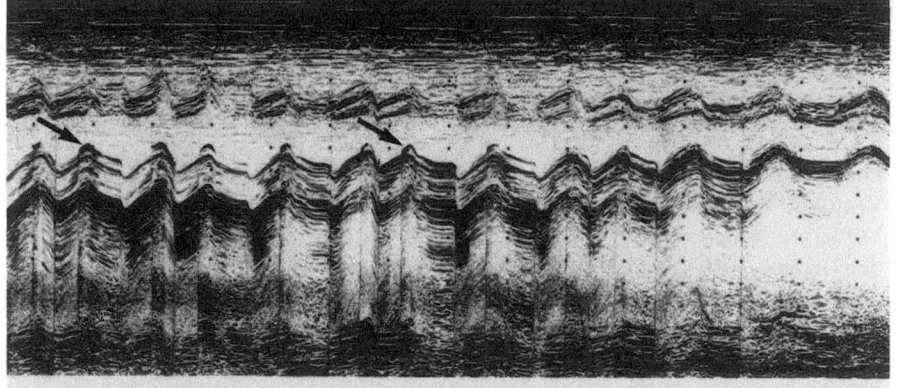

tanechos bei Mitralprothesen im linken Vorhof als Blutstase bzw. beginnende Thrombosierung zu deuten, besonders wenn sie als langsam kreisende Echowolke auftreten (Abb. 7.25).

Zur Beurteilung der Kunstklappen sind neben den Standardpositionen in der Untersuchungsebene der linksparasternalen langen und kurzen Achse, des apikalen Vier- und Zweikammerblicks auch Schallkopfpositionen erforderlich, die sich danach richten müssen, wie - entsprechend der Stellung der Klappe innerhalb des Herzens - eine möglichst störechofreie Beurteilung zu erreichen ist. Hierzu muß der Schallkopf in anderen Interkostalräumen und gegebenenfalls weiter lateral als üblich positioniert werden.

Wichtiger als direkte Zeichen einer Kunstklappendysfunktion sind die indirekten Kriterien, die ähnlich wie in der Diagnostik der Aorten- und Mitralklappeninsuffizienz durch eine Volumenbelastung des linken Ventrikels mit zunehmender Vergrößerung der Herzhöhlen und durch fortgeleitete Oszillationen an der entsprechend anderen Klappe in Erscheinung treten. Die Diagnose einer Kunstklappendysfunktion wird durch Verlaufsbeobachtungen vereinfacht. Deshalb sollte zu jeder klinischen Kontrolluntersuchung eines herzklappenoperierten Patienten auch ein Echokardiogramm gehören.

3.2 Kardiomyopathien

Der Begriff „Kardiomyopathie" umfaßt eine große Gruppe von Erkrankungen des Herzmuskels, die nicht ischämisch, hypertensiv, kongenital, valvulär oder perikardial bedingt sind. Eine Einteilung der Kardiomyopathien kann in primäre und sekundäre Formen erfolgen. Die primäre Kardiomyopathie ist ätiologisch weitgehend ungeklärt, während die sekundären Kardiomyopathien ihre Ursache in einer anderen kardiovaskulären oder einer systemischen Erkrankung haben. Dies gilt auch für medikamentös oder toxisch bedingte Herzmuskelerkrankungen. Meistens wird der Begriff „Kardiomyopathie" den primären Formen vorbehalten. Die idiopathischen Kardiomyopathien gehören mit etwa 3% zu den nicht seltenen Herzerkrankungen. Sie lassen sich aus funktionellen Gründen in hypertrophe, dilatative und restriktive Kardiomyopathien unterteilen [150].

3.2.1 Dilatative Kardiomyopathie

Die dilatative Kardiomyopathie führt zu einer zunehmenden Dilatation beider Ventrikel. Pathophysiologisch steht eine Pumpschwäche des linken Ventrikels im Vordergrund. Hieraus ergeben sich im Beschwerdebild vorwiegend die Zeichen der Herzinsuffizienz mit Dyspnoe, Leistungsschwäche und Abgeschlagenheit. Bei der körperlichen Untersuchung können als Ausdruck der Linksherzinsuffizienz ein 3. und 4. Herzton sowie vielfach ein Systolikum als Ausdruck einer relativen Mitralinsuffizienz auskultiert werden. Ein wichtiger Befund bei der dilatativen Kardiomyopathie ist der Linksschenkelblock im EKG, der bereits Jahre vor der klinischen Manifestation der Erkrankung nachweisbar sein kann. Teilweise läßt sich in diesen Fällen anamnestisch eine in der Kindheit durchgemachte Diphtherie eruieren. Insgesamt ist bei Linksschenkelblock die Verdachtsdiagnose einer dilatativen oder latenten Kardiomyopathie wahrscheinlicher als die einer ischämischen Herzerkrankung. In 20% der Fälle ist bei dilatativer Kardiomyopathie mit Vorhofflimmern zu rechnen. Zusätzlich bestehen bei fast 30% schwere ventrikuläre Herzrhythmusstörungen [150].

Differentialdiagnostisch ist die dilatative Kardiomyopathie gegen sekundäre Kardiomyopathien wie die alkoholische oder medikamentenbedingte Herzerkrankung abzugrenzen. Weiterhin kann sie zur differentialdiagnostischen Abgrenzung gegen einen insgesamt kontraktionsgestörten linken Ventrikel bei arterieller Hypertonie oder infolge einer schweren Koronarerkrankung Anlaß geben. Weitere wichtige Differentialdiagnosen sind unter anderem die Endomyokardfibrose und die Myokarditis. An eine Myokarditis muß in erster Linie dann gedacht werden, wenn Fieber und die laborchemischen Zeichen einer Entzündung nachweisbar sind. Ohne Entzündungssymptomatik ist das Vorliegen einer Myokarditis beim Erscheinungsbild einer dilatativen Kardiomyopathie äußerst selten. In einer Untersuchung an über 100 Patienten mit dilatativer Kardiomyopathie, die sich einer Herzmuskelbiopsie unterzogen haben, ohne daß klinisch und laborchemisch eine akut entzündliche Symptomatik bestand, fand sich in keinem Fall eine Myokarditis [150]. Der klinische Verlauf der dilatativen Kardiomyopathie ist sehr problematisch. Die jährliche Mortalität wird mit 10%–20% angegeben [150]. Es finden sich jedoch auch immer wieder Patienten mit einer günstigeren Prognose. In der Regel ist hierbei der Ventrikel weniger stark dilatiert und funktionsgestört. Bei der dilatativen Kardiomyopathie ist im Gegensatz zur koronaren Herzkrankheit die Rate des plötzlichen Herztodes bei Patienten mit oder ohne vorbestehende Herzrhythmusstörungen in etwa gleich [150].

Echokardiographische Befunde

Die Echokardiographie stellt das wesentliche diagnostische Instrument zur Diagnostik und Verlaufsbeurteilung der dilatativen Kardiomyopathie dar.

Entsprechend der Dilatation des linken Ventrikels wird die dilatative Kardiomyopathie im Echokardiogramm durch vergrößerte diastolische und systolische Durchmesser, diastolische und systolische Volumina und eine Verminderung der Querschnittsverkürzung bzw. der Auswurffraktion gekennzeichnet (Abb. 3.28). Durch das verringerte Schlagvolumen des linken Ventrikels ist die Öffnungsamplitude der Mitral- und Aortenklappe vermindert. Die relative Dorsalverlagerung der Mitralklappenebene in dem dilatierten linken Ventrikel und die verminderte Öffnungsamplitude der Mitralsegel führen zu einer charakteristischen Vergrößerung des mitral-septalen Abstands (Abb. 3.29). Die Beurteilung des linken Ventrikels bei dilatativer Kardiomyopathie in der linksparasternalen kurzen Achse zeigt, daß in vielen Fällen keine einheitlich globale Kontraktionsstörung des linken Ventrikels vorhanden ist, sondern daß die linksventrikuläre Funktion regional sehr unterschiedlich sein kann (s. S. 116). Eine differentialdiagnostische Abgrenzung zu sekundären Kardiomyopathien bzw. zu einer schweren koronaren Herzkrankheit ist echokardiographisch allein nicht möglich, sondern muß die Anamnese, einen typischen klinischen Verlauf und gegebenenfalls die Koronarangiographie mitein-

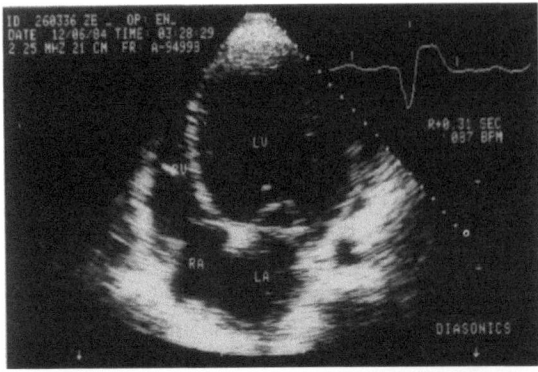

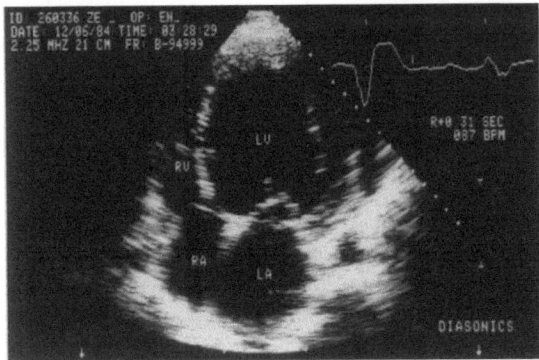

Abb. 3.28. 2D-Echokardiogramm in der Schnittebene des apikalen Vierkammerblicks bei dilatativer Kardiomyopathie. *Oben* enddiastolisch. *Unten* endsystolisch

schließen. Eine wesentliche Bedeutung der zweidimensionalen Echokardiographie in der Diagnose der dilatativen Kardiomyopathie besteht in der Verlaufskontrolle und in der Erfassung von häufig auftretenden linksventrikulären Thromben. Während einige Untersucher bereits bei schwerer dilatativer Kardiomyopathie auch ohne Thrombennachweis zu einer Antikoagulation raten, ist sie bei Nachweis von Thromben unumgänglich, wenn keine Kontraindikation vorliegt [150].

Die idiopathische linksventrikuläre Funktionsstörung, die erst unter Belastung nachweisbar ist, wird als *latente Kardiomyopathie* bezeichnet. Synonym wird bei gleichzeitigem Vorliegen von Angina pectoris auch die Bezeichnung Syndrom X verwandt. Definitionsgemäß finden sich hierbei neben der unklaren Ätiologie normale Kammervolumina, normale Koronararterien, normale Wand- und Septumdicke, jedoch als Zeichen einer Funktionsstörung unter Belastung eine verminderte Laktatextraktion, eine erniedrigte Koronarreserve, ein Anstieg des Füllungsdrucks und/oder eine abnorme Ejektionsfraktion unter Belastung. Vielfach besteht in diesen Fällen ebenfalls ein Linksschenkelblock im EKG. In einer Studie, die 36 Patienten mit latenter Kardiomyopathie über 3 Jahre verfolgte, zeigte sich, daß es zu keinem Todesfall gekommen war und daß sich der klinische Schweregrad im Mittel nicht geändert hatte. Somit ist bei diesen Patienten eine gute Prognose anzunehmen [34].

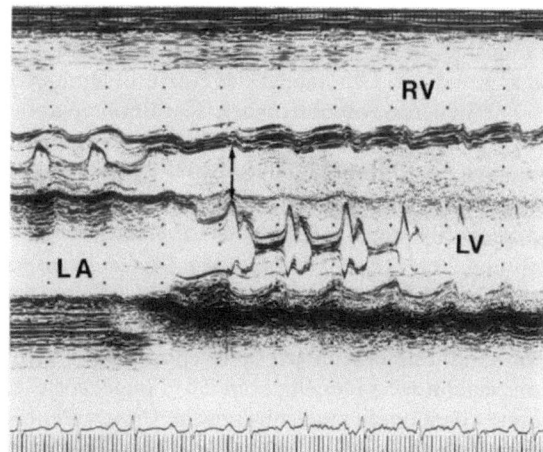

Abb. 3.29. M-Mode-Echokardiogramm bei dilatativer Kardiomyopathie. Diastolisch und systolisch erweiterter Ventrikel. Mitral-septaler Abstand vergrößert *(Pfeile)*

Die *medikamentös bedingten* Herzmuskelerkrankungen oder Kardiomyopathien, stellen nach wie vor ein großes Problem dar. Hierbei sind unter anderem die hochgradig kardiotoxischen Anthrazykline, die in vielen zytostatischen Schemata angewendet werden, von besonderer Bedeutung. Auch in diesen Fällen bewährt sich für die Verlaufskontrolle die Echokardiographie.

3.2.2 Hypertrophe Kardiomyopathie

Die hypertrophe Kardiomyopathie kann in eine obstruktive und nichtobstruktive Form unterteilt werden. Bei den obstruktiven Kardiomyopathien lassen sich Formen mit typisch subaortal gelegener Obstruktion, dann auch als IHSS (idiopathische hypertrophe Subaortenstenose) bezeichnet, von der medioventrikulären und apikalen Form der Obstruktion unterteilen. Zahlenmäßig überwiegen die typischen IHSS-Formen bei weitem. In den letzten Jahren haben die nichtobstruktiven Formen zugenommen und schließlich die obstruktiven überholt. Bei der typischen hypertrophen Kardiomyopathie wurde in etwa 9%, bei den atypischen in 12% und bei den nichtobstruktiven in 10% der Fälle eine familiäre Häufung festgestellt [150].

Bisher wurde nicht beobachtet, daß eine obstruktive Form in eine nichtobstruktive Form überging. Ebenso fand sich bei einer Familie mit obstruktiver Kardiomyopathie nie eine nichtobstruktive Form und umgekehrt [150]. Bei der typischen obstruktiven Kardiomyopathie stehen in der Symptomatik Luftnot und Angina pectoris sowie Palpitationen oder auch Synkopen im Vordergrund. Bei der klinischen Untersuchung hört man in den Fällen der IHSS das typische systolische Geräusch, das mit Valsalva-Manöver zunehmen kann.

Im Elektrokardiogramm stehen linksventrikuläre Hypertrophiezeichen und Q-Abnormalitäten im Vordergrund. Weiterhin finden sich atriale und ventrikuläre Rhythmusstörungen.

Die Herzkatheteruntersuchung mit linksventrikulärem und koronarem Angiogramm kann eine Mitralinsuffizienz oder eine zusätzliche Koronarsklerose aufdecken und den Gradienten der Ausflußbahnobstruktion quantitativ festlegen.

Die hypertrophe obstruktive Kardiomyopathie (HOCM) zeigt einen langsam progredienten Verlauf. Beobachtungen der typischen HOCM über 4-6 Jahre ergaben, daß die Erkrankung in 30-40% der Fälle stabil blieb. In rund 35% trat eine Verschlechterung ein, in 7-23% eine Verbesserung, während der Anteil der verstorbenen Patienten zwischen 6% (behandelt mit Propranolol und später Verapamil) und 25% (keine Therapie) lag. Im Vergleich zu den nichtoperierten Patienten wurde bei 72 operierten Fällen mit HOCM ein wesentlich höherer Anteil von Besserungen (83%) beobachtet [150]. Der operative Eingriff besteht in einer meist transaortal durchgeführten linksventrikulären Myotomie/Myektomie. Die Operationsletalität wird im Mittel mit 3,1% angegeben. Eine Verbesserung der Prognose quoad vitam durch eine chirurgische Intervention ist trotz der guten hämodynamischen Resultate und der günstigen Beeinflussung der Symptome bisher nicht eindeutig belegt [138].

Echokardiographische Befunde

Die ein- und zweidimensionale Echokardiographie hat die Diagnose der hypertrophen Kardiomyopathie wesentlich erleichtert. Die pathologische Myokarddicke läßt sich mit dieser Methode quantitativ bestimmen.

Erste Mitteilungen zur Diagnostik hypertropher Kardiomyopathien mit Hilfe der Echokardiographie gehen auf das Jahr 1969 zurück. Shah et al. beschrieben die systolische Vorwärtsbewegung des vorderen Mitralsegels (SAM) als charakteristische Veränderung im Bewegungsablauf der Mitralklappe [211] (Abb. 3.30). In den folgenden Jahren wurden weitere typische Kriterien der hypertrophen Kardiomyopathie im Ultraschallbild festgestellt. Hierzu gehörten: der mesosystolische Schluß der Aortenklappen [212], die oft asymmetrische Septumhypertrophie [1], die verminderte systolische Verdickung und Exkursion des Interventrikularsep-

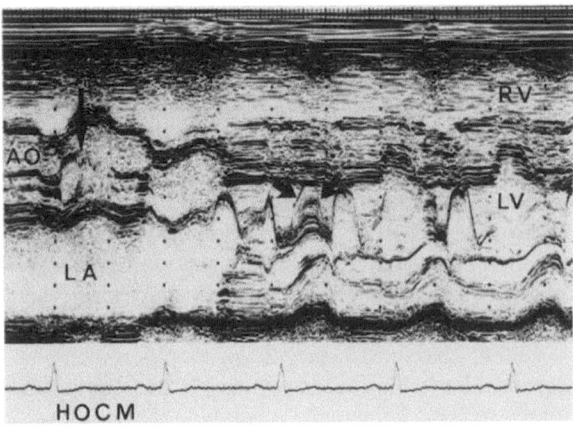

Abb. 3.30. M-Mode-Echokardiogramm bei obstruktiver hypertropher Kardiomyopathie. Mesosystolischer Aortenklappenschluß *(Einzelpfeil)*. Systolische Vorwärtsbewegung des vorderen Mitralsegels (SAM) *(Doppelpfeil)*

tums [208], die starke Verengung des linksventrikulären Ausflußtrakts in der Systole [114], Veränderungen des linksventrikulären Füllungs- und Relaxationsverhaltens [110] sowie die Vergrößerung des linken Vorhofs [94]. Über die Wertigkeit einzelner dieser Kriterien gibt es mittlerweile eine große Zahl kontroverser Auffassungen, da die differentialdiagnostische Bedeutung der echokardiographischen Zeichen nicht selten vielfältig ist. Asymmetrische Septumhypertrophie, SAM und mesosystolischer Aortenklappenschluß im M-Mode-Echokardiogramm können jedoch eine hohe Sensitivität bei der Diagnose der hypertrophen obstruktiven Kardiomyopathie beanspruchen. Die Spezifität der einzelnen Zeichen ist bei der Abgrenzung zu anderen Herzerkrankungen geringer [46, 52, 53]. Die Tabellen 3.2 und 3.3 zeigen die umfangreiche Differentialdiagnostik des SAM und der asymmetrischen Septumhypertrophie.

Sowohl beim SAM-Phänomen als auch in der Diagnostik der asymmetrischen Septumhypertrophie kann es zu artifiziellen Registrierphänomenen durch falsche Anlotung und entsprechenden diagnostischen Schwierigkeiten kommen.

Untersuchung des Interventrikularseptums
In der Differenzierung von falsch-positiv erfaßten Septumhypertrophien im M-Mode-Echo durch Schräganschnitt des Interventrikularseptums kann die 2D-

Tabelle 3.2. Differentialdiagnose der asymmetrischen Septumhypertrophie im Echokardiogramm

- Hypertrophe obstruktive Kardiomyopathie (HOCM)
- Hypertrophe nichtobstruktive Kardiomyopathie (HNOCM)
- Mitralklappenprolaps
- Valvuläre, sub-, supravalvuläre Aortenstenose
- Arterielle Hypertonie
- Koronare Herzkrankheit
- Pulmonalstenose
- Kombiniertes Mitralvitium
- Chronische Niereninsuffizienz
- Akromegalie
- Thromben am Interventrikularseptum
- Schräganschnitt des Interventrikularseptums
- Miteinschluß des Trikuspidalklappenapparats

Tabelle 3.3. Differentialdiagnose des Phänomens der systolischen Vorwärtsbewegung des vorderen Mitralsegels (SAM) im Echokardiogramm

- Hypertrophe obstruktive Kardiomyopathie (HOCM)
- Pulmonale Hypertension
- Glykogenspeicherkrankheit (Pompe)
- Membranöse Subaortenstenose
- Konzentrische linksventrikuläre Hypertrophie
- Hyperkinetisches Herzsyndrom
- Anämie, Hypovolämie
- Dextroposition der großen Gefäße mit subpulmonaler Obstruktion
- Mitralklappenprolaps
- Frühsystolische Vorwölbung der Chordae tendineae ohne organische Herzerkrankung
- Falsche Anlotung der Mitralis

Echokardiographie hilfreich sein. Durch Bestimmung eines Winkels α zwischen der Mittellinie der Aorta und der Mittellinie des Kammerseptums in der parasternalen langen Achse (Abb. 3.31) können Patienten erfaßt werden, bei denen in der M-Mode-Echokardiographie falsch-positiv hypertrophe Septumdurchmesser möglich sind (Abb. 3.32) [70, 91]. Bei 10 Patienten mit 2D-echokardiographischer Kontrolle war zunächst im M-Mode-Verfahren eine asymmetrische Septumhypertrophie diagnostiziert worden, während sich bei der 2D-Methode keine Hypertrophie des Ventrikelseptums fand. Diese Patienten wiesen einen Winkel α von 103–114°, im Mittel 108° ±1,5° auf. Die im M-Mode-Echokardiogramm bestimmte Hypertrophie des Septums resultierte in diesen Fällen aus dem Schräganschnitt bei vermindertem Winkel α. Zehn konsekutiv untersuchte Patienten ohne organischen Herzbefund zeigten dagegen einen Winkel α von 122–152°, im Mittel 139,5° ±3,1°.

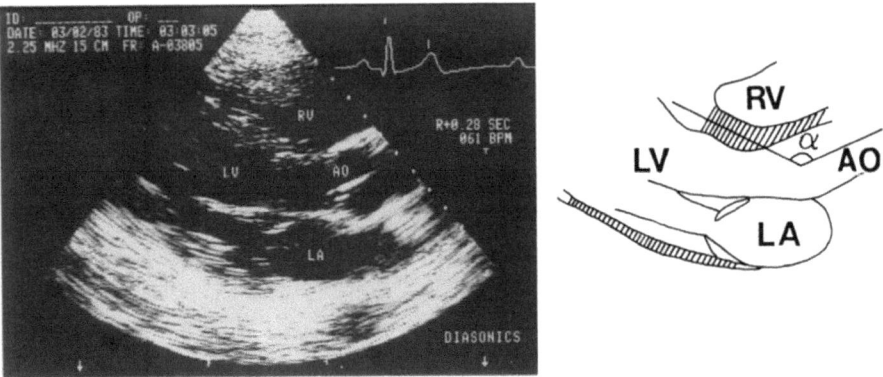

Abb. 3.31. Normales 2D-Echokardiogramm in der Schnittebene der linksparasternalen langen Achse. Konstruktion des Winkels α zwischen der Mittellinie der Aortenwurzel und der Mittellinie des Interventrikularseptums

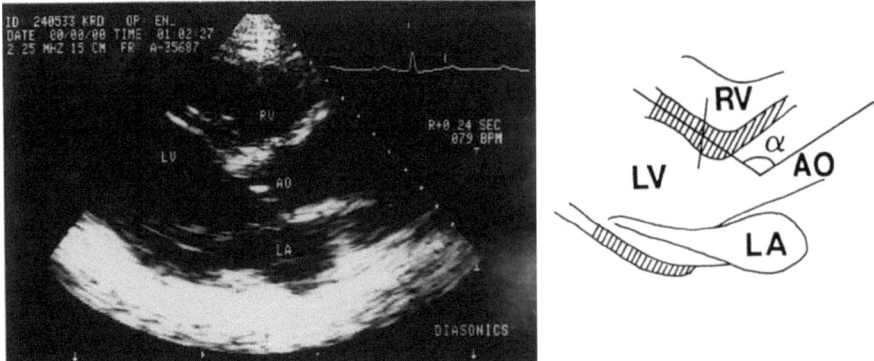

Abb. 3.32. 2D-Echokardiogramm in der Ebene der linksparasternalen langen Achse bei Schräganschnitt des Interventrikularseptums infolge eines kleinen Winkels α. In diesem Fall kann im M-Mode-Echokardiogramm eine Septumhypertrophie vorgetäuscht werden

Weitere ergänzende Informationen zur Diagnostik der hypertrophen Kardiomyopathien ergeben sich aus der Anwendung der zweidimensionalen Technik bei der Erfassung des SAM-Phänomens, das sich in über 50% der Fälle mit hypertropher obstruktiver Kardiomyopathie findet, und bei der Lokalisation der Myokardhypertrophie bzw. Obstruktion.

SAM-Phänomen
Zur Erklärung des SAM-Phänomens werden folgende Theorien herangezogen: Durch Vorwärts- und Höherverlagerung der Papillarmuskeln wird der Ausflußtrakt systolisch verengt und im Sinne des Venturi-Effekts ein Sog auf den Mitralapparat ausgeübt (Abb. 3.33 und 3.34). Neben einer Verlagerung der Papillarmuskeln scheint auch ein asynchroner Kontraktionsablauf eine Rolle zu spielen [186]. Abbildung 3.35 zeigt in der parasternalen kurzen Achse den linken Ventrikel in Höhe der Papillarmuskeln bei einem Patienten mit HOCM. Die Papillarmuskeln sind nicht wie normalerweise in der dorsalen Ventrikelhälfte (s. Abb. 2.16), sondern in der Mitte des Ventrikels angeordnet. Bei Untersuchungen von DeMaria et al. fanden sich bei hypertropher Kardiomyopathie in 63% der Fälle die prominenten Papillarmuskeln in der Mitte und in 10% in der anterioren Hälfte des linken Ventrikels [46]. Im Gegensatz zu Abb. 3.35 zeigt Abb. 3.36 die parasternale kurze Achse eines Patienten mit hypertropher Kardiomyopathie ohne linksventrikuläre Obstruktion. Die Papillarmuskeln befinden sich in diesem Fall in der dorsalen Hälfte des linken Ventrikels.

Lokalisation der Myokardhypertrophie
Untersuchungen zur Verteilung der Myokardhypertrophie bei hypertropher Kardiomyopathie ergaben, daß die Hypertrophie besonders oft im basisnahen und mittleren Septumanteil lokalisiert ist (Abb. 3.37). Die Beteiligung der linksventrikulären freien Wand wird ebenfalls häufig gefunden [154].

Eine Hypertrophie apikaler Segmente des Interventrikularseptums oder posteromedialer und anterolateraler linksventrikulärer Anteile ist durch den Strahl der

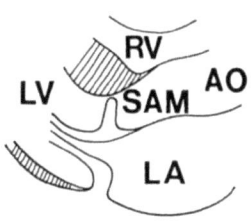
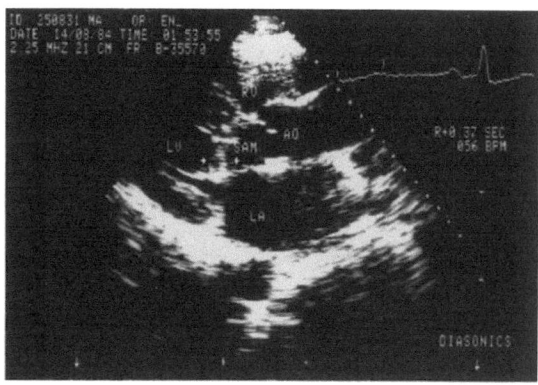

Abb. 3.33. 2D-Echokardiogramm in der Schnittebene der linksparasternalen langen Achse bei HOCM. Darstellung des SAM

66 Echokardiographische Befunde bei kardialen Erkrankungen

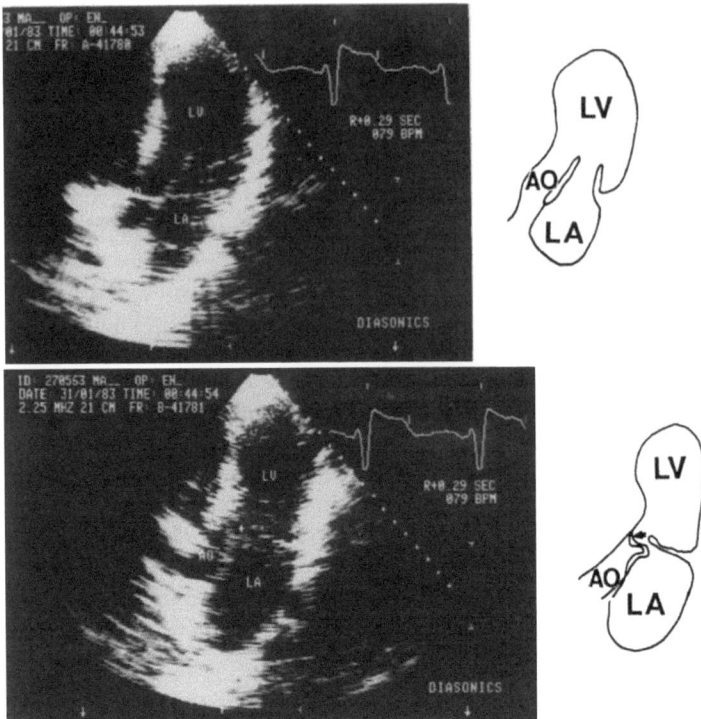

Abb. 3.34. 2D-Echokardiogramm in der Schnittebene des RAO-Äquivalents bei HOCM. Darstellung des SAM. *Oben* enddiastolisch, *unten* endsystolisch

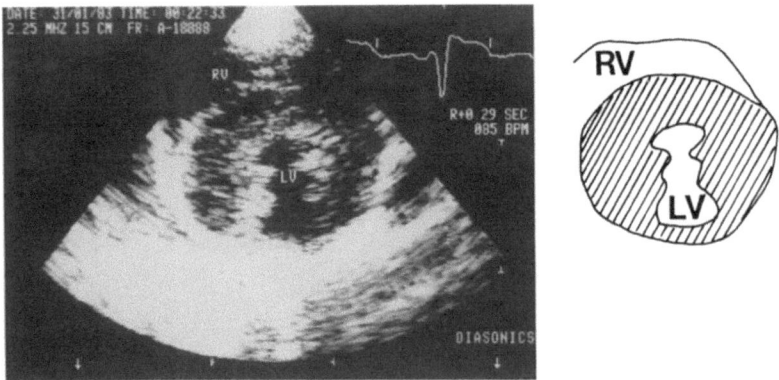

Abb. 3.35. 2D-Echokardiogramm in der Schnittebene der linksparasternalen kurzen Achse (enddiastolisch) bei HOCM. Lokalisation der Papillarmuskeln in der Mitte des linken Ventrikels

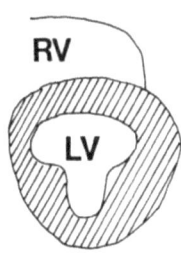 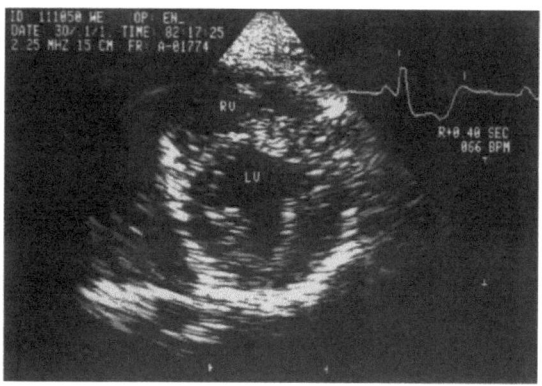

Abb. 3.36. 2D-Echokardiogramm in der Schnittebene der linksparasternalen kurzen Achse (enddiastolisch) bei hypertropher nichtobstruktiver Kardiomyopathie. Papillarmuskeln in der dorsalen Hälfte des linken Ventrikels. Prominenter lateraler Papillarmuskel

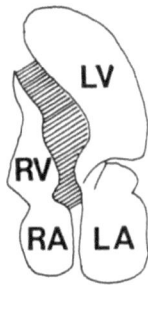 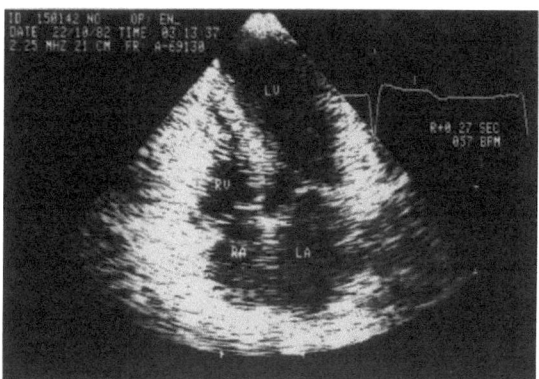

Abb. 3.37. 2D-Echokardiogramm in der Schnittebene des apikalen Vierkammerblicks bei HOCM. Überwiegende Lokalisation der Myokardhypertrophie im mittleren und basalen Septumbereich

M-Mode-Echokardiographie nicht zu identifizieren. Diese Diagnose kann nur durch die 2D-Echokardiographie gestellt werden (Abb. 3.38).

Apikale hypertrophe Kardiomyopathie
Charakteristisch für die apikale hypertrophe Kardiomyopathie sind neben der isolierten Hypertrophie der apikalen linksventrikulären Septum- und Wandabschnitte große negative T-Wellen in den EKG-Ableitungen V_5 und V_6 (>10 mm) sowie eine hohe R-Zacke in V_5 (>26 mm). Keiner der von Yamaguchi et al. beschriebenen Patienten mit apikaler Hypertrophie wies eine Obstruktion im linken Ventrikel auf [249].

68 Echokardiographische Befunde bei kardialen Erkrankungen

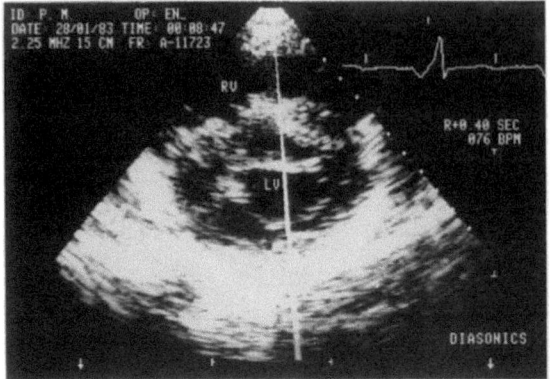
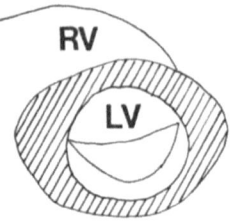

Abb. 3.38. 2D-Echokardiogramm in der Schnittebene der linksparasternalen kurzen Achse. Lokalisation der Myokardhypertrophie überwiegend in posteromedialen und anterolateralen Ventrikelabschnitten, die vom M-Mode-Strahl nicht erfaßt werden

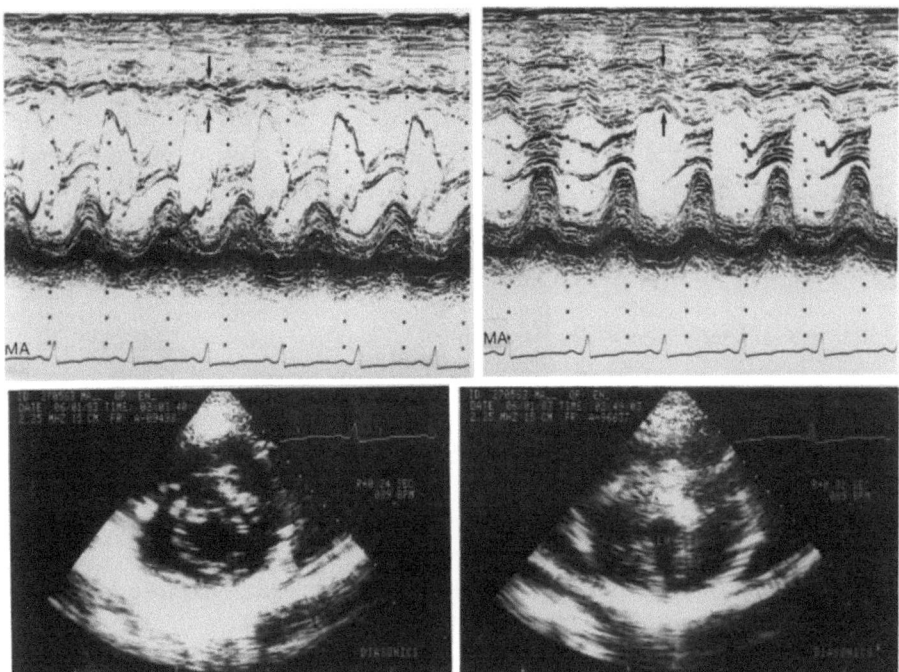

Abb. 3.39. M-Mode-Echokardiogramm *(oben)* und 2D-Echokardiogramm in der Schnittebene der linksparasternalen kurzen Achse *(unten)*. Normale Septumdicke in Höhe der Mitralklappe *(links)* und ausgeprägte Myokardhypertrophie im Bereich der Ventrikelspitze *(rechts)*

Kardiomyopathien 69

Abbildung 3.39 zeigt das Beispiel einer 19jährigen Patientin mit ebenfalls ausgeprägten T-Negativierungen in den Ableitungen V_3 bis V_6. Echokardiographisch fand sich in Höhe der Mitralklappe eine normale Septumdicke. Außerdem bestand eine geringgradige systolische Vorwärtsbewegung des vorderen Mitralsegels. Weiter apikal fand sich dagegen eine starke Myokardhypertrophie, besonders der septalen Anteile, die in der 2D-Echokardiographie vor allem in der linksparasternalen kurzen Achse zur Darstellung kam.

Septumkonfiguration
Silverman et al. beschrieben in Übereinstimmung mit pathologisch-anatomischen Befunden von Hutchins et al. eine besondere Konfiguration des Interventrikularseptums bei HOCM [123, 215]. Hierbei ergab sich in den Sektionspräparaten eine zum linken Ventrikel konvexe Krümmung des Septums in der langen Achse und eine zum linken Ventrikel konkave Biegung in der kurzen Achse. Dagegen findet sich bei einem normalen Septum in beiden Achsen eine zum linken Ventrikel konkave Biegung. Entsprechend sind die Befunde in der zweidimensionalen Echokar-

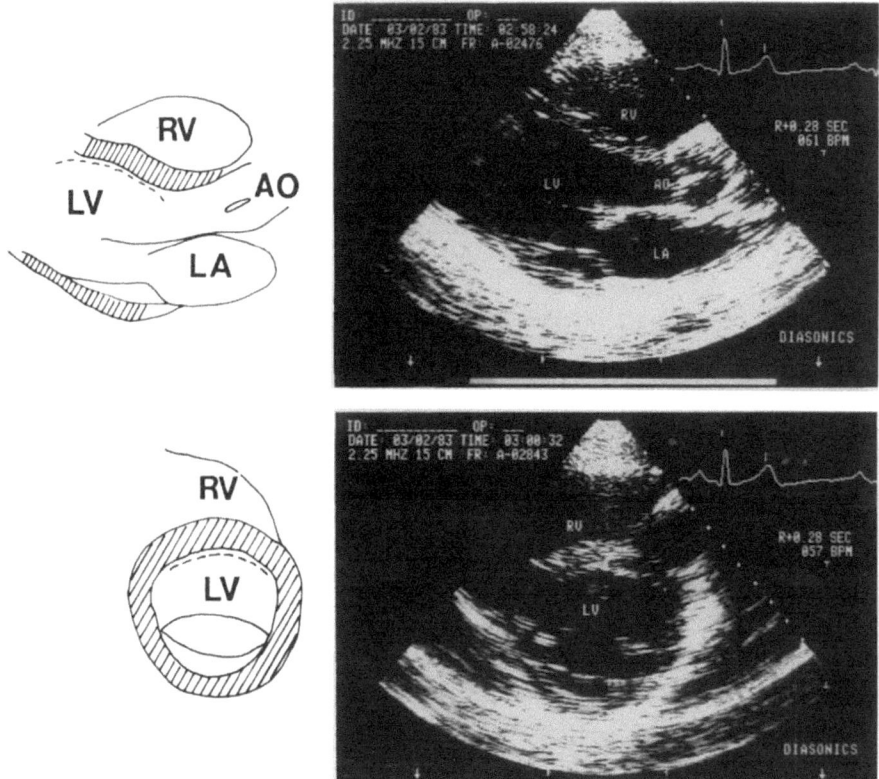

Abb. 3.40. 2D-Echokardiogramm in der Schnittebene der linksparasternalen kurzen *(unten)* und langen *(oben)* Achse. Im Normalfall konkave Krümmung des Interventrikularseptums zum linken Ventrikel in der Ebene der linksparasternalen langen und kurzen Achse

70 Echokardiographische Befunde bei kardialen Erkrankungen

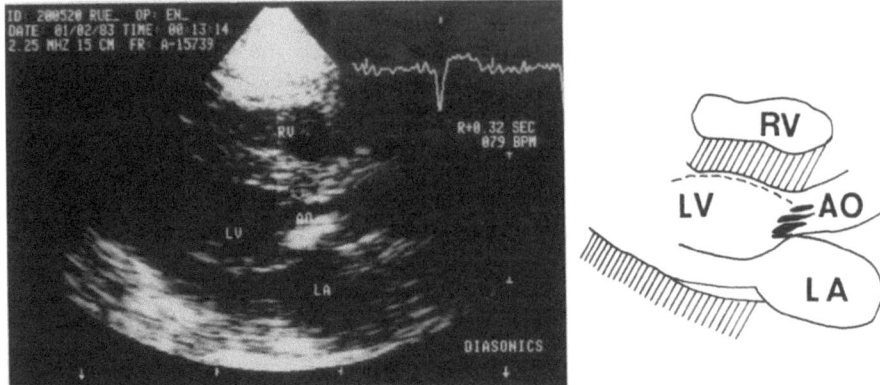

Abb. 3.41. 2D-Echokardiogramm bei linksventrikulärer Hypertrophie infolge Aortenklappenstenose in der Schnittebene der linksparasternalen langen Achse. Konkave Krümmung des Interventrikularseptums zum linken Ventrikel

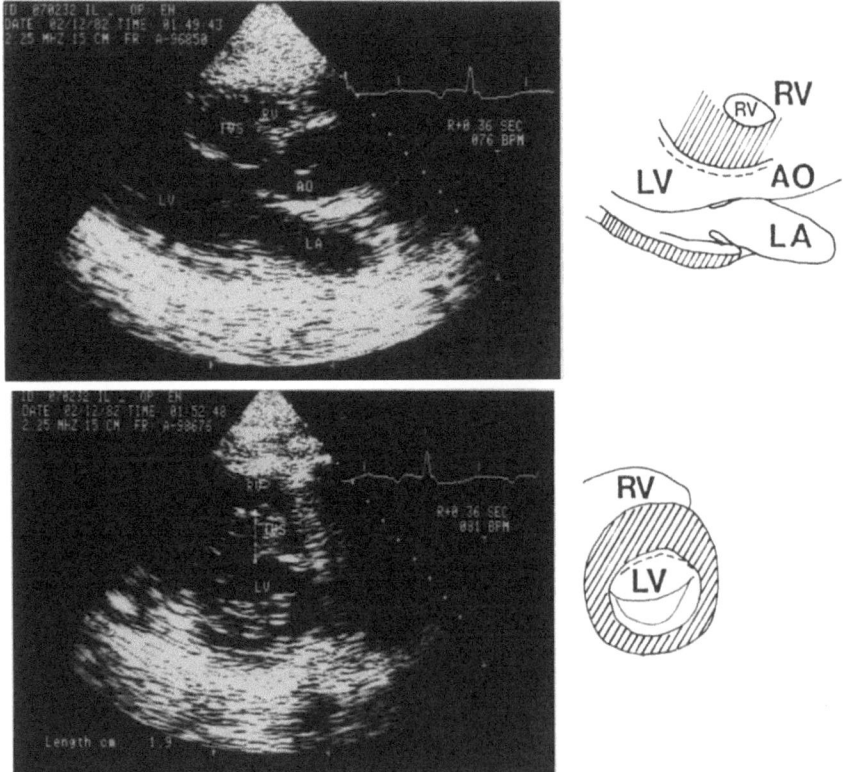

Abb. 3.42. 2D-Echokardiogramm in der Schnittebene der linksparasternalen kurzen *(unten)* und langen *(oben)* Achse bei HOCM. Konvexe Krümmung des Interventrikularseptums zum linken Ventrikel in der Ebene der linksparasternalen langen Achse

diographie in der Schnittebene der linksparasternalen kurzen und langen Achse. Das normale Septum ist in beiden Achsen zum linken Ventrikel konkav sichtbar (Abb. 3.40). Auch bei linksventrikulärer Myokardhypertrophie infolge einer Aortenklappenstenose findet sich diese Septumkonfiguration (Abb. 3.41). Dagegen weist das Septum bei HOCM in der linksparasternalen langen Achse eine zum linken Ventrikel konvexe Biegung auf (Abb. 3.42).

In einer Studie von Hopf wurde zur Verlaufskontrolle von insgesamt 50 Patienten mit HOCM unter Therapie mit Verapamil die Echokardiographie eingesetzt [121]. Die linksatrialen Durchmesser verminderten sich bei 32 von 42 Patienten. Die echokardiographisch bestimmte Septumdicke nahm bei 32 von 40 Patienten ab, im Mittel um 10%. Die echokardiographisch gemessene Dicke der Hinterwand des linken Ventrikels verkleinerte sich bei 19 von 40 Patienten, im Mittel um 5%. Bei der Bewertung der Wanddickenänderung im Echokardiogramm unter Therapie muß jedoch einschränkend berücksichtigt werden, daß bereits im Normalfall untersuchungsbedingte Abweichungen von 10-15% bei der Messung der linksventrikulären Wanddicke auftreten [182].

3.2.3 Restriktive Kardiomyopathie

Bei der restriktiven Kardiomyopathie stehen die Symptome von Luftnot und Müdigkeit sowie die Zeichen der Rechtsherzinsuffizienz und die klinischen Symptome einer eventuell bestehenden systemischen Erkrankung im Vordergrund. Die physikalische Untersuchung ergibt als Hinweis auf die Herzinsuffizienz in vielen Fällen einen 3. oder 4. Herzton. Im EKG bestehen häufig eine Niedervoltage sowie atrioventrikuläre und intraventrikuläre Leitungsstörungen. Echokardiographisch finden sich eine linksventrikuläre Wanddickenzunahme bei vergleichsweise kleinem linksventrikulärem Cavum und häufig ein Perikarderguß. Die intrakardialen Drücke weisen meistens die Zeichen einer Restriktion mit frühdiastolischem Dip und anschließendem Plateau auf. Restriktive Kardiomyopathien können infolge einer Amyloidose, Hämochromatose, Sarkoidose, einer endomyokardialen Fibrose, eines hypereosinophilen Syndroms oder eines Karzinoids auftreten.

Kardiale Amyloidose

Amyloidosen sind Ablagerungen von Proteinen mit β-Faltblattstruktur in bestimmten Organen. Im Herzen wird Amyloid zwischen den Herzmuskelzellen, fokal im Endo- und Perikard, im spezifischen Reizleitungssystem sowie in den Papillarmuskeln und den Herzklappen abgelagert. Zum Teil ist Amyloid auch in den intramuralen Abschnitten der Koronargefäße zu finden. Amyloidablagerungen im Herzen können infolge einer systemischen primären bzw. sekundären, einer familiären oder einer senilen Amyloidose auftreten. Das Altersamyloid des Herzens ist häufig zu finden und wird in Obduktionen bei über 70jährigen in mehr als 50% der Fälle nachgewiesen [95]. Kardiale Amyloidablagerungen, die zu Funktionsstörungen des Herzens führen, sind selten [82]. Die hämodynamischen Auswirkungen kardialer Amyloidosen wurden mehrfach untersucht. Während einige Autoren ein typisches restriktives Funktionsmuster mit frühdiastolischem

Tabelle 3.4. EKG-Befunde bei kardialer Amyloidose

Quelle	Anzahl der bioptisch gesicherten Fälle mit EKG-Ableitung	Linkstyp	Niedervoltage	R-Reduktion bis V_3	Partieller AV-Block	Rhythmusstörungen (VF Vorhofflimmern VES ventrikuläre Extrasystolen)
Farrokh [82]	28	13	24	25	11	VF 8 VES 24
Josselson [127a]	15	5	8	8		VF 7
Buja [24a]	14	8	13	7	6	VF 2
Bernreiter [16a]	6 (3 bioptisch gesichert)	1	6	6		VF 4
Eliot [60a]	16	11	14	8	4	VF 4
Frederikson [91a]	5 (3 bioptisch gesichert)	4	1	2	2	
Brandt [20a]	18		11	5	4	VF 1
Garcia [92a]	5		4	5	2	
Carroll [24b]	14 (4 bioptisch gesichert)	3	8	4		
Swanton [232]	5	1	3	2	3	VF 1 VES 1
Meaney [159]	3		3	3		

Tabelle 3.5. M-Mode-Echokardiographie-Befunde bei kardialer Amyloidose

Quelle	Anzahl der bioptisch gesicherten Fälle	Wanddickenzunahme		Hypokinesie		FS % vermindert	EF vermindert	LVd vermindert	RV vergrößert	LA vergrößert	PEF
		LVPWd	IVSd	LVPW	IVS						
Siquera-Filho [216]	26 (12 bioptisch gesichert)	20	23	6	7				6	13	15
Borer [18a]	4	4					4	1		2	
Carroll [24b]	14 (4 bioptisch gesichert)	5	5			8		3			3

EF vermindert = Steilheit der EF-Strecke vermindert (s. S. 10–11)

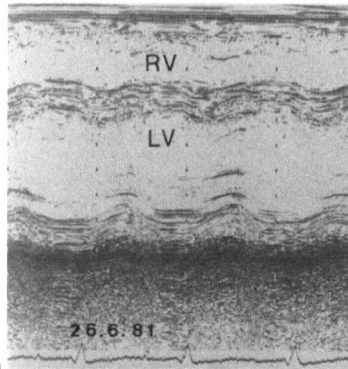 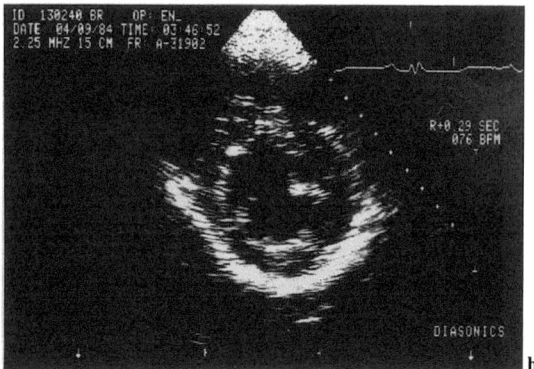

Abb. 3.43. a M-Mode-Echokardiogramm bei kardialer Amyloidose. Vermehrte Wanddicke und Hypokinesie von Septum und linksventrikulärer Hinterwand. **b** 2D-Echokardiogramm in der Schnittebene der linksparasternalen kurzen Achse bei kardialer Amyloidose. Dichte, mehr körnige Echostruktur des linksventrikulären Myokards

Dip und anschließender Plateaubildung der linksventrikulären Druckkurve beschreiben, berichten andere Studien, daß es sich bei der kardialen Amyloidose nicht um ein einheitliches hämodynamisches Bild handelt und daß die Diagnose nicht von invasiv gefundenen hämodynamischen Daten abhängig gemacht werden sollte [139, 159, 216, 232]. Um so wichtiger erscheint unter diesem Gesichtspunkt die Berücksichtigung nichtinvasiver diagnostischer Kriterien.

Echokardiographische und elektrokardiographische Befunde bei kardialer Amyloidose sind in den Tabellen 3.4 und 3.5 aufgeführt. Eine Niedervoltage im EKG bei Linkslage und R-Reduktion von V_1 bis V_3 in Kombination mit den echokardiographischen Zeichen einer linksventrikulären Massenvermehrung und Hypokinesie von Septum und Hinterwand (Abb. 3.43) lassen die Wahrscheinlichkeitsdiagnose einer kardialen Amyloidose zu. Im zweidimensionalen Echokardiogramm weist das verdickte Myokard bei Amyloidose in der Regel eine dichte und mehr körnige Struktur auf.

3.3 Myokardiale Sinusoide

Myokardiale Sinusoide wurden in der Literatur bei kompletter Ausflußtraktobstruktion des rechten oder linken Ventrikels in Kombination mit einer Atresie der Pulmonal- oder Aortenklappen beschrieben [4, 14, 40]. Als erster berichtete Grant über die Autopsie eines 14 Monate alten Mädchens mit Atresie der Pulmonalklappe und intaktem Ventrikelseptum. In diesem Fall durchsetzten große Sinusoide das rechtsventrikuläre Myokard und kommunizierten mit dem rechten Ventrikel und dem Koronararterien- und Koronarvenensystem [99]. Bei 3 erwachsenen Patienten wurden koronarangiographisch persistierende embryonale Sinusoide im Bereich der linken und in einem Fall im Bereich der rechten Koronararterie beob-

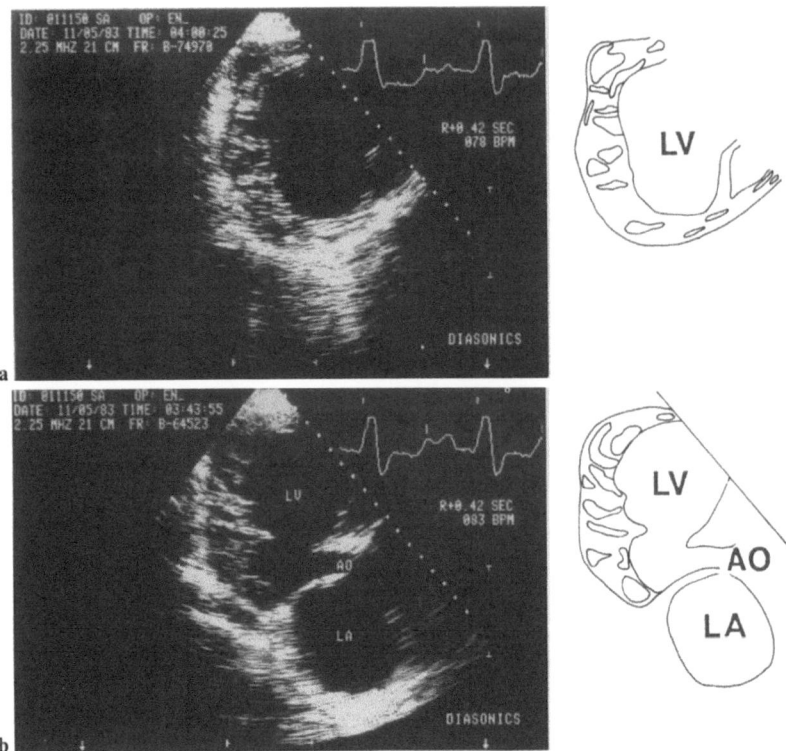

Abb. 3.44 a, b. 2D-Echokardiogramm in der Schnittebene der linksparasternalen kurzen Achse (a) und in der Schnittebene des apikalen RAO-Äquivalents (b). Ausgedehnte Spaltbildungen in der Wand des linken Ventrikels

achtet [151]. Wir beschrieben erstmals den echokardiographischen Nachweis persistierender myokardialer Sinusoide bei einem Erwachsenen als isolierte Anomalie [61]. Hierbei fanden sich ausgedehnte Hohlraumbildungen im linksventrikulären Myokard, die systolisch komprimiert wurden (Abb. 3.44). Zwischenzeitlich wurde in der Literatur die echokardiographische Beobachtung eines weiteren Falles mitgeteilt [97].

3.4 Intrakardiale Tumoren und Thromben

Das typische M-Mode-Echokardiogramm bei linksatrialen Raumforderungen mit systolischen Tumorechos im Vorhof, die diastolisch das Mitralecho bis auf einen kleinen Spalt ausfüllen, wurde bereits 1959 von Effert und Domanig beschrieben (Abb. 3.45) [58]. Durch die zweidimensionale Untersuchungstechnik erfuhr die Ultraschalldiagnostik intrakavitärer Herztumoren eine Verbesserung, obwohl einschränkend anzumerken ist, daß wegen der Seltenheit von Herztumoren größere

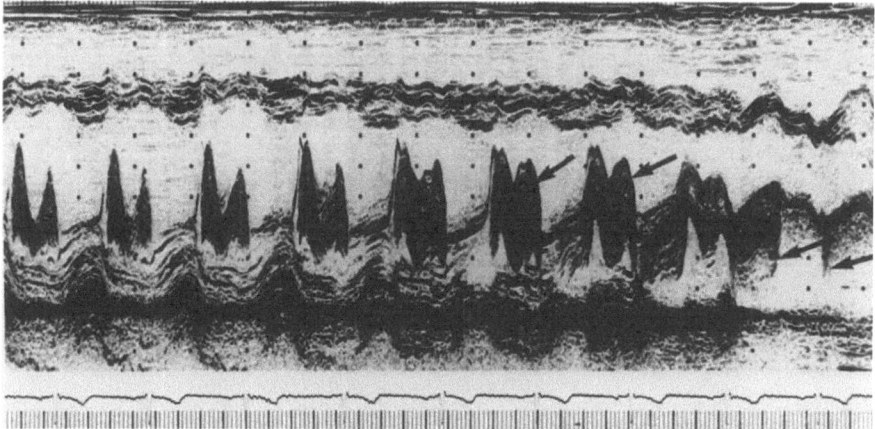

Abb. 3.45. M-Mode-Echokardiogramm bei linksatrialem Myxom. Systolische Tumorechos *(Pfeile)* im linken Vorhof, die diastolisch das Mitralecho bis auf einen kleinen Spalt ausfüllen

Studien zur statistischen Sensitivität und Spezifität nicht vorliegen. Primäre Herztumoren werden in Sektionsstatistiken in 0,01–0,28% der Fälle gefunden. Etwa 75% der primären Herztumoren sind gutartig. Hierbei handelt es sich hauptsächlich um Myxome und Lipome. Mit gutartigen Teratomen ist in 3,3% der Fälle zu rechnen [158, 248]. Bei den malignen primären Herztumoren handelt es sich in der Regel um Sarkome (Hämangiosarkome, Rhabdomyosarkome, Fibrosarkome, Liposarkome).

Hämangiosarkom

Der häufigste bösartige Herztumor ist das Hämangiosarkom, das eine charakteristische Lokalisation und ein typisches klinisches Erscheinungsbild hat. Hierbei ist neben Leistungsknick und Dyspnoe sowie Herzrhythmusstörungen vor allem die venöse Einflußstauung ein wichtiges Leitsymptom. Sie ist einerseits durch die Behinderung des Blutstroms im rechten Herzen, andererseits durch den nahezu obligaten Perikarderguß bedingt. Es ist jedoch typisch für das Hämangiosarkom, daß durch die zytologische Untersuchung des blutigen Perikardergusses kein Hinweis auf die Erkrankung zu erwarten ist [12]. Die Abb. 3.46 zeigt das Echokardiogramm einer 27jährigen Patientin nach Punktion von 600 ml blutigem Perikarderguß. Im rechten Vorhof kommt eine etwa 6 cm im Durchmesser umfassende Raumforderung zur Darstellung, die histologisch als Hämangiosarkom identifiziert wurde.

Metastasen

Kardiale Metastasen sind 20- bis 30mal häufiger als primäre Herztumoren [86]. Insgesamt ist die Prognose maligner Herztumoren weiterhin nahezu infaust, da sie

76 Echokardiographische Befunde bei kardialen Erkrankungen

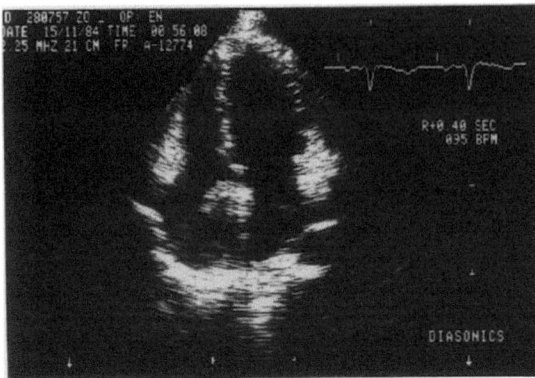
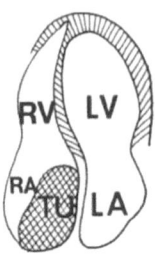

Abb. 3.46. 2D-Echokardiogramm in der Schnittebene des apikalen Vierkammerblicks. Tumor im rechten Vorhof, der histologisch als Hämangiosarkom identifiziert wurde

auch nach Einführung der Echokardiographie in der Regel erst im inoperablen Stadium diagnostiziert werden.

Myxom

Der häufigste intrakavitäre Herztumor ist das Myxom, das überwiegend im linken und seltener im rechten Vorhof lokalisiert ist. Bis vor wenigen Jahren war seine Histologie noch nicht ausreichend geklärt. Teils wurde das Myxom als organisierter Thrombus oder auch als echte Neoplasie bzw. als ein Mixtum von beiden angesehen. Erst nach differenzierten histochemischen, biochemischen und ultrastrukturellen Untersuchungen entscheidet man sich heute eindeutig für die echte Tumorgenese der Myxome. Obgleich nach der Histologie gutartig, ist ihr Verhalten jedoch potentiell maligne: sie können eine Herzklappe verlegen und zum Sekundenherztod führen, aber auch aufgrund ihrer bröckeligen Substanz multiple Embolien verursachen. Der neu ortsständige Myxomembolus führt nicht nur zum Ausfall im terminalen Stromgebiet, sondern kann auch am neuen Ort weiterwachsen [250].

Die klinische Symptomatik von Herztumoren korreliert in erster Linie mit der Größe und Lokalisation der Geschwülste, doch können auch große intrakardiale Raumforderungen ohne wesentliche Funktionsstörungen vorkommen. Die Abb. 3.47 zeigt den Fall eines Patienten mit einem 250 g schweren rechtsatrialen Myxom, das insgesamt nur zu einem diskreten Beschwerdebild führte, so daß der Tumor zufällig entdeckt wurde.

Mehrere Autoren beobachteten bei Vorhoftumoren ein Überwiegen des weiblichen Geschlechts [24, 136]. In einem von uns mittels M-Mode- bzw. 2D-Echokardiographie untersuchten Kollektiv von 8 Vorhofmyxomen waren Frauen und Männer in gleicher Anzahl vorhanden. Uncharakteristische Allgemeinsymptome wie Fieber, Erhöhung der Blutkörperchensenkungsgeschwindigkeit, Anämie und Gewichtsabnahme konnten bei 5 der 8 Patienten gefunden werden. Bei 5 Patien-

Intrakardiale Tumoren und Thromben 77

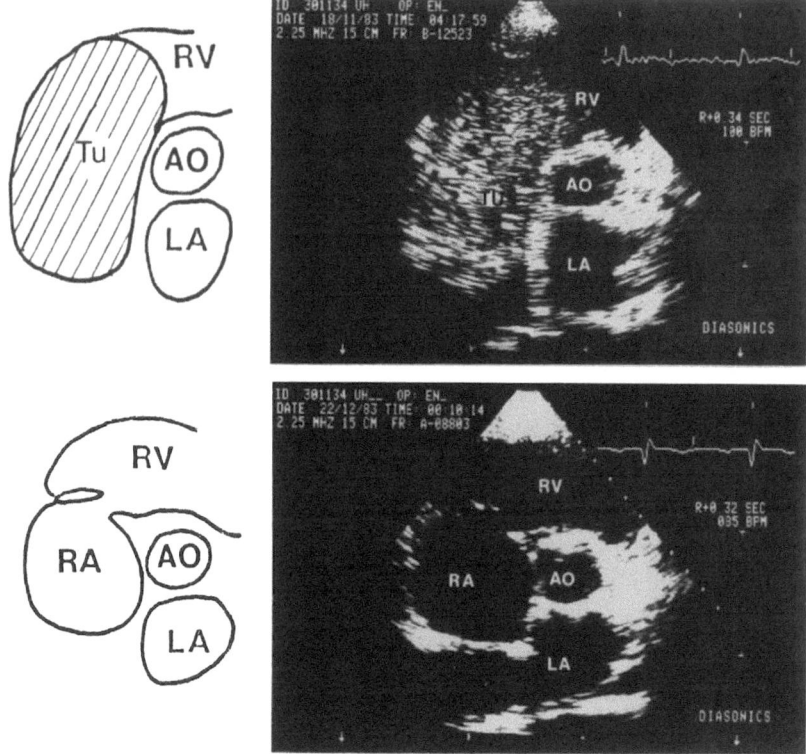

Abb. 3.47. 2D-Echokardiogramm in der linksparasternalen basalen, kurzen Achse bei riesigem rechtsatrialem Myxom. *Oben* vor, *unten* nach operativer Entfernung

ten bestanden Herzgeräusche und Zeichen der Rechtsherzbelastung im EKG. In 4 von 7 Fällen mit linksatrialem Myxom kam es zu arteriellen Embolien.

Die Befunde im zweidimensionalen Echokardiogramm bei 2 dieser Patienten zeigten eine zapfenähnliche Tumorform der deutlich flottierenden Oberfläche im bewegten Bild. (Abb. 3.48). Ein Patient ohne embolisches Ereignis und eine Patientin mit Myxomrezidiv ohne zwischenzeitliche Embolie wiesen eine betont kugelige Tumorform mit glatter Oberfläche auf (Abb. 3.49). Ein typisches M-Mode-Echokardiogramm lag in 5 von 7 Fällen der linksatrialen Myxome vor (Abb. 3.45). In einem Fall wurden die veränderten Mitralechos als Vegetationen fehlgedeutet (Abb. 3.50). Bei einer Patientin mit einem Tumorrezidiv konnte ein gestieltes Myxom, das mit seiner Pendelbewegung das Mitralostium nicht erreichte, im M-Mode-Echokardiogramm nur in Kenntnis des zweidimensionalen Befundes dargestellt werden. In diesem Fall wurde ein zweites kleines, wandständiges Myxom an der Hinterwand des linken Vorhofs im M-Mode- und 2D-Echokardiogramm übersehen. Somit wurde bei 8 Patienten mit Vorhofmyxomen echokardiographisch ein falsch-negativer und kein falsch-positiver Befund erhoben. Die alleinige M-Mode-Echokardiographie ist in der Treffsicherheit geringer.

78 Echokardiographische Befunde bei kardialen Erkrankungen

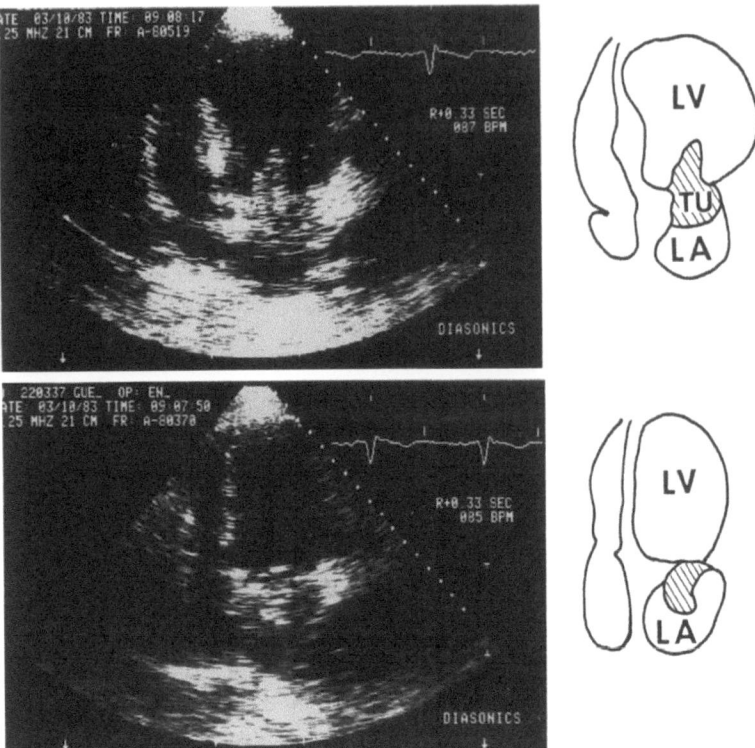

Abb. 3.48. 2D-Echokardiogramm im apikalen Vierkammerblick bei linksatrialem Myxom mit zapfenähnlicher Tumorform. *Oben* diastolisch, *unten* systolisch

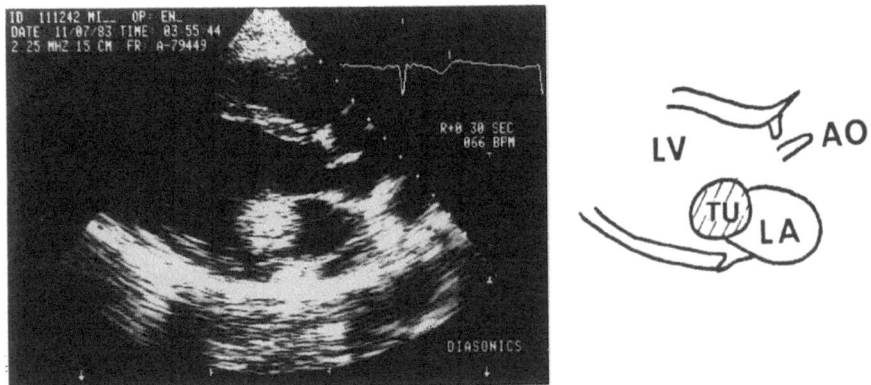

Abb. 3.49 a–d. 2D-Echokardiogramm im linksparasternalen Längsschnitt **(a, b)** und im apikalen Vierkammerblick **(c, d)** bei linksatrialem Myxom mit kugeliger Oberfläche. **a, c** diastolisch, **b, d** systolisch

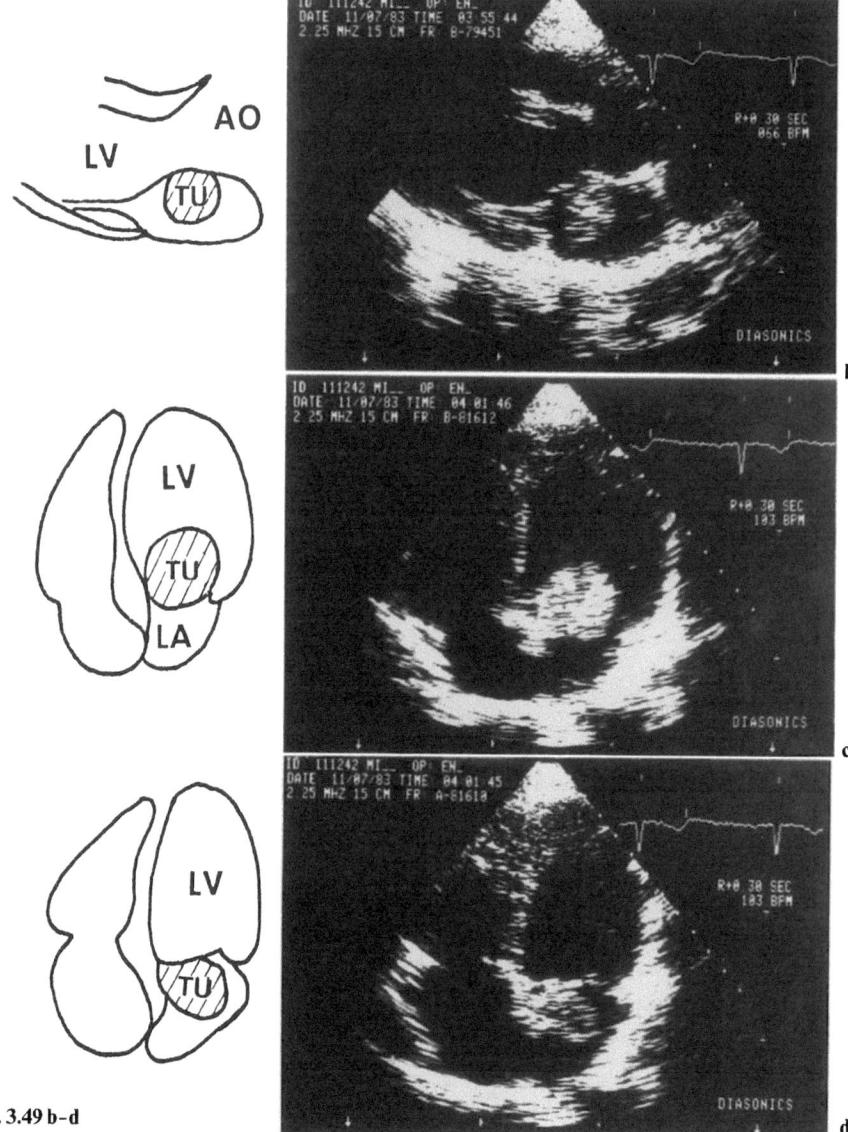

Abb. 3.49 b–d

Die Bedeutung der Herzkatheterisierung und Angiokardiographie in der Diagnostik von Vorhofmyxomen wird in der Literatur unterschiedlich beurteilt [136, 183, 200]. Bei unseren Patienten konnte durch die invasive Untersuchung keine zusätzliche Information gewonnen werden. Die Koronarangiographie ergab in keinem Fall, daß gleichzeitig eine bedeutsame Koronarstenose bestand. Da durch die Herzkatheterisierung bei Vorhofmyxomen die Gefahr der Embolisation

80 Echokardiographische Befunde bei kardialen Erkrankungen

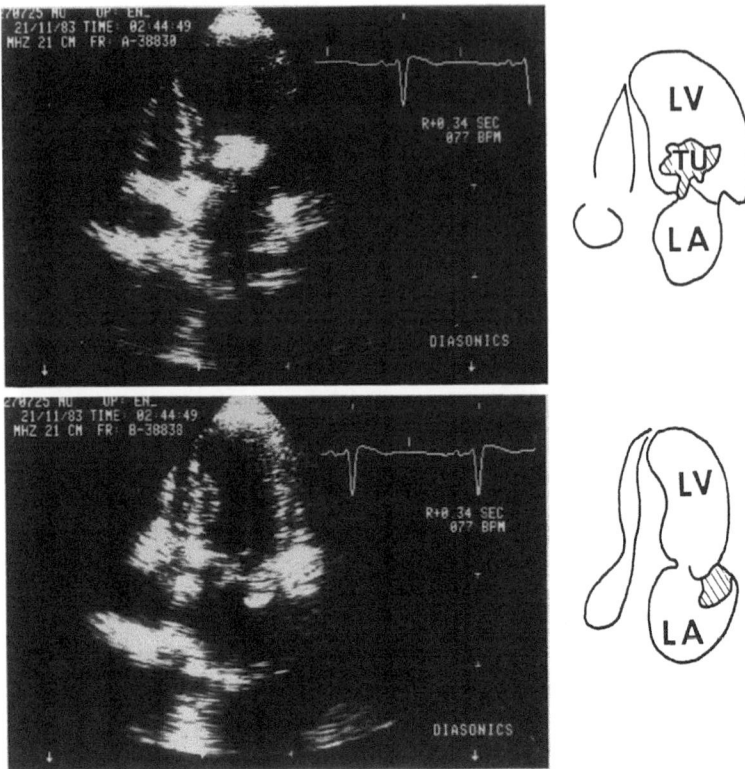

Abb. 3.50. 2D-Echokardiogramm in einem apikalen Schnitt bei linksatrialem Myxom, das am Mitralsegel fixiert ist. *Oben* diastolisch, *unten* systolisch

besteht, sollte zur Diagnostik von intrakardialen Tumoren ohne Verdacht auf eine gleichzeitig bestehende koronare Herzkrankheit auf eine invasive Diagnostik verzichtet werden.

Thromben

Wandständige Thromben des linken Ventrikels treten vergleichsweise häufig bei akutem Myokardinfarkt auf. In postmortalen Studien wurden sie in 20-60% dieser Fälle gefunden [2, 251]. In etwa 5% der Fälle ist mit einer arteriellen Embolie zu rechnen.

Besonders häufig treten wandständige linksventrikuläre Thromben bei Herzwandaneurysmen auf. Neben den schweren linksventrikulären Kontraktionsstörungen infolge koronarer Herzkrankheit ist außerdem in erster Linie die dilatative Kardiomyopathie durch linksventrikuläre Thromben kompliziert (s. S. 61).

Thromben unterscheiden sich akustisch deutlich vom linksventrikulären Myokard. Dabei weisen frischere Thromben eine eher weiche Echostruktur auf, wäh-

Intrakardiale Tumoren und Thromben 81

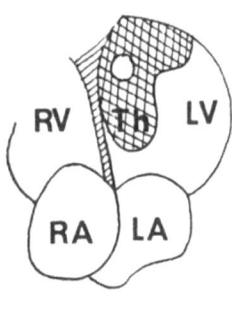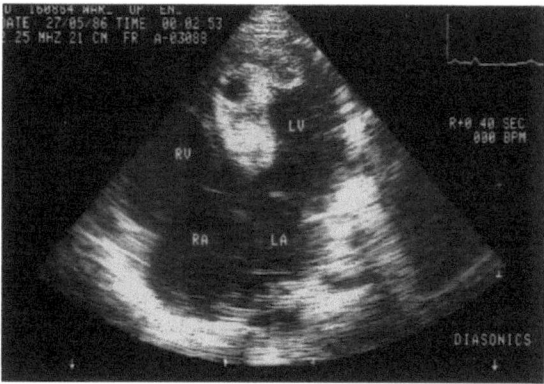

Abb. 3.51. 2D-Echokardiogramm in der Schnittebene des apikalen Vierkammerblicks. Großer flottierender linksventrikulärer Thrombus mit Anheftung im Bereich der Ventrikelspitze und zentraler echoarmer Zone

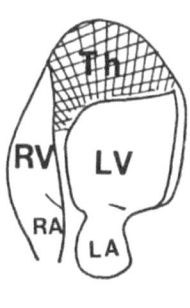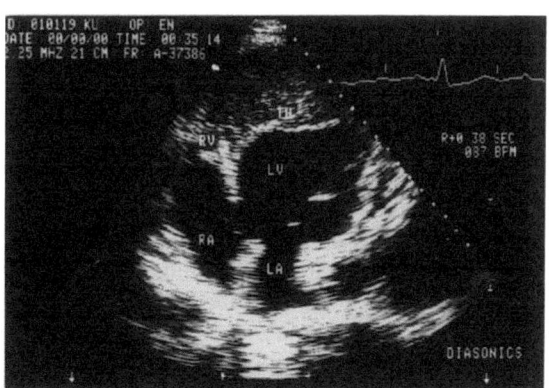

Abb. 3.52. 2D-Echokardiogramm in der Schnittebene des apikalen Vierkammerblicks. Großes Ventrikelaneurysma mit ausgedehnter wandständiger Thrombosierung

rend in Organisation befindliche Thromben stärker echogebend sind. Die charakteristische Lokalisation linksventrikulärer Thromben ist der Bereich der Herzspitze. Typischerweise findet sich im Bereich der Anheftungsstelle eine deutlich verminderte Myokardfunktion bzw. ein Aneurysma. Neben der Feststellung der Lokalisation eines Thrombus ist die Beurteilung, ob er wandständig aufsitzt oder gestielt im linken Ventrikel flottiert von besonderer Bedeutung (Abb. 3.51 und 3.52).

Zur Diagnostik linksventrikulärer Thromben sind in erster Linie die apikalen Schnittebenen geeignet. Die Untersuchung sollte immer durch die Darstellung in mindestens einer zweiten Ebene ergänzt werden. Die Spezifität und Sensitivität

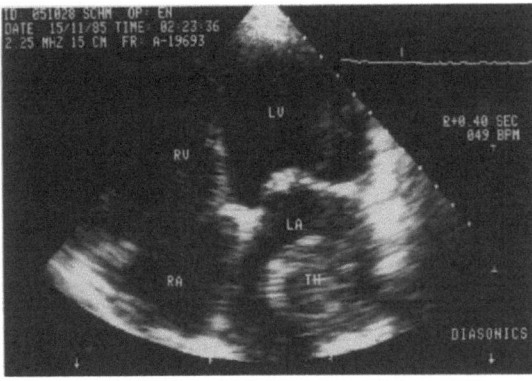 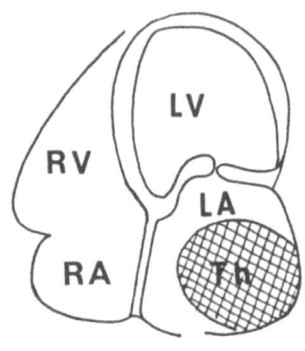

Abb. 3.53. 2D-Echokardiogramm im apikalen Vierkammerblick. Thrombus im dilatierten linken Vorhof bei Mitralstenose

der zweidimensionalen Echokardiographie bei der Diagnostik linksventrikulärer Thromben wird mit 86% angegeben [228, 229].

Wegen der starken Trabekularisierung des rechten Ventrikels sind Thromben in dieser Herzkammer vergleichsweise schwerer nachzuweisen.

Linksatriale Thromben treten häufig bei Mitralklappenstenose und bei dilatierten linken Vorhöfen mit Vorhofflimmern auch ohne Mitralstenose auf (Abb. 3.53). Sie können mit einer Sensitivität von 75% echokardiographisch erfaßt werden. Hierbei sind Thrombenbildungen im linksatrialen Herzohr, das durch konventionelle zweidimensionale Echokardiographie selten einsehbar ist, unberücksichtigt [214]. In diesen Fällen stellt die transösophageale Echokardiographie eine große Bereicherung dar (s. S. 165).

3.5 Funktionsstörungen des rechten Ventrikels

3.5.1 Druck- und Volumenbelastung des rechten Ventrikels

Eine Druckbelastung des rechten Ventrikels infolge valvulärer oder infundibulärer Pulmonalstenose, Fallot-Tetralogie und pulmonaler Hypertonie führt in Abhängigkeit vom Schweregrad zu einer Hypertrophie des rechtsventrikulären Myokards. Diese kann echokardiographisch als Dickenzunahme der rechtsventrikulären freien Wand oder des Interventrikularseptums erfaßt werden (s. S. 25-27). Eine längerbestehende Druckbelastung des rechten Ventrikels kann letztlich auch zu einer rechtsventrikulären Dilatation führen (Abb. 3.54).

Infolge größerer Lungenembolien kann es durch die Druckbelastung ebenfalls zu einer Dilatation des rechten Ventrikels kommen. Kasper et al. beobachteten dies bei 105 Patienten in 75% der Fälle. 77% der Patienten wiesen eine Dilatation der rechten Pulmonalarterie auf, 44% zeigten eine abnorme Septumbewegung. Bei

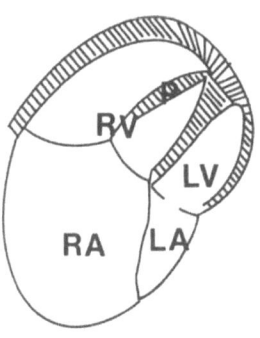 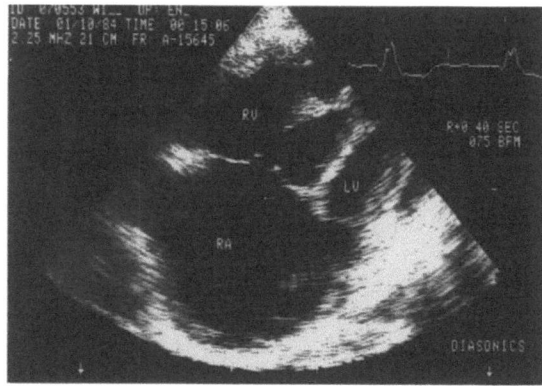

Abb. 3.54. 2D-Echokardiogramm mit Darstellung einer Hypertrophie und ausgeprägten Dilatation des rechten Herzens bei einem Patienten mit primärer pulmonaler Hypertonie (*P* hypertrophierter Papilliarmuskel)

11 der 105 Patienten konnte ein Embolus in der Pulmonalarterie direkt nachgewiesen werden [129].

Eine Volumenbelastung des rechten Ventrikels wie beispielsweise beim Vorhofseptumdefekt führt nahezu immer zu einer rechtsventrikulären Dilatation. Als weiterer Befund bei rechtsventrikulärer Volumenbelastung findet sich in diesen Fällen eine paradoxe Septumbeweglichkeit, die offenbar Ausdruck einer diastolischen Formänderung des Septums, bedingt durch eine verstärkte diastolische Füllung des rechten Ventrikels ist.

3.5.2 Rechtsventrikuläre Dysplasie

Häufig verbunden mit ventrikulären Tachykardien hat das Krankheitsbild der rechtsventrikulären Dysplasie in den letzten Jahren zunehmende Bedeutung erlangt. Neben den schweren Herzrhythmusstörungen, die oft zu Synkopen führen und deshalb eine umfassende elektrophysiologische Diagnostik und kontrollierte Therapie erfordern, kann als weitere klinische Manifestation eine Rechtsherzinsuffizienz auftreten. Bei der rechtsventrikulären Dysplasie kommt es zu einer Dilatation und einer globalen oder regionalen Kontraktionsstörung des rechten Ventrikels, die ihre Ursachen darin haben, daß rechtsventrikuläres Myokard durch Fett- und Bindegewebe ersetzt wird. Andere kardiale Erkrankungen mit Beteiligung des rechten Herzens, wie beispielsweise Rechtsherzinfarkt und pulmonale Ursachen, die zu einer Funktionsstörung des rechten Ventrikels führen können, müssen ausgeschlossen werden, um die Diagnose einer rechtsventrikulären Dysplasie zu stellen.

Echokardiographisch werden bei rechtsventrikulärer Dysplasie eine Dilatation und Kontraktionsstörungen des rechten Ventrikels beobachtet (Abb. 3.55). Wir fanden bei 6 von 8 konsekutiven Patienten im Alter von 18 bis 61 Jahren mit spontanen linksschenkelblockartigen Kammertachykardien ohne angiographisch nach-

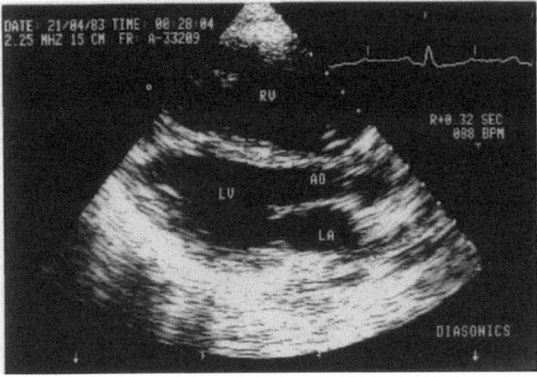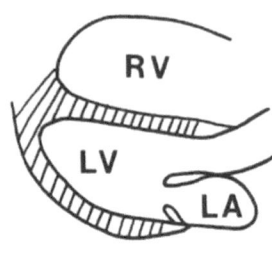

Abb. 3.55. 2D-Echokardiogramm bei rechtsventrikulärer Dysplasie. Dilatierter und kontraktionsgestörter rechter Ventrikel

weisbare koronare Herzkrankheit oder dilatative Kardiomyopathie im Echokardiogramm eine Vergrößerung des diastolischen rechtsventrikulären Durchmessers auf im Mittel 30,3 mm. Bei 6 Patienten bestand eine globale und bei einem Patienten eine nur regionale Kontraktionsstörung des rechten Ventrikels. Zur rechtsventrikulären Funktionsanalyse wurden die in Kapitel 2.4.1 beschriebenen Schnittebenen herangezogen. Manyara et al. beobachteten in einer Studie an 74 Patienten ohne und an 14 Patienten mit rechtsventrikulärer Dysplasie eine Sensitivität von 80% bei einer Spezifität von 100% für die Echokardiographie [152]. Die diagnostische Wertigkeit konnte durch die zusätzlich durchgeführte Szintigraphie verbessert werden, die eine Sensitivität von 100% aufwies. Das heißt, durch normale echokardiographische und szintigraphische Befunde konnte die Diagnose einer rechtsventrikulären Dysplasie ausgeschlossen werden.

3.6 Erkrankungen der thorakalen Aorta

Aus den typischen und atypischen parasternalen und apikalen Schnittebenen (s. 2.3 und 2.4) sowie durch Anschallung von suprasternal kann die Aorta thoracalis in ihren einzelnen Abschnitten dargestellt werden.

Die aszendierende Aorta ist besonders in ihrem proximalen Abschnitt gut in der Schnittebene der parasternalen langen und kurzen Achse zu beurteilen. Die distale Aorta ascendens und der Aortenbogen lassen sich nur aus suprasternaler Schallkopfposition erreichen. Aus dieser Position kann auch die proximale Aorta descendens dargestellt werden, während die retrokardial gelegenen Abschnitte der Aorta descendens aus den parasternalen und apikalen Transducerpositionen besser angeschallt werden können. Mittels transthorakaler Untersuchungstechnik fanden wir in unserem Labor bei einem Kollektiv von 105 konsekutiv untersuchten Patienten, die keine Erkrankung der Aorta aufwiesen, die im Anhang A (Tabelle 4) aufgeführten Durchmesser der Aorta thoracalis. Die Tabelle 5 im

Anhang zeigt die durch transösophageale Untersuchungstechnik ermittelten Werte.

3.6.1 Aortenaneurysma

Die erste Beschreibung eines arteriellen Aneurysmas wird mit Galen im 2. Jh. nach Christus in Verbindung gebracht [244]. Im Jahre 1557 wurde von Versalius erstmals ein Aneurysma intra vitam diagnostiziert [120]. Der Begriff „aneurysma dissecans" wurde 1826 von Laennec eingeführt [140]. Die erste Diagnose einer Aortendissektion intra vitam erfolgte offensichtlich von Swain und Lathrop 1855 [120]. Lange Zeit galt das Krankheitsbild der Aortendissektion als außerordentlich selten. Diese Einschätzung änderte sich grundlegend erst in der 2. Hälfte dieses Jahrhunderts. Umfangreiche Studien ergaben, daß die Häufigkeit der Aortendissektion viel größer ist als ursprünglich angenommen und daß diese Erkrankung ohne Behandlung eine sehr ernste Prognose aufweist [120].

Das Aortenaneurysma wird als eine konzentrische oder exzentrische, in der Regel umschriebene Erweiterung der Aorta definiert. Nach pathologisch-anatomischen Gesichtspunkten sind 3 Formen zu unterscheiden:

Aneurysma verum: Hierbei sind sämtliche Wandschichten an einer umschriebenen Dilatation der Aorta beteiligt. Die Kontinuität der Gefäßwand ist erhalten. Die Aufweitung der Aorta kann sich sackförmig oder spindelförmig darstellen.

Aneurysma spurium: Dieses entsteht durch ein periarterielles Hämatom, das sich infolge eines Gefäßwanddefekts ausgebildet hat. Die Wand des Aneurysmas wird nicht durch Gefäßwandschichten begrenzt, sondern durch perivaskuläres Bindegewebe.

Aneurysma dissecans: Hierbei kommt es durch einen Defekt der Intima zu einem Eindringen des Blutstroms zwischen die Gefäßwandschichten bis in die Media. Durch Ablösung der Dissektionsmembran entsteht so neben dem ursprünglichen echten Lumen ein falsches. Das falsche Lumen kann exzentrisch zum Gefäß liegen oder das wahre Lumen konzentrisch umgeben. Auch eine spiralförmige Ablö-

Tabelle 3.6. Klassifikation der Aortendissektion

DeBakey-Klassifikation		Stanford-Klassifikation
Typ I	Die Dissektion beginnt in der Aorta ascendens und setzt sich über den Aortenbogen bis in die Aorta descendens fort	
		Typ A
Typ II	Die Dissektion bleibt auf die Aorta ascendens unter Ausschluß der supraaortalen Äste beschränkt	
Typ III	Die Dissektion beginnt distal der linken A. subclavia und erstreckt sich im Bereich der Aorta descendens	Typ B

sung der Dissektionsmembran ist möglich. Die Ausbildung von 2 falschen Lumina wurde ebenfalls beobachtet.

Zur Differenzierung der Aortendissektion wird üblicherweise die Klassifikation nach DeBakey oder die Einteilung nach Stanford herangezogen (Tabelle 3.6) [36, 44].

Aortendissektionen sind meist Folge degenerativer oder destruktiver Erkrankungen der Aortenwand, wobei die arterielle Hypertonie für die Entwicklung einer Aortendissektion einen wichtigen Faktor darstellt. Eine häufige Ursache für die Entstehung des disseziierenden Aortenaneurysmas ist die idiopathische zystische Medianekrose Erdheim-Gsell, bei der es außer zum Schwund glatter Muskelfasern und elastischer Fasern in der Media zur Ausbildung von Nekrosen mit Höhlenbildung kommt. Außerdem ist das Auftreten einer Aortendissektion gehäuft beobachtet worden bei Marfan-Syndrom, Ehlers-Danlos-Syndrom, idiopathischer Kyphoskoliose, Turner-Syndrom, Aortenisthmusstenose, bei jüngeren Frauen im letzten Drittel der Schwangerschaft sowie nach herzchirurgischen Eingriffen bzw. nach Operationen an der Aorta.

Nichtdisseziierenden Aneurysmen der Aorta liegen häufig eine Arteriosklerose, entzündliche Prozesse wie Lues oder unspezifische Arteriitiden sowie Thoraxtraumen zugrunde.

In jüngeren Autopsiestudien wird die Häufigkeit von Aortenaneurysmen im Sektionsgut mit 3,4% angegeben, von denen etwa ein Viertel auf die thorakale Aorta entfallen [253]. Die akute Aortendissektion ist die häufigste Erkrankung der Aorta mit tödlichem Verlauf. Die Prävalenz der Aortendissektion in den USA wird mit 60 000 Fällen per annum bei jährlich etwa 2000 Neuerkrankungen angenommen.

Echokardiographische Befunde

Die Darstellung der Aortenwurzel und der proximalen Aorta ascendens im zweidimensionalen Echokardiogramm ist unter Berücksichtigung aller Schallkopfpositionen (parasternal, suprasternal, apikal, subkostal) in mindestens einer Ebene fast immer möglich. Die Abbildung der Aorta ascendens gelingt besonders leicht, wenn mit der Aortendissektion auch eine Dilatation der Aorta verbunden ist. Bei Darstellung von systolisch-diastolisch mobilen, intravasalen Echostrukturen in einer Ebene kann ein Aneurysma dissecans vermutet werden. Die Abbildung der flottierenden Dissektionsmembran in 2 Ebenen kann als beweisend für ein Aneurysma dissecans angesehen werden (Abb. 3.56). Die Verfolgung eines in der Aortenwurzel beginnenden Dissekats in den Bereich des Aortenbogens und in die proximale Aorta descendens ist vom suprasternalen Zugang aus möglich (Abb. 3.57). Hierbei kann auch häufig beurteilt werden, ob die supraaortalen Äste von der Dissektion betroffen sind. Die distale Aorta descendens thoracalis ist dagegen transthorakal vergleichsweise schwer zu erfassen. Ihre Darstellung gelingt noch am besten von parasternal oder apikal. In einer Studie von Iliceto et al. konnte die deszendierende Aorta thoracalis in einem nicht selektierten Krankengut in 80% dargestellt werden, während dies bei 50 von Come konsekutiv untersuchten Patienten in 92% möglich war [30, 124]. Iliceto et al. konnten bei ihren Patienten mit Aortenaneurysma die Aorta descendens in 93% der Fälle beurteilen

Erkrankungen der thorakalen Aorta 87

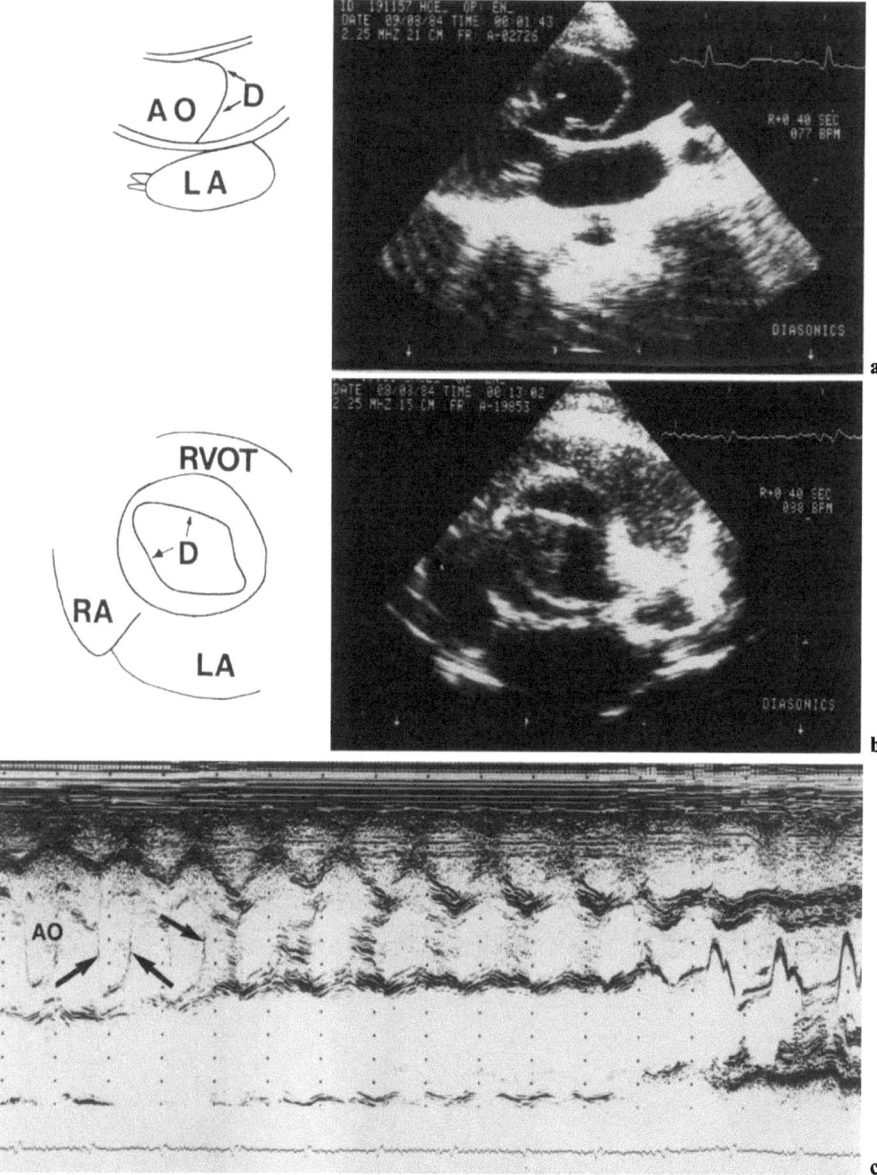

Abb. 3.56 a, b. 2D-Echokardiogramm in der Schnittebene einer linksparasternalen langen (a) und kurzen (b) Achse der Aorta ascendens. Dilatation der Aorta ascendens mit Darstellung einer Dissektionsmembran *(D)*. **c** Zugehöriges M-Mode-Echokardiogramm mit Darstellung der dilatierten Aorta und der Dissektionsmembran *(Pfeile)*

88 Echokardiographische Befunde bei kardialen Erkrankungen

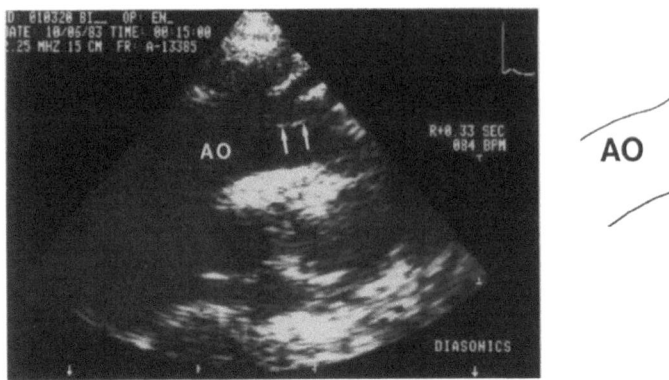

Abb. 3.57. 2D-Echokardiogramm in der Schnittebene der suprasternalen langen Achse. Darstellung der Dissektionsmembran *(D, Pfeile)* im Aortenbogen. (Abkürzungen s. Abb. 2.33)

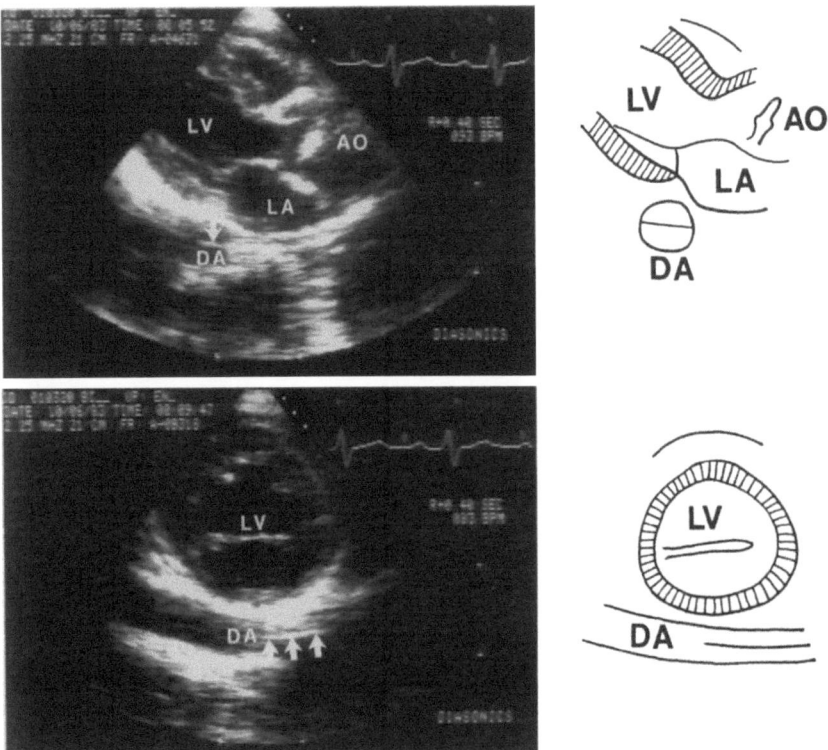

Abb. 3.58. 2D-Echokardiogramm in der Schnittebene der linksparasternalen langen *(oben)* und kurzen *(unten)* Achse. Darstellung der Dissektionsmembran *(Pfeile)* in der Aorta descendens thoracalis

[124]. Diese Patienten wiesen jedoch eine Dilatation im Bereich der Aorta descendens auf, die eine echokardiographische Darstellung erleichterte. Abbildung 3.58 zeigt einen Patienten mit Typ-I-Dissektion nach DeBakey und deutlicher Dilatation der Aorta ascendens und des Aortenbogens bei normalem Durchmesser der Aorta descendens thoracalis im Echokardiogramm und Angiogramm. Dennoch war die flottierende Dissektionsmembran von parasternal in der kurzen und langen Achse der thorakalen Aorta descendens darstellbar. Bei Patienten mit reduzierter Bildqualität im transthorakalen Echokardiogramm kann eine retrokardial

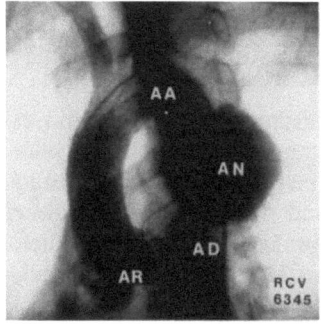
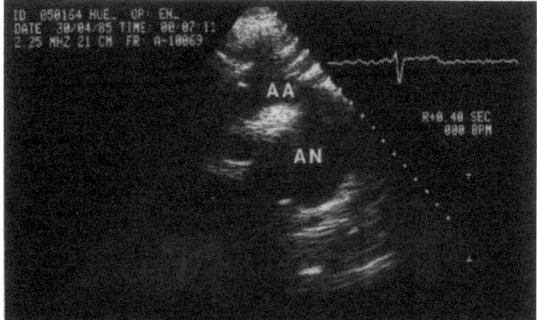
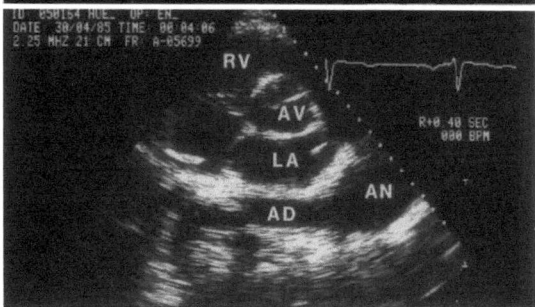

Abb. 3.59. Angiogramm *(oben)* und 2D-Echokardiogramm in der Schnittebene der suprasternalen langen Achse *(Mitte)* und linksparasternalen kurzen Achse *(unten)*. Darstellung eines traumatischen echten Aneurysmas

90 Echokardiographische Befunde bei kardialen Erkrankungen

gelegene Aortendissektion durch ergänzende transösophageale Echokardiographie leichter diagnostiziert werden (s. 7.3.8).

Ein mykotisches Aneurysma der Aortenwurzel oder des Sinus Valsalvae kann im Rahmen einer infektiösen Endokarditis auftreten (s. Abb. 3.9).

Die Häufigkeit traumatisch bedingter Aneurysmen hat in der letzten Zeit zugenommen. Sie entstehen oft nach stumpfen Thoraxtraumen wie bei Auto- oder Motorradunfällen bzw. nach Dezelerationstraumen wie bei Zug- und Flugzeugunglücken. Die typische Lokalisation traumatischer Aortenaneurysmen ist der Aortenisthmus, da hier die Aorta durch das Ligamentum arteriosum und die Wirbelsäule fixiert ist. Im Echokardiogramm kann das Aneurysma an dieser Stelle am besten bei suprasternaler und atypisch parasternaler Schallkopfposition erkannt werden (Abb. 3.59).

3.6.2 Aortenisthmusstenose

Die Aortenisthmusstenose stellt mit etwa 5% aller angeborenen Herzfehler eine relativ häufige Anomalie dar. Die mittlere Lebenserwartung ohne Operation liegt bei 34 Jahren [192]. Die präoperative Diagnose erfolgt in der Regel durch Katheterisierung und Angiographie. Obwohl eine Stenosierung der Aorta auf allen Ebenen des thorakalen oder abdominellen Abschnitts auftreten kann, ist sie meistens am Aortenisthmus lokalisiert. Je nach Beziehung zum Ductus arteriosus Botalli werden eine präduktale oder infantile Form und eine postduktale oder Erwachsenenform unterschieden. In Abhängigkeit vom Krankengut ist eine direkte Beurteilung einer Aortenisthmusstenose durch Echokardiographie in 89–100% der Fälle beschrieben worden [197, 246]. Bei Kindern gelingt die Darstellung des Aortenisthmus im Echokardiogramm leichter, während sich bei Erwachsenen das Ausmaß und die Länge einer Aortenisthmusstenose durch konventionelle Echokardiographie in der Regel nicht bestimmten lassen [197]. Dieses war auch bei 4 von uns untersuchten erwachsenen Patienten mit Aortenisthmusstenose nicht möglich. Als Ursache hierfür ist in erster Linie eine technisch erschwerte Darstellbarkeit der thorakalen Aorta descendens zu nennen. Die Abb. 3.60 zeigt das suprasternale

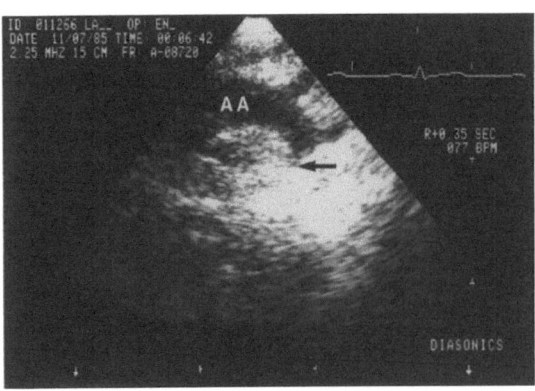

Abb. 3.60. 2D-Echokardiogramm in der Schnittebene der suprasternalen langen Achse bei Aortenisthmusstenose *(Pfeil)*

Echokardiogramm einer Patientin mit Aortenisthmusstenose, die zwar vermutet werden kann, deren Ausdehnung und Länge jedoch nicht zu beurteilen ist. In diesen Fällen läßt sich die transösophageale Untersuchungstechnik mit Erfolg einsetzen (s. 7.3.8).

3.7 Perikarderkrankungen

Im Normalfall liegen viszerales und parietales Blatt des Perikards nahezu einander an und sind nur durch eine minimale Flüssigkeitsmenge getrennt. Das Erscheinungsbild im eindimensionalen Echokardiogramm zeigt dementsprechend normalerweise keine Trennung beider Perikardblätter bzw. allenfalls systolisch eine kleine Separation, die diastolisch vollständig verschwindet.

3.7.1 Perikarderguß

Ein Perikarderguß führt echokardiographisch zu einer Separation des stark echogebenden viszeralen und parietalen Blattes des Perikardbeutels. In Rückenlage des Patienten führen Ergußmengen von 50-100 ml zu einer vollständigen systolisch-diastolischen Separation, besonders im Bereich des Perikards der Hinterwand und im Bereich der Herzbasis am atrioventrikulären Übergang. Bei zunehmender Ergußmenge ist eine Separation auch weiter apikal und im Bereich der Seiten- und der Vorderwand zu beobachten. Große Ergußmengen führen zu Flüssigkeitsansammlungen dorsal des linken Vorhofs im Bereich des Sinus obliquus. In diesen Fällen beträgt die Flüssigkeitsmenge in der Regel über 500 ml. Eine Berechnung größerer Ergußmengen wurde im eindimensionalen Echokardio-

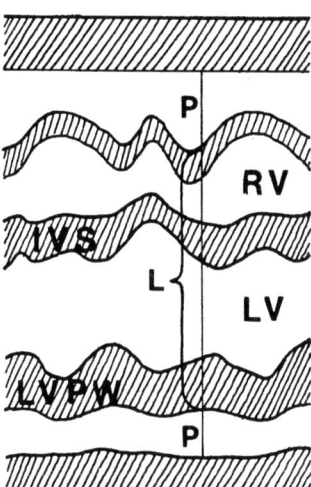

Abb. 3.61. Schematische Darstellung eines M-Mode-Echokardiogramms bei Perikarderguß. Berechnung der Ergußmenge V nach der Formel: $V = \frac{\pi}{6}[(P+L)^3 - L^3]$

gramm unter der Voraussetzung der Ausbildung eines Kugelmantels durch die folgende Gleichung versucht (s. Abb. 3.61) [57]:

$$V = \frac{\pi}{6} [(P+L)^3 - L^3]$$

Eine abschätzende Unterteilung in kleine (bis 200 ml), mittlere (200-500 ml) und große (mehr als 500 ml) Perikardergüsse ist bei einiger Erfahrung für praktische Bedürfnisse einfacher und von mindestens gleicher Bedeutung. Bei großen Perikardergüssen findet sich eine schwingende Bewegung des Herzens in anteroposteriorer, mediolateraler Richtung und eine Bewegung um die Längsachse des Herzens. Durch diese Bewegung innerhalb des flüssigkeitsgefüllten Perikardsacks entsteht das elektrokardiographische Phänomen des elektrischen Alternans. Im Echokardiogramm erscheinen diese Bewegungen als sog. „swinging heart". Durch die ausladenden Bewegungen des Herzens bei „swinging heart" können Mitral-, Trikuspidalprolaps oder ein SAM der Mitralklappe vorgetäuscht werden (Abb. 3.62).

Ein Zusammenhang von Ergußmenge und hämodynamischen Auswirkungen eines Perikardergusses ist nicht unbedingt gegeben. Auch bei einem „swinging heart" kommt es nicht zwingend zu einer *Perikardtamponade*. Im Echokardiogramm ist die Perikardtamponade an folgenden Zeichen zu erkennen:

- exspiratorische Kompression des rechten Ventrikels,
- frühdiastolischer Kollaps der rechtsventrikulären freien Wand,
- Veränderungen der Mitralklappenbewegung (abgeflachter EF-Slope).

Bei länger bestehenden Perikardergüssen kann es zur Ausbildung von intraperikardialen Adhäsionen oder fibrösen, bandähnlichen Veränderungen kommen. Diese führen oftmals zu einer Kammerung des Perikardergusses, die echokardiographisch im zweidimensionalen Bild leicht erkannt werden kann (Abb. 3.63). Eine Verlagerung der Ergußmenge in Abhängigkeit von der Körperlage und eine mantelförmige Separation werden in diesen Fällen typischerweise vermißt. Die Diagnose eines Perikardergusses erfordert gerade auch im Hinblick auf gekammerte Perikardergüsse den Zugang über alle möglichen Standardprojektionen. Eine Anlotung von subkostal ist zur Beurteilung von Flüssigkeitsansammlungen vor dem rechten Herzen und im Bereich der Herzspitze unverzichtbar. Eine Abschätzung der Ergußgröße allein aus subkostaler Anlotung kann jedoch zu einer Überschätzung des Perikardergusses führen, da aus dieser Position der Perikardsack zum Teil tangential getroffen wird. Subepikardiales Fettgewebe kann bei alleiniger subkostaler Anschallung ebenfalls zu einer Fehldiagnose eines Perikardergusses führen. Hieraus erklärt sich wohl zum Teil die vergleichsweise häufige Diagnose eines Perikardergusses bei klinisch und anamnestisch symptomlosen Patienten durch abdominelle Sonographie. Auch bei Darstellung eines echofreien Raums allein vor dem rechten Ventrikel muß eher an epikardiales Fettgewebe als an einen Perikarderguß gedacht werden.

In der weiteren differentialdiagnostischen Abgrenzung des Perikardergusses im Echokardiogramm sind Pleuraerguß, perikardiale Zysten und Pseudoaneurysmen in erster Linie zu nennen. Weiterhin kann ein dilatierter Koronarsinus zur Verdachtsdiagnose eines Perikardergusses führen (Abb. 3.64). Die Abgrenzung

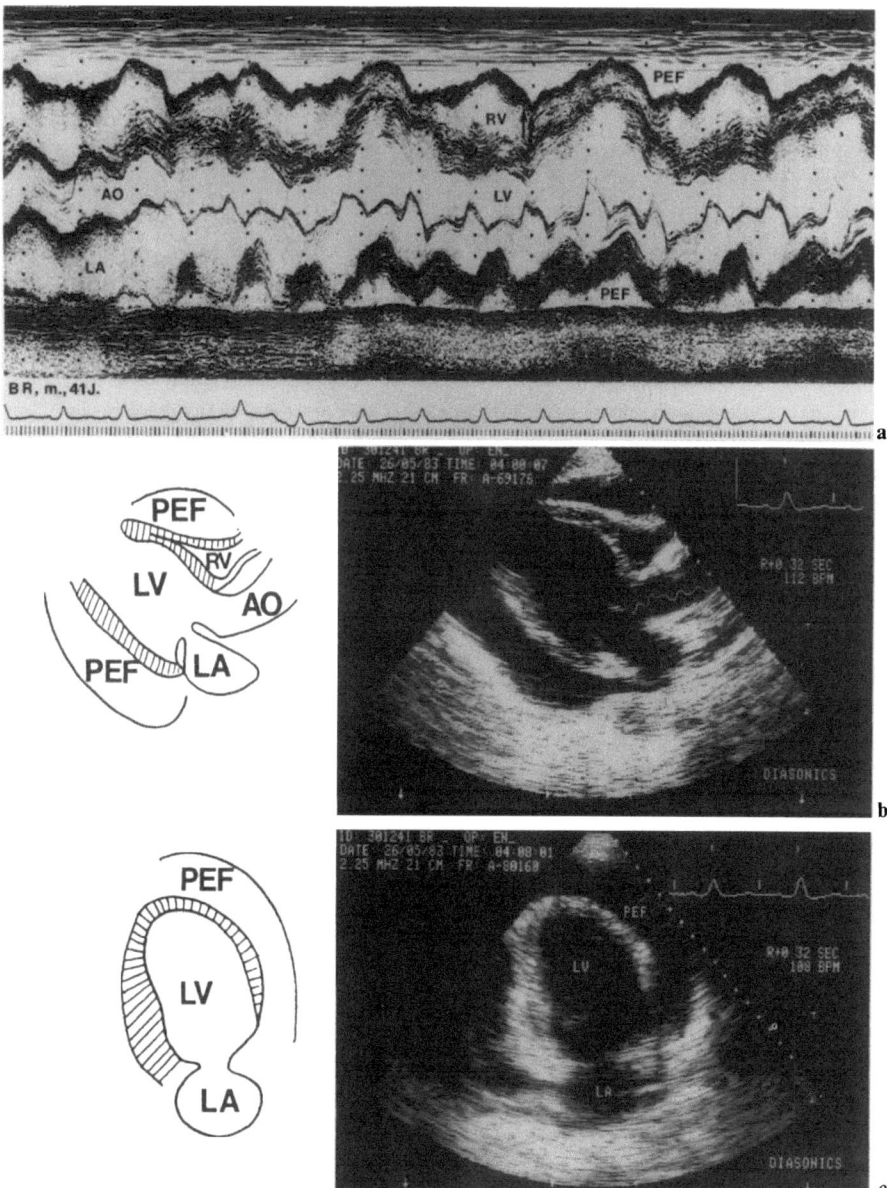

Abb. 3.62 a–c. M-Mode- **(a)** und 2D-Echokardiogramm in der linksparasternalen langen Achse **(b)** und im apikalen Zweikammerblick **(c)** bei einem Patienten mit großem Perikarderguß („swinging heart")

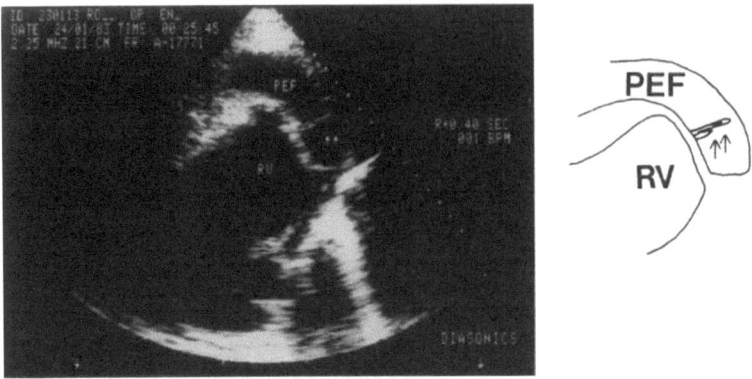

Abb. 3.63. 2D-Echokardiogramm mit Darstellung eines gekammerten Perikardergusses *(PEF)* vor dem rechten Ventrikel. Die *Pfeile* markieren Fibrinfäden in dem Erguß

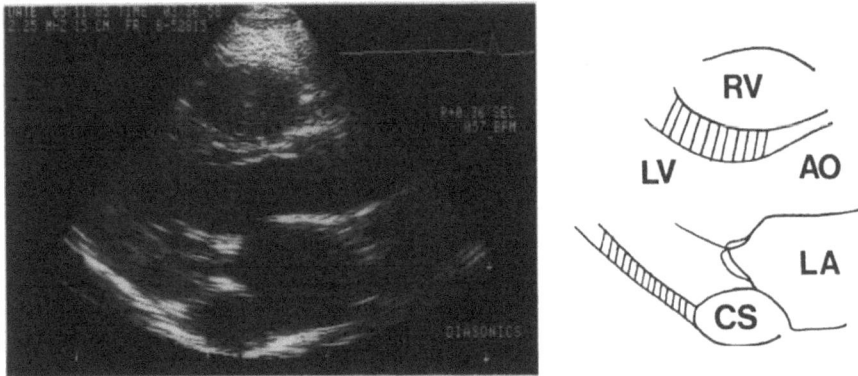

Abb. 3.64. 2D-Echokardiogramm in der Schnittebene der linksparasternalen langen Achse mit Darstellung eines erweiterten Koronarsinus *(CS)*

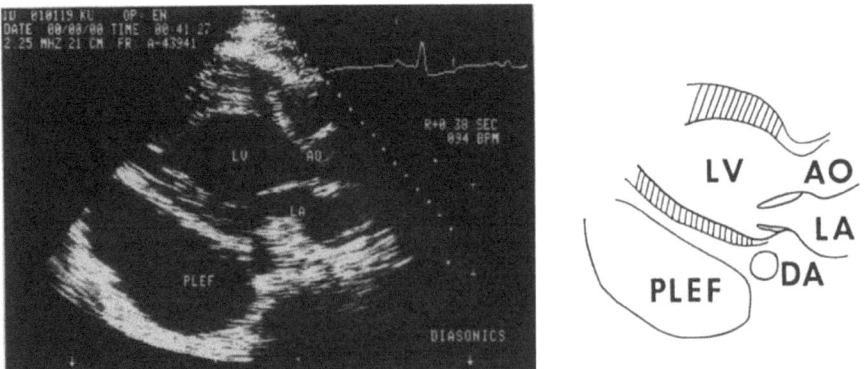

Abb. 3.65. 2D-Echokardiogramm in einer Schnittebene der linksparasternalen langen Achse mit Darstellung eines großen Pleuraergusses *(PLEF)*

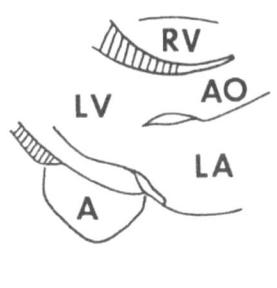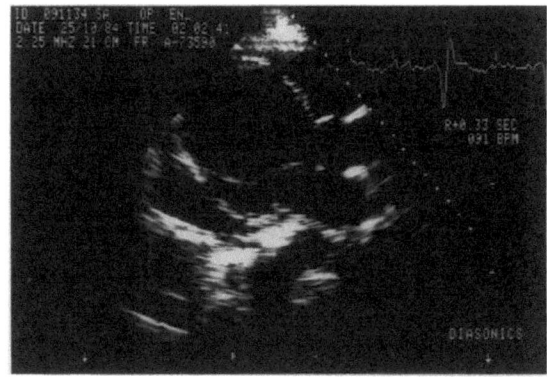

Abb. 3.66. 2D-Echokardiogramm in einer Schnittebene der linksparasternalen langen Achse mit Darstellung eines Pseudoaneurysmas *(A)* des linken Ventrikels nach Hinterwandinfarkt

eines Perikardergusses von einem Pleuraerguß kann in der Regel dadurch erfolgen, daß in der parasternalen langen und kurzen Achse die Aorta descendens als Markierungsmarke berücksichtigt wird [108]. Ein Perikarderguß liegt immer anterior der Aorta descendens, während ein Pleuraerguß dorsal der Aorta descendens lokalisiert ist (Abb. 3.65). Die differentialdiagnostische Abgrenzung von Perikardzysten und gekammerten Perikardergüssen bleibt schwierig und erfordert die zusätzliche Berücksichtigung klinischer und röntgenologischer Befunde (s. Abb. 6.9). Dies gilt ebenfalls für die Abgrenzung eines Pseudoaneurysmas als Komplikation eines Myokardinfarkts (Abb. 3.66). Bei letzterem handelt es sich um eine Myokardperforation, die nur von adhärentem Perikard gedeckt wird.

3.7.2 Pericarditis constrictiva

Eine chronische Perikarditis kann zu einer Verdickung des viszeralen und parietalen Perikardblatts führen. Echokardiographisch äußert sich dies in einer stark echogebenden, parallel verlaufenden Bewegung beider Perikardblätter. Bei Kalzifizierungen finden sich im 2D-Bild entsprechend stärkere Echos (Abb. 3.67 a). Im eindimensionalen Echokardiogramm sind dann parallel verlaufende Mehrfachechos anzutreffen (Abb. 3.67 b). Perikardverdickungen können jedoch auch durch Mehrfachechos aus der Nachbarschaft des entsprechenden Perikardabschnitts vorgetäuscht werden. Nach unseren Erfahrungen hat sich bewährt, dann eine Perikardverdickung zu vermuten, wenn bei Verminderung der Time-gain-compensation auf eine Echoverstärkung, die gerade noch das Endokard der Hinterwand erkennen läßt, die Perikarddicke 3 mm überschreitet. Aber auch bei Berücksichtigung dieses Kriteriums bleibt die echokardiographische Diagnose einer Perikardverdickung unsicher. Hämodynamische Auswirkungen einer chronischen Perikarditis im Sinne einer Pericarditis constrictiva sind echokardiographisch ebenfalls nicht sicher erkennbar, so daß bei entsprechender klinischer Symptomatik und den echokardiographischen Befunden einer Perikarditis mit und ohne Kalk auf

96 Echokardiographische Befunde bei kardialen Erkrankungen

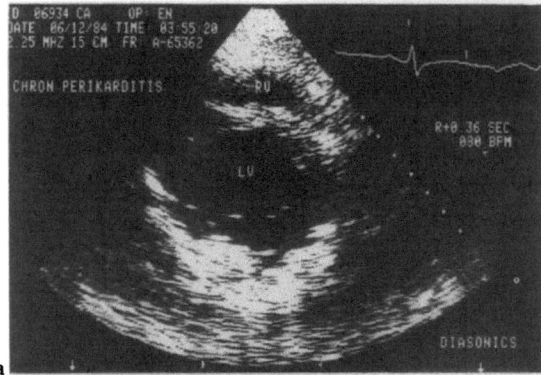
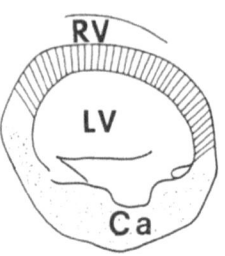
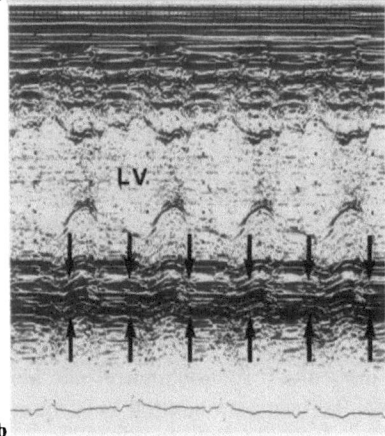

Abb. 3.67. a 2D-Echokardiogramm in der Schnittebene der linksparasternalen kurzen Achse bei chronischer Perikarditis mit Kalk *(Ca)* **b** M-Mode-Echokardiogramm bei chronischer Perikarditis mit Kalk *(Pfeile)*

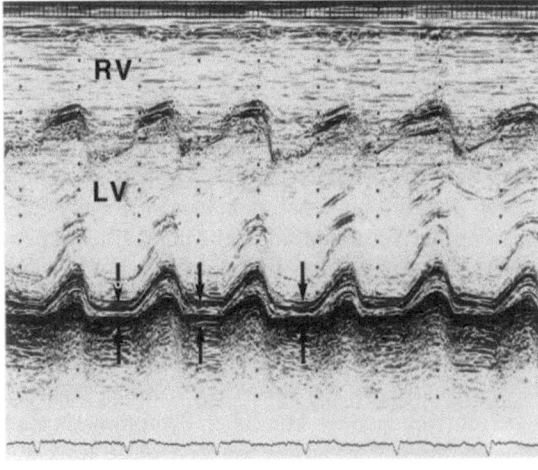

Abb. 3.68. M-Mode-Echokardiogramm bei Pericarditis constrictiva. Horizontaler Verlauf beider Perikardblätter *(Pfeile)*

invasive hämodynamische Untersuchungen in der Regel nicht verzichtet werden kann.

Als Zeichen einer Pericarditis constrictiva im Echokardiogramm kann ein flacher, nahezu horizontaler Verlauf des Endokards und des verdickten Perikards der linksventrikulären Hinterwand gelten. Die diastolische Bewegungsamplitude wird bei Pericarditis constrictiva mit <2 mm und bei Gesunden mit >3 mm angegeben [238] (Abb. 3.68).

3.7.3 Peri- und parakardiale Tumoren

Peri- und parakardiale Tumoren führen oft erst dann zu einer klinischen Symptomatik, wenn es zu Kompressionserscheinungen des Herzens kommt. Deshalb blei-

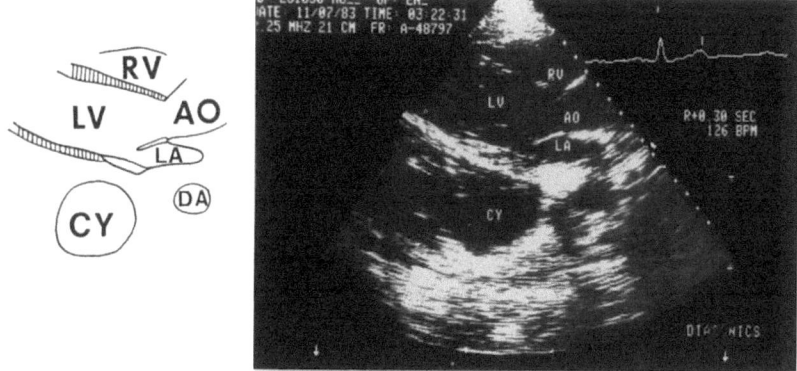

Abb. 3.69. 2D-Echokardiogramm bei linksparasternaler Schallkopfposition mit Darstellung einer Perikardzyste *(CY)*

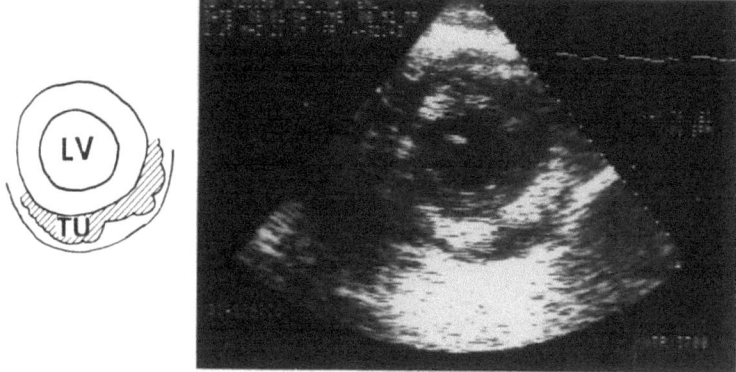

Abb. 3.70. 2D-Echokardiogramm in der Schnittebene der linksparasternalen kurzen Achse mit Darstellung eines Perikardmesothelioms *(TU)*

ben gutartige peri- und parakardiale raumfordernde Prozesse häufig lange Zeit unentdeckt. Zystische Tumoren können wegen der typischen Schalleigenschaft mittels 2D-Echokardiographie auch in der Nachbarschaft des Herzens leicht diagnostiziert werden (Abb. 3.69). Solide parakardiale Tumoren lassen sich zwar häufig lokalisieren, sind jedoch zur Umgebung schwer abzugrenzen. Zur umfassenden Diagnostik peri- oder parakardialer Strukturen ist auch die Anwendung atypischer Schallkopfpositionen erforderlich (s. S. 33). Perikardiale Tumoren müssen besonders dann, wenn sie echoarm zur Darstellung kommen, differentialdiagnostisch von einem Perikarderguß unterschieden werden. Abbildung 3.70 zeigt ein Perikardmesotheliom, dessen echokardiographisches Bild zunächst als Perikarditis mit Perikarderguß fehlgedeutet wurde.

4 Linksventrikuläre Funktionsdiagnostik

4.1 Bedeutung der M-Mode-Echokardiographie

Als Parameter der linksventrikulären Funktion im M-Mode-Echokardiogramm haben sich insbesondere die prozentuale Verkürzung der Querdurchmesser des linken Ventrikels, die maximale und mittlere zirkumferentielle Faserverkürzungsgeschwindigkeit und die prozentuale Wanddickenzunahme von Interventrikularseptum und linksventrikulärer Hinterwand bewährt [77, 184] (s. Abb. 2.9b). Die prozentuale Querschnittsverkürzung (FS%) errechnet sich als abgeleitete Größe aus den direkt zu bestimmenden enddiastolischen und endsystolischen Querdurchmessern (LVd, LVs) des linken Ventrikels nach der Formel:

$$FS\% = 100 \times \frac{LVd - LVs}{LVd}.$$

Die mittlere zirkumferentielle Faserverkürzungsgeschwindigkeit (Vcf) erfordert zusätzlich die Messung der linksventrikulären Austreibungszeit (ET), die der simultan mitgeschriebenen Carotispulskurve bzw. der mittels doppelter M-Mode-Darstellung simultan registrierten Aortenklappenbewegung entnommen werden kann oder einfacher, aber ungenauer vom Beginn des Steilanstiegs der Hinterwandbewegung bis zum Gipfel zu messen ist. Die mittlere Vcf (s^{-1}) ergibt sich aus:

$$Vcf = \frac{LVd - LVs}{ET \times LVd}.$$

Die Bestimmung der maximalen Vcf erfordert eine computergestützte Berechnung.

Die prozentuale Wanddickenzunahme kann aus den im M-Mode-Echokardiogramm gemessenen endsystolischen und enddiastolischen Wanddicken (Wths, Wthd) abgeleitet werden:

$$100 \times \frac{Wths - Wthd}{Wthd}.$$

Indirekte Aussagen über die linksventrikuläre Funktion können durch Veränderungen im echokardiographischen Muster der Aorten- und Mitralklappenbewegung gewonnen werden [132, 167]. Hierbei hat sich besonders der mitral-septale Abstand als guter Indikator für eine globale Dysfunktion des linken Ventrikels bewährt (s. Abb. 3.29) [155, 184]. Die Zunahme des mitral-septalen Abstands auf über 7 mm spricht für eine Verminderung der Ejektionsfraktion auf unter 50% (s. S. 10–11 und S. 59).

In der Diagnostik regionaler Funktionsstörungen kann die alleinige M-Mode-Echokardiographie nur einen geringen Stellenwert beanspruchen. Die für die eindimensionale Echokardiographie üblichen Transducerpositionen von parasternal und subkostal erlauben im Vergleich zur 2D-Darstellung, die auch apikale Schnittebenen einbeziehen kann, eine verminderte Zahl qualitativ guter Registrierungen. Bei bis zu 40% der Patienten einer kardiologischen Intensivstation ist mit technisch inadäquaten M-Mode-Echokardiogrammen zu rechnen [184]. Ein weiterer Nachteil der alleinigen eindimensionalen Technik in der Diagnostik regionaler Funktionsstörungen des linken Ventrikels ergibt sich aus dem eingeschränkten Anlotungsbereich. Nur begrenzte Abschnitte des Interventrikularseptums und der Hinterwand können von dem M-Mode-Strahl senkrecht getroffen werden und erlauben eine quantitative Auswertung. Große Bereiche von Vorderwand, Herzspitze und lateraler Wandabschnitte sind einer Beurteilung durch M-Mode-Echokardiographie nicht zugänglich (s. Abb. 2.19).

Die echokardiographischen Funktionsparameter eignen sich besonders im intraindividuellen Vergleich zur Erfassung von Änderungen des linksventrikulären Kontraktionsverhaltens (s. auch S. 138–139). Eine wesentliche methodische Voraussetzung ist die strenge Standardisierung der Untersuchungsbedingungen [198]. Dieses ist bei der Prüfung intravenös zu verabreichender Substanzen und während Akutinterventionen, z. B. Belastungsuntersuchungen, leicht einzuhalten [35, 71]. Dagegen ist die Beurteilung therapeutischer Langzeiteffekte durch echokardiographische Funktionsparameter problematisch. Methodische Schwierigkeiten ergeben sich in erster Linie dadurch, daß bei Untersuchungsabständen von mehreren Tagen oder Wochen kaum erreicht werden kann, daß jeweils dieselben Myokardareale in gleicher Schnittrichtung wie bei der Erstuntersuchung dargestellt werden.

Die Variabilität der Meßwerte von Tag zu Tag beim gleichen Patienten werden in der Literatur für den enddiastolischen Querdurchmesser mit einer mittleren Standardabweichung von 2 mm und einem 95%-Vertrauensbereich von 4 mm angegeben. Bei der Bestimmung der prozentualen Querschnittsverkürzung ergaben sich bei täglicher Untersuchung eine mittlere Standardabweichung von 1,6% und ein 95%-Vertrauensbereich von 3,2%. Ein Untersuchungsabstand von einer Woche führte zu einer größeren Variabilität der Meßergebnisse. In diesen Fällen erbrachte die Messung des linksventrikulären enddiastolischen Querdurchmessers eine mittlere Standardabweichung von 4 mm und einen 95%-Vertrauensbereich von 8 mm, während sich für die prozentuale Querschnittsverkürzung 2,8 bzw. 5,6% errechneten [184]. Andere Untersucher fanden für die wiederholte echokardiographische Bestimmung der prozentualen Querschnittsverkürzung bei einem Patienten einen Meßfehler von 5% [188, 29]. Die Interobservervariabilität liegt ebenfalls in diesem Bereich [29, 85]. Wiederholte Messungen der Wanddicke des Interventrikularseptums und der Hinterwand des linken Ventrikels ergaben untersuchungsbedingte Abweichungen von 10–15%. Diese vergleichsweise hohe Variabilität erklärt sich in erster Linie durch die oft schwierige Abgrenzbarkeit des rechtsventrikulären Septumendokards bzw. des linksventrikulären Epikards [182].

Eine 2D-kontrollierte M-Mode-Registrierung verbessert die Variabilität der Meßwerte nicht wesentlich [182]. Ihr Vorteil liegt in einer besseren Lagekontrolle des M-Mode-Strahls und in einer für Serienuntersuchungen exakten Definition charakteristischer Schnittebenen (s. Abb. 2.19).

4.2 Qualitative Analyse durch 2D-Echokardiographie

Die 2D-Echokardiographie erlaubt im Vergleich zur M-Mode-Echokardiographie eine bessere anatomische Information über den linken Ventrikel und zum Teil eine Berücksichtigung von Lageänderungen des Herzens [83, 130]. Bei apikaler Schallkopfposition können ein dem Lävokardiogramm entsprechendes RAO-Äquivalent und die orthogonale Ebene eingestellt werden [78] (s. S. 16-19). Zusätzlich erlaubt die 2D-Echokardiographie durch die große Zahl der möglichen Schnittbilder eine umfangreiche Information über die regionale Funktion vieler Wandabschnitte [83, 104, 106, 117, 185, 189].

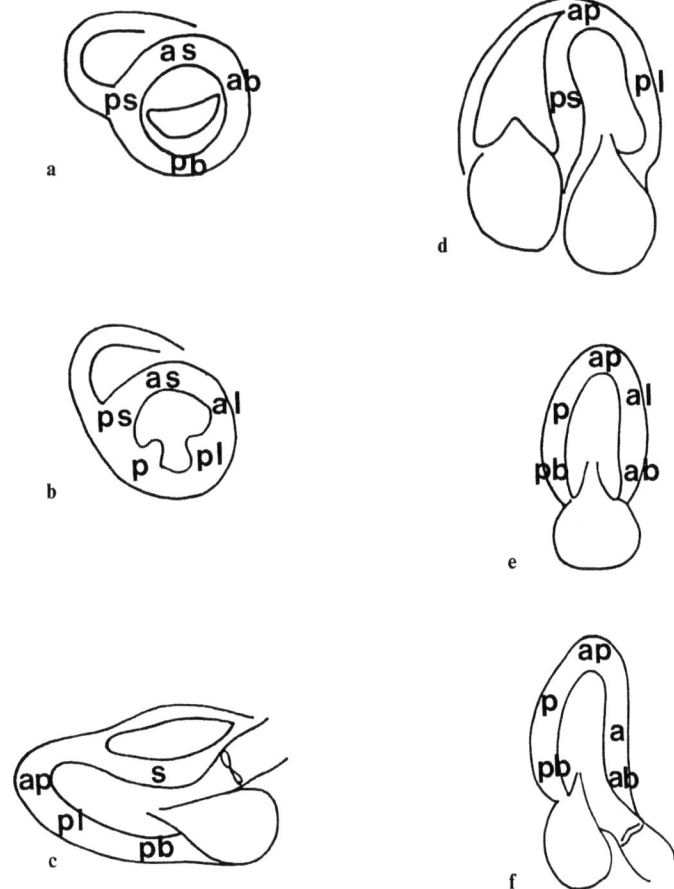

Abb. 4.1 a–f. Schematische Darstellung der echokardiographischen Schnittebenen zur qualitativen regionalen Funktionsanalyse des linken Ventrikels.
Links: parasternale Schnittebenen: **a** kurze Achse in Höhe der Mitralklappe, **b** kurze Achse in Höhe der Papillarmuskeln, **c** lange Achse.
Rechts: apikale Schnittebenen: **d** Vierkammerblick, **e** Zweikammerblick, **f** RAO-Äquivalent.
(*a* anterior, *al* anterolateral, *ap* apikal, *as* anteroseptal, *p* posterior, *pb* posterobasal, *pl* posterolateral, *ps* posteroseptal)

Bereits während der echokardiographischen Untersuchung ist eine qualitative Beurteilung der linksventrikulären Wandbewegung möglich. So lassen sich transmurale Myokardinfarkte in Abhängigkeit von der Infarktgröße mit ausreichender Sicherheit vom visuellen Eindruck während der 2 D-Echokardiographie her diagnostizieren [122, 201]. Von mehreren Autoren wird anstelle einer qualitativen Beschreibung eine semiquantitative Beurteilung angewandt, die das Ausmaß der Wandbewegungsstörung durch einen Score bewertet [112, 169]. Hierbei werden in der Regel die Kriterien einer Hypo-, A- und Dyskinesie in Verbindung mit der Anzahl der betroffenen Segmente zugrunde gelegt.

In Anlehnung an Heger et al. kann eine Einteilung des linken Ventrikels in 9 Segmente erfolgen. Hierbei werden die Schnittebenen in der parasternalen kurzen Achse in Höhe der Mitralklappe und der Papillarmuskeln und eine Schnittebene der parasternalen oder apikalen langen Achse berücksichtigt [112]. Werden die apikalen Schnittebenen des Vier- und Zweikammerblicks mit einbezogen, lassen sich weitere Wandabschnitte beurteilen.

In Anlehnung an Maurer u. Nanda scheint uns eine Einteilung des linken Ventrikels zur visuellen segmentalen Funktionsanalyse entsprechend Abb. 4.1 umfassend und praktikabel [157].

4.3 Rechnergestützte Analyse durch 2 D-Echokardiographie

Insbesondere für Verlaufskontrollen und zur Beurteilung des Erfolgs therapeutischer Maßnahmen sind quantitative Bewertungen der linksventrikulären Wandbewegung vorteilhaft [90, 93, 103, 104, 134, 143, 160]. Eine quantitative Funktionsanalyse des linken Ventrikels durch 2 D-Echokardiographie kann grundsätzlich auf zwei verschiedenen Wegen erfolgen. Während die Beurteilung der Dickenzunahme des Myokards in der Systole von der Eigenbewegung des Herzens unabhängig ist, müssen bei der Bewertung der Endokardbewegung Rotation und Translation des Herzens berücksichtigt werden.

Die Methoden zur rechnergestützten quantitativen Analyse der linksventrikulären Endokardbewegung haben sich aus den Techniken entwickelt, die in der Kineventrikulographie benutzt werden. Als Referenzsysteme kommen extrakardial fixe und intrakardial verschiebliche („floatende") Systeme zur Anwendung [88, 204]. In der Regel werden beim verschieblichen Referenzsystem Bewegungsänderungen ausgeglichen, die sowohl durch Rotation als auch durch Translation des Herzens hervorgerufen werden. Nach Untersuchungen von Schnittger et al. scheint die alleinige Korrektur der Translation für einige Ebenen dem Ausgleich beider Eigenbewegungen des Herzens überlegen zu sein [204]. In der Echokardiographie werden in der Regel polare Koordinatensysteme angewandt [50, 102, 166, 175]. Als Parameter der regionalen Wandbewegung scheint die Berechnung der segmentalen systolischen Flächenänderung bessere Ergebnisse zu liefern als die Verkürzung von Radianten [102, 166].

Die Methode zur Funktionsanalyse des linken Ventrikels mittels Berechnung der regionalen Wanddickenzunahme hat den Vorteil, von Eigenbewegungen des Herzens unabhängig zu sein [109, 147]. Sie weist jedoch auch Nachteile auf, die in erster Linie technisch bedingt sind. Während die Festlegung der Endokardbegrenzung zum Teil schon nicht einfach ist, kann die Abzeichnung des linksventrikulären Epikards im Videostandbild oft nicht mit der erforderlichen Genauigkeit erfolgen. Dies gilt besonders für mediale und laterale Wandabschnitte. Vergleichende Untersuchungen ergaben keine Überlegenheit der Berechnung anhand der Wanddickenzunahme über die Technik der Endokardbewegung [170].

Der Einsatz rechnergestützter Techniken erfordert neben einer Beurteilung der diagnostischen Wertigkeit auch eine Berücksichtigung der Kosten-Nutzen-Relation. Zur Wandbewegungsanalyse wurden überwiegend aufwendige Rechner angewandt. Kostengünstiger ist der Einsatz von Kleincomputern, die an vielen Arbeitsplätzen bereits zur Textverarbeitung und Datenverwaltung benutzt werden. Bei relativ kleinen Erweiterungen der Hardware in Verbindung mit einem entsprechenden Programm können mit einem Personalcomputer Wandbewegungsstudien durchgeführt werden. Das von uns für einen einfachen Kleinrechner entwickelte Programm zur Analyse der linksventrikulären Funktion mittels 2 D-Echokardiographie beruht auf einer Bewertung der Endokardbewegungen. Bei der Definition der Referenzsysteme wurden die Ergebnisse in der Literatur berücksichtigt. Pandian et al. fanden bei Herzgesunden nur geringe Auswirkungen der Eigenbewegung des Herzens auf die Meßwerte der segmentalen Wandbewegung [174]. Untersuchungen an 44 verschiedenen Referenz- bzw. Auswertungssystemen ergaben die besten Ergebnisse im intrakardial verschieblichen Referenzsystem bei Beurteilung der regionalen Wandbewegung in der kurzen Achse des linken Ventrikels in Höhe der Mitralklappe und im apikalen Vierkammerblick, während in der kurzen Achse in Höhe der Papillarmuskeln die Berechnung im fixen Referenzsystem überlegen war [204].

4.3.1 Technische Grundlagen einer einfachen und kostengünstigen Auswertungseinheit

Das Programm läuft auf einem Kleincomputer des Typs Apple II, dessen Hardware die in Tabelle 4.1 genannten Charakteristika aufweist.

Der Computer bietet für die Bildschirmausgabe 4 Bildschirmseiten an, von denen jeweils 2 für Textdarstellung und 2 Seiten für High-resolution-Graphik

Tabelle 4.1. Hardwarecharakteristika der Auswertungseinheit

48 kByte RAM
16 kByte ROM
6502 CPU mit 1 MHz Taktfrequenz
8 Slots für Hardwareerweiterungen

Hardwareerweiterungen:
- Floppycontroller zum Anschluß von bis zu 4 Floppylaufwerken
- Druckercontroller zum Anschluß eines Druckers mit Centronics-Schnittstelle
- Graphictablettcontroller
- Overlaycontroller, der das Mischen eines externen Videosignals mit dem Rechnerbild ermöglicht

benutzt werden. Der Speicherplatz für eine Textseite umfaßt 1 kByte, für eine Graphikseite 8 kByte.

Nach dem Einschalten prüft der Computer, ob ein Diskettenlaufwerk vorhanden ist. Anschließend wird in die obersten RAM-Bereiche ein Programm (DOS = Disk Operating System) von der Diskette geladen.

Bei dem DOS der Programmdiskette handelt es sich um eine Spezialversion mit folgenden Eigenschaften:

a) Der DOS-Befehl „INIT" ist nicht vorhanden (anstelle des INIT-Befehls übernimmt ein Programm das Initialisieren der Disketten).
b) Es ist erheblich schneller als das Apple-DOS.

Das Programm wurde teilweise in Basic und in Maschinensprache (Assembler) geschrieben. Das kompilierte Basic-Programm besteht aus mehreren Segmenten, die nacheinander gestartet werden. Die Flächenberechnung erfolgt über ein Linienintegral. Zur Schwerpunktberechnung wird eine Einzelberechnung der x-y-Koordinaten durchgeführt. Die Bestimmung der Teilflächen erfolgt vom Schwerpunkt in 5°-Segmenten.

Eingeben der Daten

Die Ventrikelsilhouetten wurden über ein Graphiktablett digitalisiert und zur Auswertung auf Diskette gespeichert.

Hierzu wurden die enddiastolischen und endsystolischen Endokardbegrenzungen in den Schnittebenen der linksparasternalen kurzen Achse in Höhe der Mitralklappe und der Papillarmuskeln und in den Schnittebenen des apikalen Vierkammerblicks bzw. RAO-Äquivalents mit einem Lightpen umfahren. Die Einzeichnung der Endokardbegrenzungen erfolgte nach der Leading-edge-Methode (von Vorderkante zu Vorderkante) (s. Abb. 4.2 und Abb. 4.5). Zur Auswertung der kurzen Achse wurden nur runde oder annähernd runde Querschnittsflächen berücksichtigt. In Papillarmuskelhöhe wurden die Papillarmuskeln ausgespart (Abb. 4.2).

Die diastolische Fläche wurde zum Zeitpunkt des Beginns der R-Zacke im EKG festgelegt, während als systolische Endokardbegrenzung die Begrenzung der kleinsten Fläche angenommen wurde, die zeitlich meistens mit dem Ende der T-Welle im EKG zusammenfiel.

Referenzsysteme

Die Auswertung der Flächen erfolgte nach 2 Methoden. Im fixen System wurde keine Verschiebung der diastolischen und systolischen Silhouetten durchgeführt. Die Auswertung im verschieblichen System („float") korrigierte die Translationsbewegung des Herzens durch Superposition der diastolischen Flächenschwerpunkte. Ein Ausgleich der Rotationsbewegung wurde nicht vorgenommen. In den klinischen Untersuchungen erfolgte unter Berücksichtigung der Ergebnisse von Schnittger et al. überwiegend die Darstellung der Ergebnisse im verschieblichen Referenzsystem für die Mitralebene und die apikalen Schnittbilder, während die Auswertung im fixen System für die Papillarmuskelebene bevorzugt wurde, da diese Ebene relativ wenig Eigenbewegung aufweist (Abb. 4.3) [204].

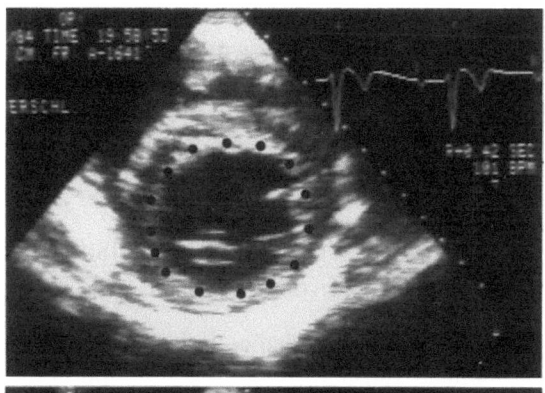
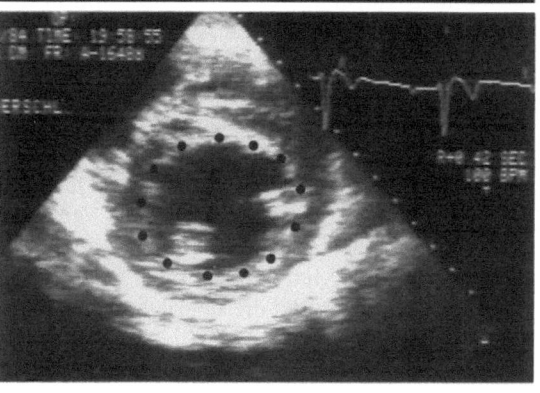

Abb. 4.2. Diastolische Endokardbegrenzung im 2D-echokardiographischen Schnittbild der kurzen Achse eines linken Ventrikels mit normaler Funktion. Mitralebene *(oben)*, Ebene der Papillarmuskeln *(unten)* mit Aussparung der Papillarmuskeln. Annähernd runde Querschnittsflächen

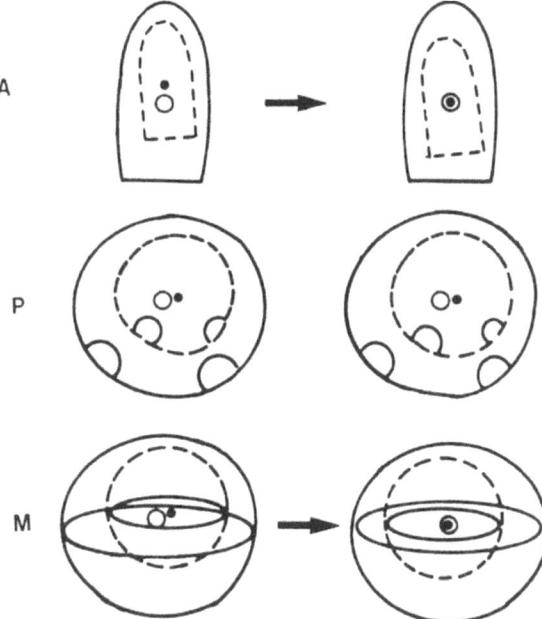

Abb. 4.3. Systolische *(gestrichelt)* und diastolische Endokardbegrenzungen nach Ausgleich der Translationsbewegung des Herzens (floatendes System) für die Mitralebene *(M)* und die apikalen Schnittbilder *(A)*. Keine Korrektur (fixes Referenzsystem) für die Ebene der Papillarmuskeln *(P)*

106   Linksventrikuläre Funktionsdiagnostik

Koordinatensystem

Zur Teilflächenberechnung wurde ein polares Koordinatensystem angewandt, dessen Nullpunkt im Schwerpunkt der diastolischen Fläche festgelegt wurde. Vom Nullpunkt wurden radiär in 5°-Abständen Segmente des Ventrikels konstruiert, deren Flächen einzeln berechnet wurden. Die Ergebnisse konnten für die 5°Teilflächen oder als Mittelwert für ein Vielfaches des 5°-Segments abgerufen werden.

4.3.2 Rechnergestützte linksventrikuläre Wandbewegungsanalyse bei experimentellem Koronarverschluß

Die Beurteilung des Ausmaßes und Zeitverlaufs einer linksventrikulären Dysfunktion während kurzer Koronarokklusion und in der frühen Reperfusionsphase ist besonders im Hinblick auf die Änderung der Myokardfunktion bei akutem Herzinfarkt mit oder ohne erfolgreiche Intervention von großer Bedeutung und erfordert quantitative Bestimmungen der Wandbewegungsstörungen.

Bei kurzzeitigen Verschlüssen wurden in experimentellen Studien mit implantierbaren Ultraschallkristallen unterschiedliche Auswirkungen der Koronarokklusion auf die Myokardfunktion gefunden. Der zeitliche Verlauf der myokardialen Dysfunktion zeigte sowohl während der Verschlußzeit als auch in der Reperfusionsphase in mehreren Untersuchungen deutliche Unterschiede in Abhängigkeit von der jeweiligen Methode [56, 118, 173, 218, 219, 236]. Durch implantierbare Ultraschallkristalle erfolgt die Beurteilung der Funktion in lokal enger Begrenzung zwischen zwei Kristallen. Weitere methodische Probleme bei der Verwendung implantierbarer Ultraschallkristalle können durch das Trauma der Implantation selbst entstehen. Die Echokardiographie erlaubt dagegen die nichtinvasive Beurteilung der Myokardfunktion.

Eigene Untersuchungen

In einer experimentellen Studie sollten das Ausmaß und der Zeitverlauf der linksventrikulären Dysfunktion während kurzer Koronarverschlüsse und in den frühen Reperfusionsphasen mittels der oben beschriebenen, rechnergestützten echokardiographischen Methode geprüft werden.

Hierzu wurden Untersuchungen an insgesamt 11 gemischtrassigen Hunden in Intubationsnarkose durchgeführt. Die Koronarokklusion erfolgte mittels Tourniquetmethode bei geöffnetem Thorax. Vor und bis zu 15 min nach Verschluß des Ramus interventricularis anterior (LAD) der linken Herzkranzarterie sowie in der anschließenden 15minütigen Reperfusionsphase wurden transthorakal kontinuierlich zwei kurze Achsen des linken Ventrikels 2 D-echokardiographisch mit einem mechanischen 90°-Sektorscanner und einem 3,0-MHz-Schallkopf (ATL, Mark 300) oder mit einem elektronischen 84°-Sektorscanner und einem 3,5-MHz-Schallkopf (Diasonics CV 60) dargestellt. Die Bildaufzeichnung erfolgte mit einem 0,5-Zoll-Videorecorder. Nach einem 30minütigen Intervall wurde der Vorgang im Anschluß an einen Verschluß des Ramus circumflexus (CX) der linken Herzkranzarterie wiederholt. Die endsystolischen und enddiastolischen Querschnittsflächen (ESA, EDA) wurden in Höhe der Mitralklappe und in Höhe der Papillarmuskeln bestimmt. Die systolische Flächenänderung (SAR) wurde nach der Formel

$$\frac{(EDA - ESA)}{EDA} \times 100$$

berechnet.

Zur Bestimmung der regionalen Myokardfunktion wurde die segmentale Flächenänderung für ein 90°-Segment der medioanterioren Wand nach Verschluß des Ramus interventricularis anterior und der posterioren Wand nach Verschluß des Ramus circumflexus der linken Herzkranzarterie errechnet.

Zur Bestimmung der Intraobservervariabilität wurden je 20 enddiastolische und endsystolische Flächen im Abstand von mindestens 3 Tagen zweimal eingezeichnet bzw. errechnet. Als mittlerer Fehler (±SD) ergab sich für die enddiastolischen Flächen 4,6±4,5%. Die Zweitbestimmung der endsystolischen Flächen wich mit einem mittleren Fehler von 6,4±4,5% von der Erstuntersuchung ab. Für die abgeleitete Größe der systolischen Flächenänderung errechnete sich ein mittlerer Fehler von 11,0±7,5%. Die entsprechende Regressionsgerade und der Korrelationskoeffizient für die enddiastolischen Flächen sind in Abb. 4.4 dargestellt.

Nach Verschluß des Ramus interventricularis anterior konnte eine wesentliche Vergrößerung der enddiastolischen und endsystolischen Querschnittsflächen sowohl in Mitral- als auch in Papillarmuskelhöhe nicht beobachtet werden. Änderungen dieser Werte waren auch innerhalb von 15 min der Reperfusion nicht festzustellen. Die systolische Flächenänderung nahm in Papillarmuskelhöhe während Ischämie nur gering ab und änderte sich in der Mitralklappenebene nicht. Vor dem Koronarverschluß war die systolische Flächenänderung in Papillarmuskelhöhe signifikant größer als in Mitralhöhe, während ein wesentlicher Unterschied nach dem Verschluß nicht gefunden werden konnte. Die segmentale systolische Flächenänderung verminderte sich 2 min nach Verschluß des Ramus interventricularis anterior um 41% in Mitralhöhe und um 60% in Papillarmuskelhöhe. Dieses Verhalten konnte bei jedem Versuch beobachtet werden. In Mitralhöhe war eine Änderung während der Reperfusionsphase nicht zu beobachten. 5-10 min nach Beginn der Reperfusion zeigte die segmentale systolische Flächenänderung in Papillarmuskelhöhe eine leichte Besserung, während sie sich 15 min nach Reperfusionsbeginn wieder auf die Werte während der Ischämie verminderte.

Der nachfolgende Verschluß des Ramus circumflexus bewirkte eine Zunahme der enddiastolischen und endsystolischen Querschnittsflächen um 19% bzw. 56% in Mitralhöhe. Diese Werte zeigten während der Okklusion und in der 15minütigen Reperfusionsphase keine weitere Änderung. In Papillarmuskelhöhe nahm die endsystolische Querschnittsfläche bereits 2 min nach dem Verschluß um 53% zu änderte sich in der weiteren Verschlußphase und in der frühen Reperfusionsphase nicht.

Die globale systolische Flächenänderung verminderte sich 2 min nach Okklusion von 41% auf 24% in Mitralhöhe und von 47% auf 23% in Papillarmuskelhöhe. Auch hier fand sich keine weitere Änderung in der nachfolgenden Verschluß- und Reperfusionsphase. Vor der Ischämie war die globale systolische Flächenänderung in Papillarmuskelhöhe signifikant größer als in Mitralklappenhöhe (46,76±2,12% vs. 41,23±1,0%). 2 min nach Verschluß des Ramus circumflexus war

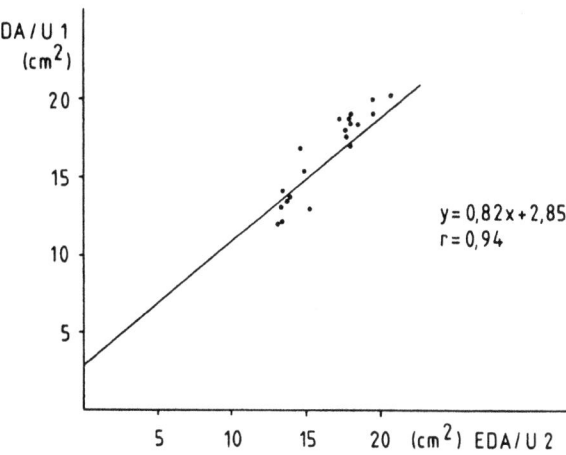

Abb. 4.4. Intraobservervariabilität bei der Bestimmung von 20 enddiastolischen Querschnittsflächen. Korrelation zwischen 2 Auswertungen (U1 und U2) im Abstand von mindestens 3 Tagen

ein Unterschied zwischen beiden Ebenen nicht mehr festzustellen. Die segmentale systolische Flächenänderung zeigte 2 min nach dem Verschluß bei jedem Tier eine Verminderung. In Mitralhöhe betrug die Reduktion 91% und in Papillarmuskelhöhe 97%. Eine wesentliche weitere Änderung in der übrigen Okklusionsphase trat nicht ein. Eine regionale Dyskinesie war während der Ischämie bei 5 Tieren zu beobachten. Bei 3 Hunden blieb die Dyskinesie auch während der Reperfusionsphase bestehen.

Bei 5 Tieren wurde die globale systolische Flächenänderung für den Zeitraum 2-10 s nach Verschluß des Ramus circumflexus errechnet. Diese Werte zeigten keinen signifikanten Unterschied im Vergleich zu den Ergebnissen 15 min nach Okklusion. EKG-Veränderungen mit ST-Hebungen oder -Senkungen von mehr als 1 mm traten innerhalb von 1-2 min nach dem Verschluß auf. Die Herzfrequenz stieg um 43% von 85±17/min auf 121±16/min nach dem Verschluß und betrug 116±20/min während der Reperfusionsphase.

Diese Ergebnisse zeigen, daß bereits unmittelbar nach akutem Koronarverschluß eine linksventrikuläre Dysfunktion auftritt. 2-10 s nach Beginn einer kompletten proximalen Okklusion des Ramus circumflexus der linken Herzkranzarterie verminderte sich die globale systolische Flächenänderung auf die Werte, die auch nach 15 min Ischämie zu finden waren. Im Anschluß an einen Verschluß des Ramus interventricularis anterior konnte eine signifikante Verminderung der regionalen systolischen Flächenänderung 2 min nach Ischämie beobachtet werden. Diese Ergebnisse stehen in Übereinstimmung mit Studien, bei denen implantierbare Ultraschallkristalle verwendet wurden. Fallen et al. beobachteten ebenfalls maximale Änderungen der Hämodynamik und der regionalen Wandbewegung bereits 2 min nach Verschluß des Ramus interventricularis anterior [81]. Heyndrickx et al. beschrieben regionale Funktionsstörungen des linken Ventrikels innerhalb von 5 min nach Stenosierung des Ramus interventricularis anterior oder des Ramus circumflexus [118]. Eine signifikante Verminderung der segmentalen Wandbewegung 30 s nach Okklusion des Ramus interventricularis anterior wurde von Edwards et al. mitgeteilt [56].

In unseren Untersuchungen konnte nach 5-15 min der Ischämie keine weitere Veränderung der regionalen oder globalen Myokardfunktion gefunden werden. Diese Ergebnisse sind möglicherweise durch die Beobachtungen von Yellon et al. zu erklären, die in ihren Untersuchungen zeigten, daß sich vorbestehende Kollateralen bereits während der ersten 5 min eines Koronarverschlusses maximal erweitern, während in der folgenden, auch über Stunden gehenden Ischämie keine weitere Zunahme der Kollateralisation mehr auftritt [252]. Weiterhin fanden Yellon et al. während der ersten 5 min des Verschlusses eine rasche ATP-Freisetzung. Edwards et al. beschrieben nicht nur eine Reduktion der regionalen linksventrikulären Funktion und einen Anstieg der segmentalen myokardialen Steifheit, sondern auch eine plastische Deformierung regionaler Myokardabschnitte nach akuter Koronarokklusion [56]. Wir fanden bei allen Tieren im Anschluß an einen Verschluß des Ramus circumflexus eine unmittelbare Formveränderung des linken Ventrikels in der kurzen Achse, so daß die diastolische Querschnittsfläche nicht mehr annähernd kreisrund gestaltet war (Abb. 4.5, vgl. Abb. 4.2). Deformierungen linksventrikulärer Querschnittsflächen nach Koronarokklusion wurden ebenfalls von Weiss beobachtet [245]. Als Ursache für funktionelle Veränderungen in normal perfundiertem Myokard in unmittelbarer Nähe von ischämischen Herzmuskelabschnitten sind in erster Linie biochemische oder mechanische Faktoren zu nennen.

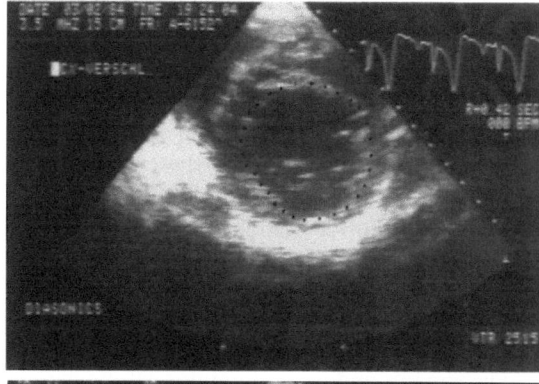
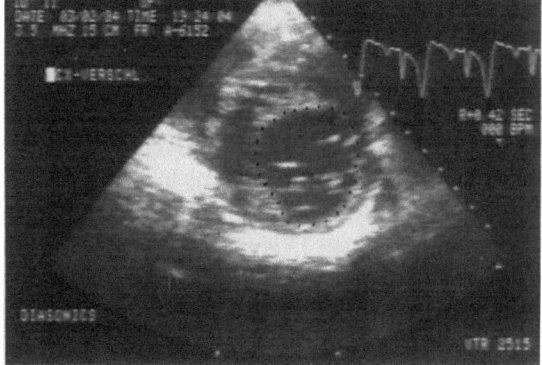

Abb. 4.5. Deformierte enddiastolische *(oben)* und endsystolische *(unten)* Querschnittsfläche unmittelbar nach Verschluß des Ramus circumflexus (vgl. mit Abb. 4.2)

Obwohl akute Koronarverschlüsse von 10–20 min Dauer keinen bleibenden myokardialen Schaden hervorrufen, ist die Persistenz der linksventrikulären Dysfunktion in der Reperfusionsphase nach kurzer Koronarokklusion in mehreren experimentellen Studien beschrieben worden. Die beobachteten Unterschiede im Ausmaß und Zeitverlauf sind wohl in erster Linie auf methodische Unterschiede bei der Bestimmung der regionalen Funktion zurückzuführen. Theroux et al. beobachteten eine Verminderung der linksventrikulären Funktion nach 2minütigen Koronarverschlüssen bis zu einer Reperfusionsdauer von 45 min [236]. Heyndrickx et al. beschrieben die Persistenz von diffusen linksventrikulären Funktionsstörungen im Anschluß an 15minütige Koronarokklusionen während einer Reperfusionsdauer von 6 h [118]. Kloner et al. fanden eine Verminderung der Kontraktilität nach 15minütigem Koronarverschluß für die Reperfusionsdauer von 3 Tagen [134]. In einer Untersuchung von Smith wird über verminderten Koronarfluß, verminderten Sauerstoffverbrauch und herabgesetzte Arbeit bei einem Mangel an Laktatproduktion nach Isoprenalinapplikation im reperfundierten Myokard im Anschluß an eine kurze Koronarokklusion berichtet [218]. In unserer Studie wurden in der frühen Reperfusionsphase eine beginnende Erholung der verminderten Myokardfunktion und eine anschließende Verschlechterung der linksventrikulären Kontraktion beobachtet. Unsere Ergebnisse zeigten einen Anstieg der verminderten segmentalen systolischen Querschnittsflächenänderung 5 min nach Beendigung eines 15minütigen Verschlusses des Ramus interventricularis anterior, wobei bereits 15 min nach Beginn der Reperfusion wieder eine erneute Verschlechterung der regionalen Funktion bis zu den Werten während der Ischämiephase beobachtet werden konnte. Smith beschrieb ähnliche Veränderungen der Myokardfunktion bei pharmakologisch durch 6 OH-Dopamin denervierten Tieren [218]. Aus diesen Ergebnissen war zu schließen, daß die initiale Verbesserung der Kontraktion in der Reperfusionsphase nicht nur durch eine Noradrenalinfreisetzung bewirkt wurde. Nach kurzen Koronarverschlüssen von 100 s Dauer wurden vorübergehende überschießende Besserungen der verminderten Myokardfunktion in der frühen Reperfusionsphase gefunden, die in ihrer Ausprägung vom Grad der reaktiven Hyperämie abhängig zu sein schienen [173].

Die von uns und in der Literatur gefundenen Unterschiede der linksventrikulären Funktionsstörung während und nach experimenteller Okklusion des Ramus interventricularis anterior und des Ramus circumflexus der linken Herzkranzarterie können durch die unterschiedliche Kollateralisation bei Hunden erklärt werden. In unserem Kollektiv war nach 15minütigem Verschluß des Ramus interventricularis anterior die globale linksventrikuläre Funktion, gemessen als systolische Querschnittsflächenänderung, nicht vermindert, während eine Okklusion des Ramus circumflexus eine unmittelbare Verminderung der globalen systolischen Flächenänderung zur Folge hatte. Regionale Funktionsstörungen im Anschluß an einen Verschluß des Ramus interventricularis anterior konnten durch Berechnung der segmentalen systolischen Flächenänderung erfaßt werden. Kondo et al. berichteten über eine Verminderung der regionalen systolischen Flächenänderung, die durch ein Vorhofpacing in einer Frequenz von 150/min bei 70%iger Koronarstenose bewirkt wurde, während eine Reduktion der globalen systolischen Flächenänderung erst ab einer Stimulationsfrequenz von 180/min beobachtet wurde [137]. Diese Ergebnisse zeigen ebenso wie unsere Befunde, daß eine quantitative Analyse der segmentalen Funktion notwendig ist, um kleinere ischämische Myokardregionen erfassen zu können.

4.3.3 Funktionsparameter der regionalen Wandbewegung des linken Ventrikels bei Herzgesunden

Die klinische Anwendung der segmentalen quantitativen Wandbewegungsanalyse durch 2 D-Echokardiographie erfordert die Kenntnis der Meßwerte in einem Kollektiv Herzgesunder. Diese sind in der Literatur meistens auf ausgewählte Ebenen und in der Regel auf hervorragende Bildqualitäten beschränkt [50, 102, 109, 166].

Eigene Untersuchungen

Es wurden deshalb die 2 D-echokardiographischen Funktionsparameter bei Herzgesunden für 2 kurze und 2 lange Achsen geprüft, wobei Bildqualitäten zugrundegelegt wurden, die üblicherweise in einer routinemäßigen Untersuchungsserie eines Echokardiographielabors anzutreffen sind.

Die Untersuchungen erfolgten an insgesamt 35 Herzgesunden. Die Gruppe I umfaßte 9 Männer und 1 Frau im Alter von 17-33 Jahren (im Mittel 26,6 ± 4,3 Jahre), die anamnestisch und klinisch keinen Anhalt für eine Herzerkrankung boten. Die Gruppe II bestand aus 3 Männern und 7 Frauen im Alter von 43-62 Jahren (im Mittel 51,0 ± 6,2 Jahre), die invasiv untersucht wurden und koronarangiographisch und lävokardiographisch einen regelrechten Befund aufwiesen. Das Gesamtkollektiv (n = 30) umfaßte die beiden Gruppen aus älteren und jüngeren Menschen und 10 weitere klinisch und anamnestisch Herzgesunde (7 Männer, 3 Frauen, mittleres Alter 42,5 ± 5,5 Jahre). Die Auswahl erfolgte retrospektiv aus routinemäßig im Echokardiographielabor erstellten Videoaufnahmen, die vorher als normal befundet wurden. Nach Zusammenstellung des Gesamtkollektivs wurde die altersspezifische Differenzierung durchgeführt. Es gelangten in der Mehrzahl durchschnittliche und nur wenige sehr gute Bildqualitäten zur Auswertung. Bei den als sehr gut bezeichneten Bildqualitäten war die Endokardbegrenzung bereits im Standbild in vollem Umfang zu erkennen, während bei den durchschnittlichen Aufnahmequalitäten die Endokardbegrenzung nach mehrmaligem Vor- und Rücklauf des Videobandes festgelegt wurde. 5 Patienten mit schlechter Bildqualität wurden nicht in das Kollektiv aufgenommen.

Zur Standardisierung der Segmentberechnung wurde in allen Ebenen ein bestimmter Startpunkt definiert (Abb. 4.6). In der Mitralebene (M) der linksparasternalen kurzen Achse lag der Startpunkt für Segment 1 am oberen Rand des medialen Mitralrings, der im Koordinatensystem überwiegend bei 180° zu finden war. In Papillarmuskelhöhe (P) wurde der Beginn von Segment 1 am oberen Rand des medialen Papillarmuskels festgelegt. Dieser Punkt lag in der Regel bei 210°. Zur Berechnung des apikalen RAO-Äquivalents (RAO) bzw. des Vierkammerblicks (4-Ka) erfolgte die Festlegung von Segment 1 am Übergang der Aortenwurzel zur Vorderwand bzw. an

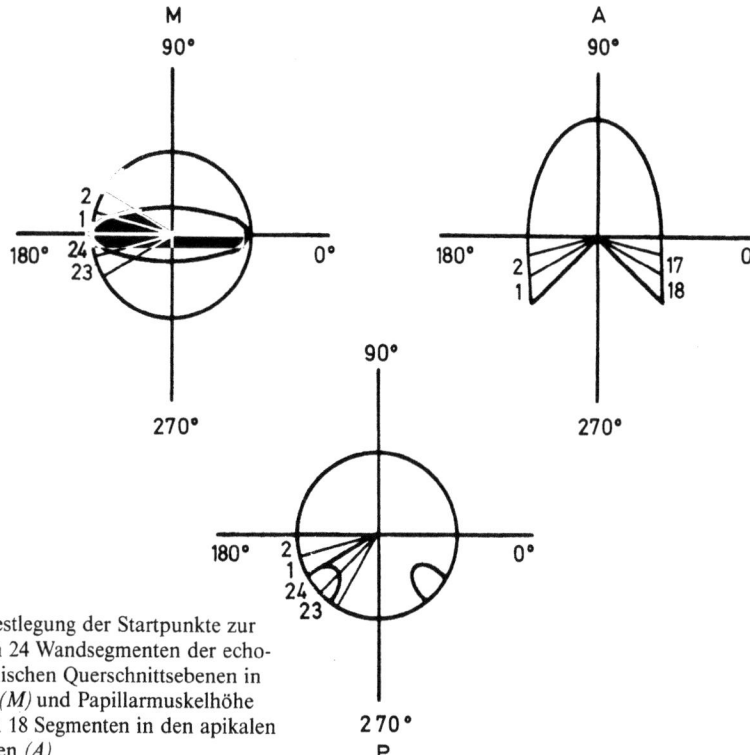

Abb. 4.6. Festlegung der Startpunkte zur Analyse von 24 Wandsegmenten der echokardiographischen Querschnittsebenen in Mitralhöhe *(M)* und Papillarmuskelhöhe *(P)* bzw. von 18 Segmenten in den apikalen Schnittebenen *(A)*

112　Linksventrikuläre Funktionsdiagnostik

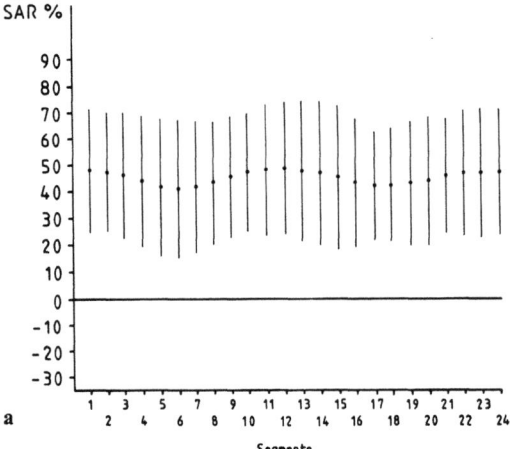

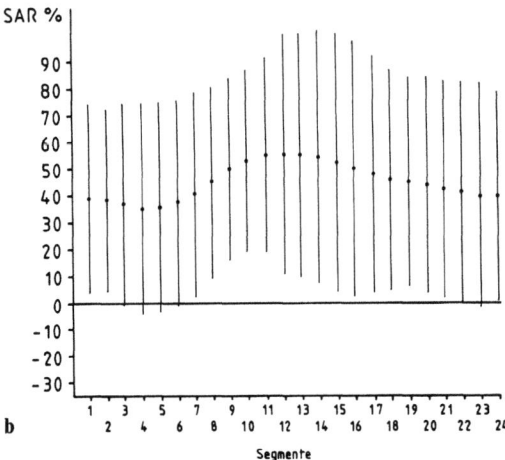

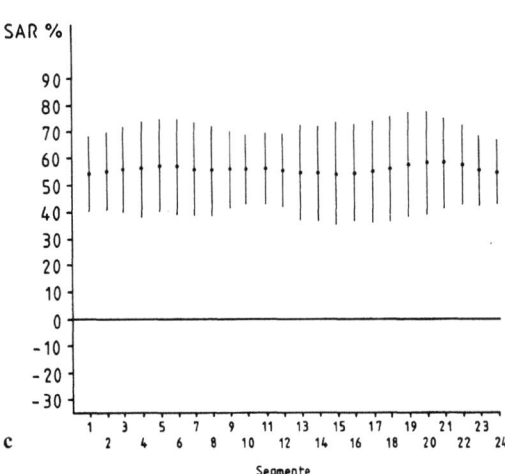

Abb. 4.7 a–h. Ergebnisse der segmentalen systolischen Flächenänderung *(SAR)* bei linksventrikulärer Wandbewegungsanalyse der echokardiographischen Schnittebenen der linksparasternalen kurzen Achse und der apikalen Schnittebenen bei 30 Normalpersonen. Darstellung der Mittelwerte ± 2 SD. **a** Mitralebene (float), **b** Mitralebene (fix), **c** Papillarmuskelebene (float), **d** Papillarmuskelebene (fix), **e** Vierkammerblick (float), **f** Vierkammerblick (fix), **g** RAO (float), **h** RAO (fix). Bezeichnung der Segmente: *Mitralebene:* 1–3 IS, 4–6 S, 7–9 AS, 10–12 A, 13–15 L, 16–18 P, 19–21 IP, 22–24 I; *Papillarmuskelebene:* 1–3 I, 4–6 IS, 7–9 S, 10–12 AS, 13–15 A, 16–18 L, 19–21 P, 22–24 IP; *Vierkammerblick:* 1–4 Sbas, 5–7 Sap, 8–10 Ap, 11–13 Lap, 14–18 Lbas; *RAO:* 1–4 Abas, 5–7 Aap, 8–10 Ap, 11–13 Iap, 14–18 Ibas; (A anterior, Ap Apex, ap apikal, AS anteroseptal, bas basal, I inferior, IS inferoseptal, IP inferoposterior, L lateral, P posterior, S septal)

Rechnergestützte Analyse durch 2 D-Echokardiographie   113

Abb. 4.7 d–h

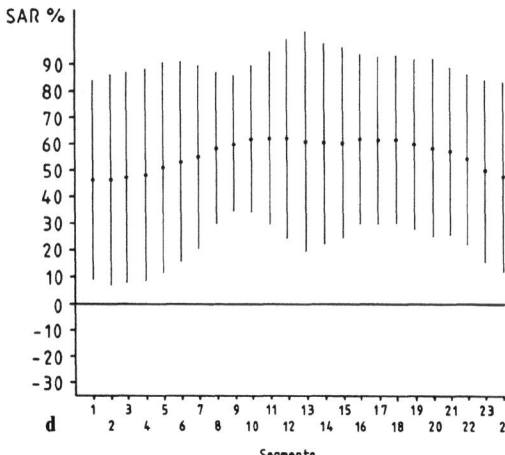

d

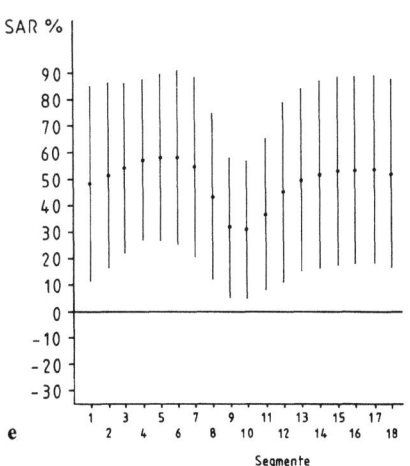

e

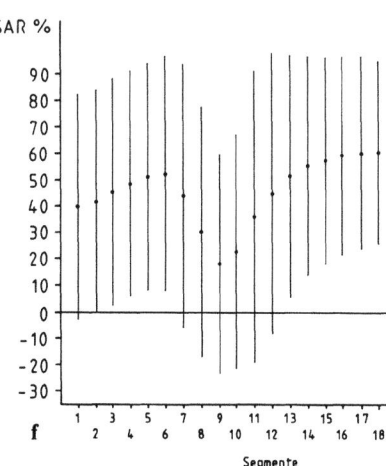

f

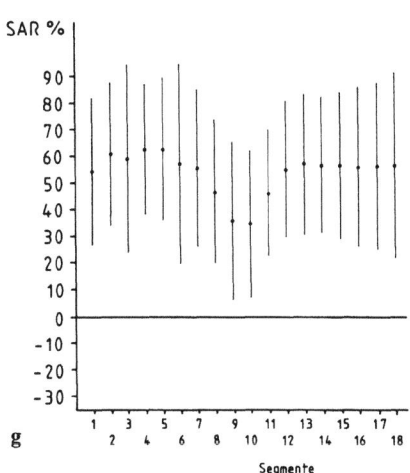

g

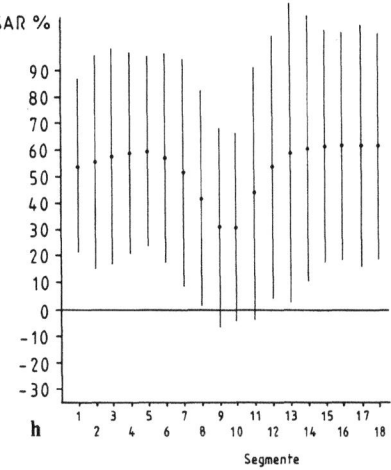

h

der Ventrikelseptum-Vorhof-Grenze. Die Startpunkte für diese Ebenen lagen überwiegend bei 330 bzw. 225°.

Als globaler Funktionsparameter wurde in jeder Schnittebene die prozentuale Änderung der Gesamtfläche bestimmt. In allen Gruppen war in Mitralhöhe eine geringere globale systolische Flächenänderung zu beobachten als in Papillarmuskelhöhe. Die Werte betrugen in der Gesamtgruppe 46,25 ± 10,95 % vs. 57,36 ± 6,68 %.

Die graphische Darstellung der regionalen Flächenänderung in 24 bzw. 18 15°-Segmenten erfolgte in den einzelnen Gruppen und im gesamten Normalkollektiv in Form von Mittelwerten ± 2 SD (Abb. 4.7). In allen Gruppen ergab sich im verschieblichen Referenzsystem eine geringere Streuung als nach der Berechnung im fixen System.

Die Gruppe der Älteren zeigte in erster Linie im fixen Referenzsystem eine geringfügig höhere Varianz der Meßwerte als die Gruppe der Jüngeren.

Quantitative Meßmethoden der segmentalen Wandbewegung sind besonders in der 2 D-Echokardiographie in hohem Maße durch mögliche technische Schwierigkeiten limitiert. Neben den auch aus der Angiographie bekannten Problemen der Korrektur von intra- und extrakardialen Bewegungen des Herzens, ist in der 2 D-Echokardiographie die Voraussetzung einer Registrierung *guter Bildqualitäten* in mehreren Standardebenen von entscheidender Bedeutung. Nach Untersuchungen von Sold konnte in einem nicht selektierten Kollektiv bei insgesamt 44 % der Patienten die Endokardabgrenzung der parasternalen und apikalen Schnittebenen durch mehrfaches Vorspielen des Videobands erfolgen [223]. Bei über der Hälfte der konsekutiv untersuchten Patienten ist demnach mit größeren Lücken in der echokardiographischen Endokarddarstellung zu rechnen, die eine quantitative Messung erschweren oder unmöglich machen. Parisi et al. konnten bei 74 % der Patienten mit koronarer Herzkrankheit zur Digitalisierung geeignete Echokardiogramme registrieren [175]. Die in der Literatur mitgeteilten Normalwerte einer quantitativen 2 D-echokardiographischen Wandbewegungsanalyse beziehen sich in der Regel auf selektierte Bildqualitäten. Dißmann et al. mußten in einer Gruppe jüngerer Normalpersonen insgesamt 20 und in einem Kollektiv Älterer 31 Personen untersuchen, um jeweils 10 qualitativ sehr gute Echokardiogramme in 3 Schnittebenen zu registrieren [50]. In den Untersuchungen von Moynihan et al. wurden von 90 Patienten lediglich 10 zur Prüfung der Interobservervariation herangezogen [166]. Das von Grube et al. erstellte Normalkollektiv, das nur die apikalen Ebenen betraf, umfaßte 181 Patienten und Probanden, die nach den Kriterien einer guten Bildqualität ausgesucht wurden [102]. In unseren Untersuchungen bei Herzgesunden wurden von 35 Patienten nur 5 wegen schlechter Bildqualität ausgeschlossen. Bei den übrigen 30 Normalpersonen reichte die besonders in der Gruppe der Älteren zum Teil reduzierte Bildqualität aus, um nach mehrfachem Vor- und Rückspielen des Videobandes die Endokardbegrenzung festzulegen. Die Älteren wiesen insgesamt eine geringere Bildqualität auf als die Jüngeren. Dies war besonders in den parasternalen Schnittebenen zu beobachten. Trotz der vergleichsweise verminderten Endokardabgrenzbarkeit zeigte dieses Kollektiv in einigen Ebenen nur eine geringfügig höhere Variabilität der Ergebnisse.

Die linksventrikuläre Wandbewegung ist auch bei Gesunden *nicht homogen*. Die apikalen Schnittebenen lassen im posterioren Bereich des linken Ventrikels im Vergleich zu anterioren Wandabschnitten eine leicht verstärkte Kontraktion erkennen, während die segmentale Funktion apikal geringer ausgeprägt erscheint. Auch Ingels et al. und Sniderman et al. beobachteten in ihren Untersuchungen eine vergleichsweise stärkere Wandbewegung im Bereich der linksventrikulären Hinterwand [125, 222].

Die globale systolische Flächenänderung der kurzen Achse zeigt in Mitral- und Papillarmuskelhöhe ein unterschiedliches Verhalten. Wie in unseren tierexperimentellen Untersuchungen fanden wir auch bei Normalpersonen in Mitralhöhe eine geringere systolische Flächenänderung als in der Ebene der Papillarmuskeln. Diese Befunde stehen in Übereinstimmung mit den experimentellen und klinischen Ergebnissen von Haendchen et al. [109]. Die Ursache für die verstärkte Kontraktion im Bereich der Herzspitze im Vergleich zu anderen Wandabschnitten könnte in einer unterschiedlichen Anordnung und Struktur der apikalen Herzmuskelfasern zu finden sein. Untersuchungen von Le Winter et al., Laks et al. sowie Studien der Arbeitsgruppen um Shapiro, Greenbaum und Streeter ergaben, daß im Bereich der Herzspitze längere Sarkomere, eine typische Herzmuskelfaserstruktur und eine stärker ausgeprägte zirkumferentielle Anordnung der Muskelfasern gefunden werden können [100, 141, 145, 213, 230].

Die linksventrikuläre Funktion ist nicht nur in den verschiedenen Schnittebenen der kurzen Achse unterschiedlich. Auch innerhalb einer Ebene verhält sich die regionale Wandbewegung bei Gesunden heterogen, wie ein Vergleich der einzelnen Segmente eines Schnitts zeigt. Ein ungleichmäßiges Funktionsmuster ist in den segmentalen Berechnungen nach beiden Referenzsystemen zu finden. Auch nach Korrektur der Rotation neben dem Ausgleich der Translation des Herzens erfolgt innerhalb eines linksventrikulären Querschnitts kein homogener Kontraktionsablauf, wie die Untersuchungen von O'Boyle et al. zeigen [170]. Somit kann als Ursache für die Heterogenität der Wandbewegung des linken Ventrikels nicht nur die Beeinflussung durch die Eigenbewegungen des Herzens herangezogen werden. Neben anderen technischen Faktoren, wie adäquate Endokarderkennung und artefaktfreie Abzeichnung mit dem Lightpen, müssen wohl auch myokardiale Komponenten eine Rolle spielen. Es ist anzunehmen, daß innerhalb einer Schnittebene Anordnung und Struktur der Herzmuskelfasern variieren.

Nach Ausgleich der Translationsbewegung zeigt sich in der Schnittebene der kurzen Achse in Mitralhöhe eine im Vergleich zu septalen Wandabschnitten verstärkte Kontraktion anterolateral und inferior. Dieses Verhalten der regionalen Wandbewegung des linken Ventrikels wird besonders deutlich, wenn die Werte der segmentalen systolischen Flächenänderung normalisiert werden (s. S. 116).

Der Vergleich der regionalen systolischen Flächenänderung aller Schnittebenen in den unterschiedlichen *Referenzsystemen* zeigt eine deutlich geringere Varianz der Normalwerte der segmentalen Wandbewegung im verschieblichen System. Das fixe Referenzsystem erscheint für die Mitralebene, den Vierkammerblick und das RAO-Äquivalent wenig geeignet, weil sich neben der großen Varianz der Meßergebnisse für einige Segmente bereits im Normalfall negative Werte der prozentualen Flächenänderung ergeben. Lediglich in der Ebene der Papillarmuskeln errechnet sich im fixen System ein Normalbereich, der für alle Segmente oberhalb der Nullinie liegt. Diese Beobachtungen stehen in Übereinstimmung mit den Erfahrungen anderer Autoren [204].

4.3.4 Sensitivität und Spezifität

Die *Sensitivität* der qualitativen visuellen Methode und des computergestützten Auswertungsverfahrens wurde an Patienten mit transmuralem Myokardinfarkt untersucht. In allen Fällen lag ein Lävokardiogramm vor, das als Bezugsmethode diente. Für die linksparasternalen Ebenen der kurzen Achse in Mitralhöhe bzw. in Papillarmuskelhöhe errechnete sich für das rechnergestützte Auswertungsverfahren eine Sensitivität von 62,1 %. Hierbei ließen sich in diesen Ebenen Kontraktionsstörungen der Hinterwand im Vergleich zur Vorderwand mit einer höheren Sensitivität erfassen (76,9 % vs. 50,0 %). Die Auswertung in den apikalen Schnittebenen des Vierkammerblicks und RAO-Äquivalents ergab eine Sensitivität von 69,0 %, wobei die Bewertung von Wandbewegungsstörungen der Vorderwand mit einer Sensitivität von 68,8 % gegenüber 61,5 % im Hinterwandbereich erfolgen konnte. Die visuelle Beurteilung der Kontraktionsanomalien war mit einer Sensitivität von 83 % möglich.

Zur Prüfung der *Spezifität* des rechnergestützten Auswertungsverfahrens wurden klinisch und anamnestisch Herzgesunde mit bei visueller Diagnose normalem Echokardiogramm untersucht. Die Spezifität errechnete sich für die Schnittebene in Mitralhöhe mit 80 % und für die Schnittebene in Höhe der Papillarmuskeln mit 90 %. Die rechnergestützte Auswertung der apikalen Schnittebenen ergab für die Vorderwand 100 %, für die Hinterwand 70 % und für die Herzspitze 80 %.

Die Beurteilung der Sensitivität ist in hohem Maße von der Selektion des Untersuchungskollektivs abhängig. Zur Auswahl der Patienten können elektrokardiographische und/oder angiographische Kriterien herangezogen werden. In der Literatur wurde die Sensitivität überwiegend in Kollektiven mit ausgedehnten Wandbewegungsstörungen geprüft. Unter dieser Voraussetzung wurde eine Sensitivität von 95 %, 70,4 % bzw. 79,4 % mitgeteilt [102, 104, 175]. In unseren Untersuchungen konnte im Vergleich zur Vorderwand eine höhere Sensitivität des rechnergestützten Auswertungsverfahrens für die Hinterwand beobachtet werden. Es waren insbesondere leichte Wandbewegungsstörungen der Vorderwand visuell und bei Computerauswertung nur schwer zu erfassen.

4.3.5 Normalisierte Parameter der regionalen linksventrikulären Wandbewegung

Eine normalisierte Darstellung der regionalen linksventrikulären Kontraktion mit dem entsprechenden Bereich der zweifachen Standardabweichung ist in Abb. 4.8 wiedergegeben. Zur Normalisierung der Ergebnisse wurden für jeden Patienten das arithmetische Mittel der regionalen systolischen Flächenänderung über die Segmente berechnet und die einzelnen Werte der segmentalen Flächenänderung durch den Mittelwert dividiert. Die normalisierten Werte zeigen besonders in den Schnittebenen der kurzen Achsen eine vergleichsweise geringere Variabilität. Diese Darstellungsform erlaubt besonders bei kleinen Werten der globalen systolischen Flächenänderung, wie sie bei schwerer globaler Funktionsstörung des linken Ventrikels zu finden sind, eine deutliche Identifikation regionaler Kontraktionsanomalien (Abb. 4.9).

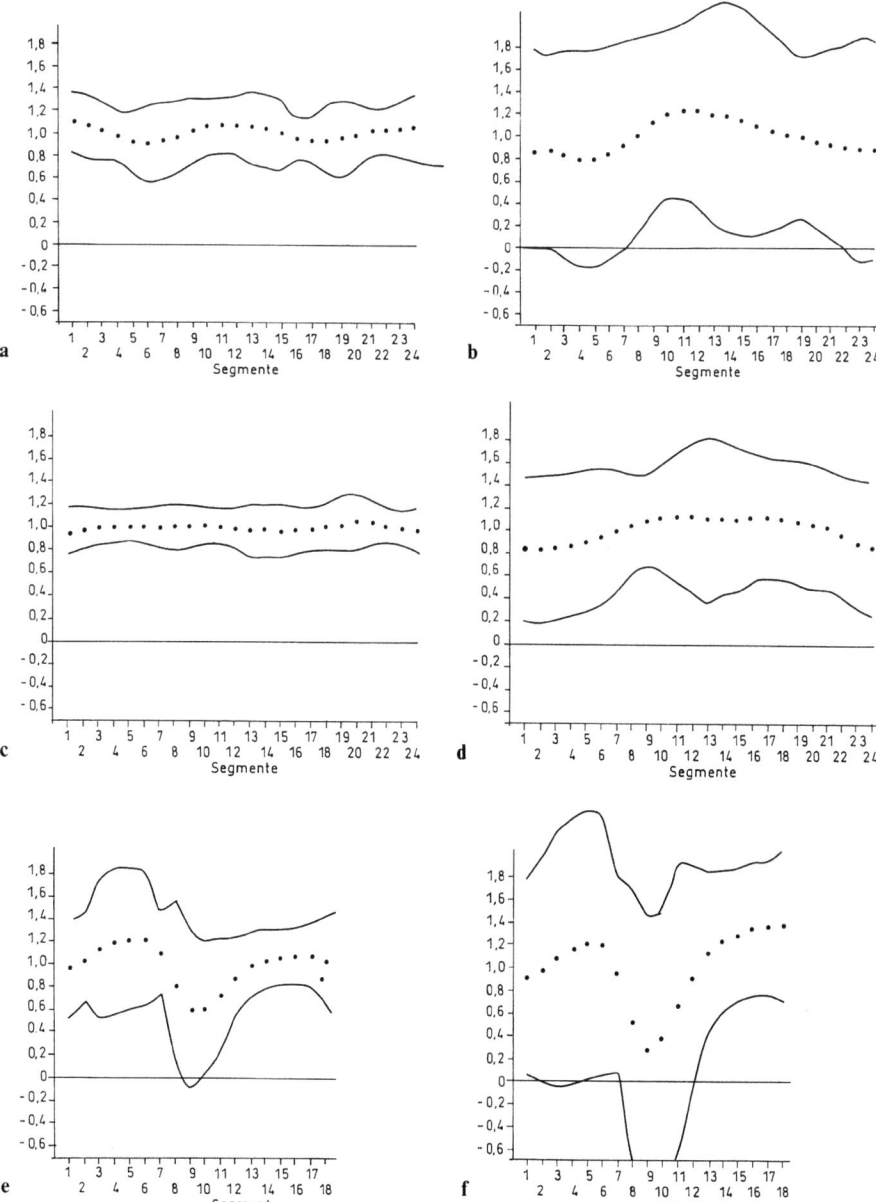

Abb. 4.8 a–h. Normalisierte Flächenänderung bei Wandbewegungsanalyse der echokardiographischen Schnittebenen der linksparasternalen kurzen Achse und der apikalen Schnittebenen bei 30 Normalpersonen. Darstellung der Mittelwerte ± 2 SD. **a** Mitralebene (float), **b** Mitralebene (fix), **c** Papillarmuskelebene (float), **d** Papillarmuskelebene (fix), **e** Vierkammerblick (float), **f** Vierkammerblick (fix), **g** RAO-Äquivalent (float), **h** RAO-Äquivalent (fix). (Bezeichnung der Segmente s. Abb. 4.7)

18 Linksventrikuläre Funktionsdiagnostik

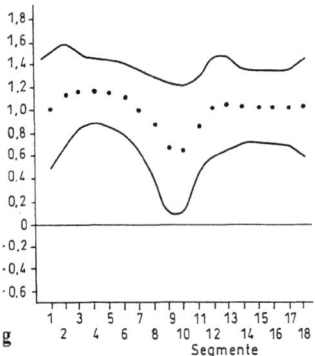
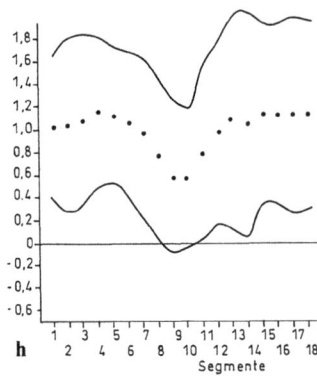

Abb. 4.8 g, h

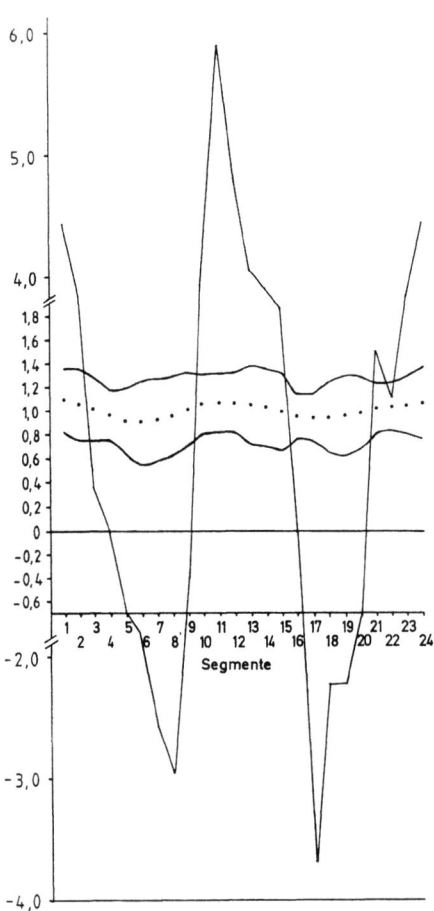

Abb. 4.9. Normalisierte Darstellung der segmentalen systolischen Flächenänderung des echokardiographischen Querschnitts in Mitralebene (float) bei einem Patienten mit ausgeprägter globaler Funktionsstörung des linken Ventrikels. Die regionalen Kontraktionsunterschiede sind deutlich zu erkennen

4.3.6 Vergleichende lävokardiographische und 2D-echokardiographische Untersuchungen der regionalen Wandbewegung

Das von der Herzspitze registrierte echokardiographische RAO-Äquivalent ist mit Einschränkung der ventrikulographischen RAO-Projektion vergleichbar. In simultanen echokardiographischen und ventrikulographischen Untersuchungen wurde gezeigt, daß auch bei technisch einwandfreier apikaler Anschallung im 2D-Echokardiogramm nur ein Tangentialschnitt des linken Ventrikels erreicht werden kann und die Herzspitze oftmals nicht darzustellen ist [79].

Ein Vergleich der segmentalen Wandbewegungsanalyse zwischen dem mittels Echokardiographie registrierten RAO-Äquivalent und dem innerhalb von 5 Tagen durchgeführten Ventrikulogramm ergab unter Anwendung derselben Auswertungsmethode eine Unterschätzung der segmentalen Kontraktion in den basalen Abschnitten des linken Ventrikels durch 2D-Echokardiographie.

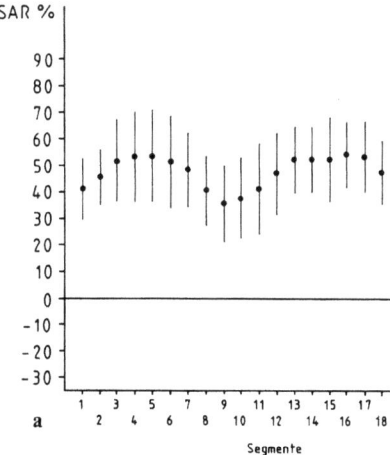

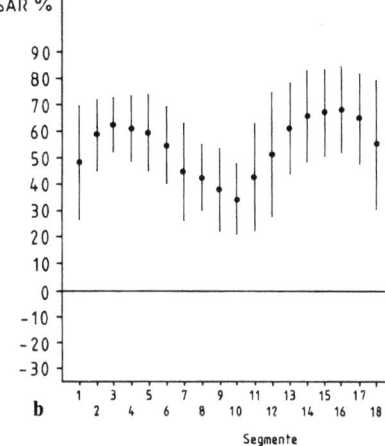

Abb. 4.10 a, b. Segmentale systolische Flächenänderung im RAO-Äquivalent des 2D-Echokardiogramms **(a)** und im Lävokardiogramm **(b)** bei 10 Patienten mit Aortenklappen- oder Mitralinsuffizienz, die während der Herzkatheteruntersuchung echokardiographiert wurden. Unterschätzung der Kontraktion der basalen Segmente im Echokardiogramm. Darstellung der Mittelwerte ± SD. (Bezeichnung der Segmente s. Abb. 4.7)

Bei 10 Patienten mit Aortenklappen- oder Mitralinsuffizienz, bei denen während der Linksherzkatheterisierung simultan eine Echokardiographie durchgeführt wurde, zeigten die Mittelwerte der segmentalen Wandbewegungsanalyse im Vergleich zwischen Echokardiogramm und Lävokardiogramm ebenfalls eine Unterschätzung der Kontraktion in den basalen Wandabschnitten durch die Echokardiographie (Abb. 4.10). Hierbei ist zu berücksichtigen, daß die basalen Wandabschnitte in unseren Kollektiven Herzgesunder die größten Standardabweichungen aufweisen. Als Erklärung hierzu kann am ehesten die Nähe der Mitralklappe bzw. die zum Teil randbildende Aortenwurzel mit den daraus resultierenden Ungenauigkeiten bei der Ventrikelkonturierung herangezogen werden. Ähnliche Beobachtungen wurden von anderen Autoren mitgeteilt [50, 102, 104].

4.3.7 Herzwandaneurysma

Ein Herzwandaneurysma kann als nicht (akinetisch) oder systolisch paradox (dyskinetisch) bewegliches Myokardareal definiert werden. Bei 10–38 % der Patienten, die einen Herzinfarkt erlitten haben, ist mit der Entwicklung eines Ventrikelaneurysmas zu rechnen [241]. Die frühzeitige Diagnose dieser Komplikation ist zur Prognosebeurteilung und insbesondere bei Herzrhythmusstörungen im Hinblick auf eventuelle operative Konsequenzen von großer Bedeutung.

Der Nachweis bzw. Ausschluß eines linksventrikulären Aneurysmas durch 2 D-Echokardiographie gelingt mit hoher Sensitivität und Spezifität. In einer prospektiven Studie an 422 Patienten ließen sich in 91 % qualitativ gute Echokardiogramme registrieren und mit einer Sensitivität von 93 % bzw. Spezifität von 94 % ein Aneurysma des linken Ventrikels diagnostizieren [241]. Neben der Größe und Abgrenzbarkeit des aneurysmatischen Bezirks ist für die Entscheidung zu einer chirurgischen Intervention die Funktion des Restventrikels mit ausschlaggebend.

Eigene Untersuchungen

Wir untersuchten retrospektiv die echokardiographischen Funktionsparameter bei 23 Patienten, die im 2 D-Echokardiogramm und Lävokardiogramm ein Ventrikelaneurysma aufwiesen. 12 Patienten waren später einer Aneurysmaresektion zugeführt worden (Gruppe „Aneu op"), 11 Patienten waren als inoperabel beurteilt worden, wobei als Kriterium die Abgrenzbarkeit des Aneurysmas und die Funktion des Restventrikels im Lävokardiogramm herangezogen wurde. (Gruppe „Aneu nop"). Die aus dem Kineangiogramm errechneten Ejektionsfraktionen zeigten in beiden Patientengruppen keine signifikanten Unterschiede. Die echokardiographisch bestimmten Querschnittsflächen und deren systolische Änderung wurden mit den Ergebnissen von 30 Normalpersonen und 10 Patienten mit dilatativer Kardiomyopathie verglichen.

Die Resultate der echokardiographischen Untersuchungen sind aus Abb. 4.11 zu entnehmen. Die endsystolische Querschnittsfläche in Mitralhöhe war in der operierten Aneurysmagruppe signifikant kleiner als in der nicht operierten Gruppe. Die prozentuale Flächenänderung zeigte in Papillarmuskelhöhe keinen signifikanten Unterschied zwischen beiden Kollektiven, während auf Mitralebene in der nicht operierten Gruppe eine vergleichsweise deutlich größere systolische Flächenänderung festzustellen war (45,02 ± 9,01 % vs. 30,19 ± 13,91 %, $p < 0,01$). Ein Vergleich der durch M-Mode-Echokardiographie bestimmten prozentualen Durchmesserverkürzung in diesen Patientengruppen ergab keine signifikanten Unterschiede.

Zur Charakterisierung der Aneurysmagröße wurde in Anlehnung an die Untersuchungen von Berrett et al. für den apikalen Vierkammerblick bzw. das RAO-Äquivalent entsprechend Abb. 4.12 ein Index berechnet [11].

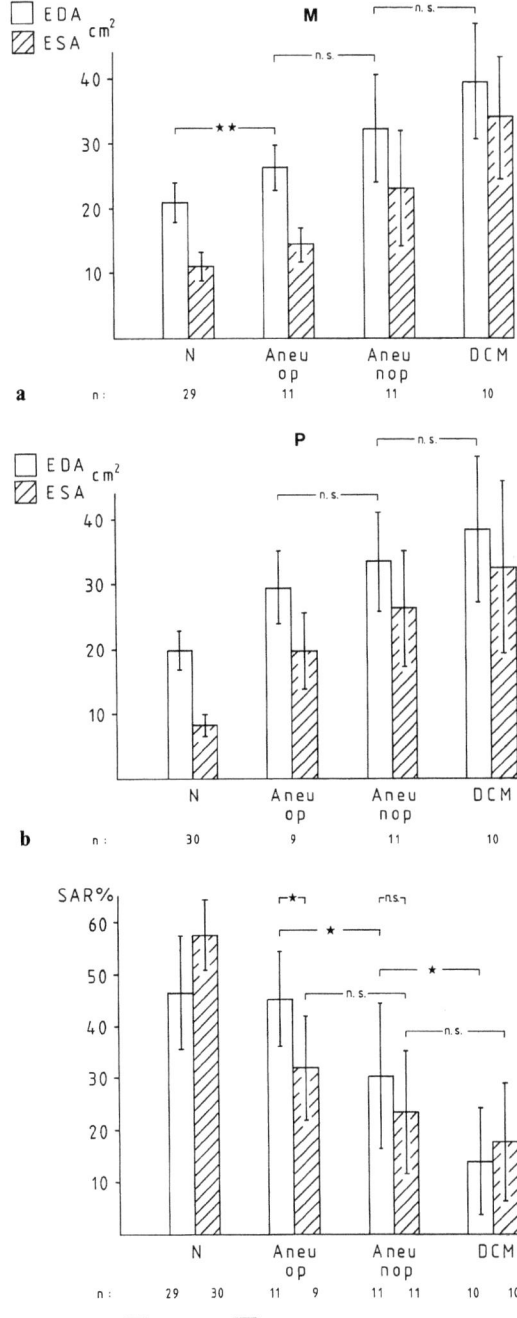

Abb. 4.11 a–c. Enddiastolische und endsystolische Flächen *(EDA, ESA)* der echokardiographischen Querschnittsebenen bei Gesunden *(N)*, operierten und inoperablen Aneurysmapatienten *(Aneu op, Aneu nop)* und dilatativer Kardiomyopathie *(DCM)*. **a** Mitralhöhe, **b** Papillarmuskelhöhe. **c** Globale systolische Flächenänderung *(SAR)* in Mitral- und Papillarmuskelhöhe *(M, P)*. (Einzelheiten s. Text S. 120)

122 Linksventrikuläre Funktionsdiagnostik

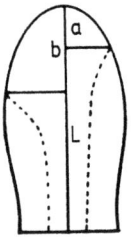

$$I = \frac{\dfrac{a}{L} + \dfrac{b}{L}}{2}$$

Abb. 4.12. Diagramm zur Festlegung der Größe eines Ventrikelaneurysmas mit Berechnung des Index *(I)*

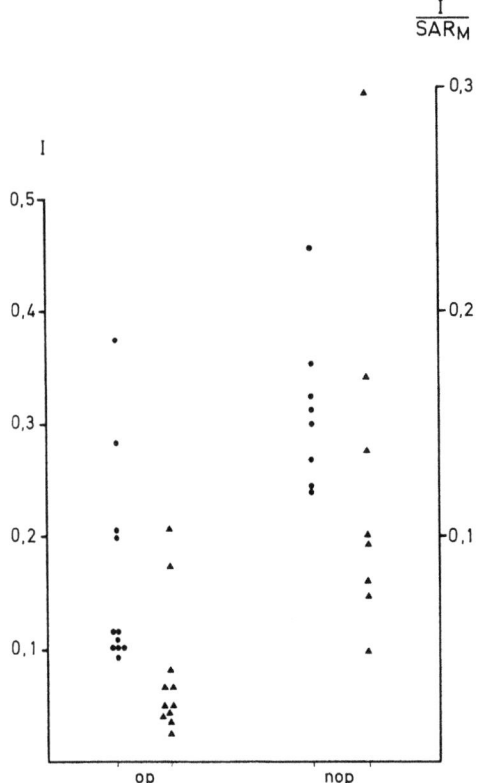

Abb. 4.13. Darstellung des entsprechend der Abb. 4.12 errechneten Index zur Aneurysmagröße (*linke Ordinate* ●) für operierte und inoperable Ventrikelaneurysmen. Die *rechte Ordinate* (▲) zeigt den Quotienten aus Index und SAR in Mitralhöhe. (Einzelheiten s. Text S. 120-122)

Im Vergleich beider Patientenkollektive ergibt sich für die nicht operierte Gruppe ein höherer Index, da in diesen Fällen die aneurysmatischen Bezirke in der Regel größer waren. Der oben dargelegte Unterschied der globalen systolischen Flächenänderung auf Mitralebene macht die gleichzeitige Berücksichtigung beider Parameter sinnvoll. Hierzu wurde der Quotient aus Aneurysmaindex und systolischer Flächenänderung in Mitralhöhe gebildet. Die Ergebnisse sind in Abb. 4.13 dargestellt. Alle Patienten der nicht operierten Gruppe lagen über einem Wert von 0,045, während 8 der 10 operierten Patienten einen kleineren Quotienten aufwiesen.

Diskussion

Auch in der Literatur wird die Bedeutung der invasiv erhobenen globalen Funktionsparameter wie Ejektionsfraktion, Herzminutenvolumen und linksventrikulärer enddiastolischer Druck zur prognostischen Beurteilung von Ventrikelaneurysmen eher gering eingeschätzt [128, 231].

Tjan et al. zogen bei 500 Patienten die Beziehung zwischen der Größe des aneurysmatischen Bezirks zum Restventrikel zur Beurteilung heran und wiesen auf den Nutzen dieses Verfahrens hin [237]. In Untersuchungen mittels Echokardiographie ergaben sich gute Korrelationen zwischen der Größe des Restventrikels und der Prognose nicht operierter Aneurysmapatienten [11]. Die gleichzeitige Berücksichtigung der Funktion des Restventrikels, die mit Hilfe der von uns beschriebenen Methode einfach und nichtinvasiv erfolgen kann, könnte ein zusätzliches Merkmal zur Beurteilung der Prognose bzw. Operabilität eines Herzwandaneurysmas darstellen. Hierzu sind jedoch weitere Untersuchungen erforderlich.

4.4 Zusammenfassende Bewertung für die Praxis

Für die linksventrikuläre Funktionsdiagnostik mittels Echokardiographie hat sich in der klinischen Routine besonders die *visuelle Beurteilung* der linksventrikulären Wandbewegung bewährt. Eine umfassende, aber doch praktikable Analyse der segmentalen Funktion des linken Ventrikels im 2 D-Echokardiogramm ist bei Berücksichtigung von 6 Schnittebenen möglich, wie sie in Abb. 4.1 dargestellt sind. Es kann so schon während der echokardiographischen Untersuchung beurteilt werden, ob eine normale Funktion bzw. eine Hypo-, A- oder Dyskinesie der entsprechenden Wandabschnitte vorliegt. Dabei empfiehlt sich bei Darstellung der Schnittebene der linksparasternalen langen oder kurzen Achse eine möglichst simultane Registrierung eines M-Mode-Scans von der Aortenwurzel bis in den linken Ventrikel. Hierdurch können Durchmesser, Wanddicke und prozentuale Querschnittsverkürzung des linken Ventrikels verläßlich, schnell und einfach bestimmt werden. So kann unter Berücksichtigung des 2 D-Echokardiogramms eine linksventrikuläre Funktionsbeurteilung mittels M-Mode-Echokardiographie auch bei regionalen Funktionsstörungen sinnvoll erfolgen. Die Übertragung eines entlang eines M-Mode-Strahls gewonnenen Werts der prozentualen Querschnittsverkürzung auf die globale Funktion eines kontraktionsgestörten linken Ventrikels ist bekanntermaßen nicht erlaubt. Ein brauchbarer Parameter der linksventrikulären Globalfunktion läßt sich aus dem im M-Mode-Echokardiogramm gemessenen mitral-septalen Abstand herleiten.

Eine *rechnergestützte Analyse* der linksventrikulären Wandbewegung mittels 2 D-Echokardiographie setzt sehr gute echokardiographische Registrierungen voraus, die vielfach in der klinischen Routine nicht gegeben sind. Diese Methode hat deshalb bisher relativ wenig Bedeutung für echokardiographische Routineuntersuchungen erlangt, obwohl mittlerweile kostengünstige Auswertungseinheiten zur Verfügung stehen. Dies gilt auch für die quantitative Analyse globaler Funktionsparameter des linken Ventrikels (Volumina, Ejektionsfraktion).

Eine besondere Bedeutung besitzt die echokardiographische Funktionsdiagnostik für die Beurteilung des Verlaufs bzw. der Komplikationen bei Myokardinfarkt. Bereits unmittelbar nach akutem Koronarverschluß kann mittels 2D-Echokardiographie eine linksventrikuläre Dysfunktion identifiziert werden. Die Diagnostik linksventrikulärer Aneurysmen oder Pseudoaneurysmen ist mit hoher Sensitivität und Spezifität möglich. Unter Berücksichtigung der Funktion des Restventrikels können in diesen Fällen auch Hinweise zur Prognose im Hinblick auf einen chirurgischen Eingriff gewonnen werden.

5 Belastungsechokardiographie

Die Identifikation reversibler linksventrikulärer Kontraktionsstörungen, wie sie im Angina-pectoris-Anfall auftreten, kann durch Echokardiographie erfolgen. So konnten in Verlaufsuntersuchungen bei Patienten mit instabiler Angina vorübergehende und persistierende Kontraktionsanomalien differenziert werden [169]. Die Erfassung linksventrikulärer Wandbewegungsstörungen infolge belastungsinduzierter Myokardischämie ist für die Diagnose einer koronaren Herzkrankheit dann von entscheidender Bedeutung, wenn unter Ruhebedingungen keine Funktionsstörungen nachweisbar sind. Außerdem ist die Erkennung einer Verstärkung vorbestehender Kontraktionsanomalien unter Belastungsbedingungen zur Beurteilung des geschädigten linken Ventrikels von großer Wichtigkeit. Belastungsinduzierte Myokardischämien können durch dynamische Belastungen, durch Frequenzsteigerung mittels elektrischer Vorhofstimulation und durch isometrische Belastungen hervorgerufen werden.

5.1 Dynamische Belastung

Wann et al. konnten bei 71% ihrer Patienten die 2D-Echokardiogramme während einer Fahrradergometrie beurteilen [242]. In den Untersuchungen von Zwehl et al. wurden ebenfalls in 71% der Fälle technisch adäquate 2D-Echokardiogramme unter dynamischer Belastung erzielt [255]. Andere Autoren erreichten mit 85% bzw. 86% eine höhere Ausbeute an qualitativ guten Bildern, indem sie die echokardiographischen Registrierungen unmittelbar nach der Belastung durchführten [157]. Sensitivität und Spezifität der Echokardiographie unter den Bedingungen einer dynamischen Belastung werden mit etwa 87% bzw. 91% angegeben [148, 240]. Die Methode könnte durch Anwendung der Cine-loop-Technik, die in vielen Echokardiographiegeräten der neuen Generation zur Verfügung steht, verbessert werden. Dies ist besonders dann zu erwarten, wenn der linke Ventrikel vor und während Belastung EKG-getriggert im Doppelbild nebeneinander dargestellt wird.

Belastungen mittels Frequenzsteigerung durch Vorhofstimulation und isometrische Belastungen haben im Vergleich zur Fahrradergometrie den Vorteil, daß keine Änderung der Bildqualität durch Körperbewegungen oder verstärkte Atemexkursionen zu erwarten ist. Nach unseren Erfahrungen ist bei allen Patienten mit technisch adäquaten 2D-Echokardiogrammen in Ruhe auch während Vorhofstimulation oder Handgripbelastung eine entsprechend gute Bildqualität zu erreichen.

5.2 Vorhofstimulation

In mehreren Studien wurde über die Verkleinerung des linksventrikulären Querdurchmessers unter Belastung mittels Vorhofstimulation berichtet [47, 126, 194, 233]. Im überwiegenden Teil dieser Mitteilungen handelte es sich um koronargesunde Patienten. In einzelnen Fällen wurde bei Koronarkranken auch eine Zunahme des Querdurchmessers beobachtet, während in der Mehrzahl ebenfalls Verminderungen festgestellt wurden [126, 233]. Die prozentuale Durchmesserverkürzung des linken Ventrikels zeigte in anderen Untersuchungen bei Koronargesunden keine Veränderung oder eine nur leichte Zunahme unter Vorhofstimulation [47]. In einem von uns untersuchten Kollektiv Koronarkranker war bei ansteigender Stimulationsfrequenz eine zunehmende Verminderung der prozentualen Durchmesserverkürzung des linken Ventrikels nachzuweisen (Abb. 5.1). Die Wanddickenänderung nahm während Stimulation ebenfalls signifikant ab (Abb. 5.2–5.4). Ähnliche Befunde wurden von anderen Autoren unter maximaler Frequenzsteigerung mittels Vorhofstimulation mitgeteilt [19a]. Auch Takenaka et al. beobachteten bei koronarer Herzkrankheit eine Reduktion der Wandbewegungsamplitude mit deutlicher Abhängigkeit von der Lokalisation der Koronarstenose, während bei Koronargesunden die Abnahme der Wandbewegungsexkursion unter Stimulation geringer ausgeprägt war [233].

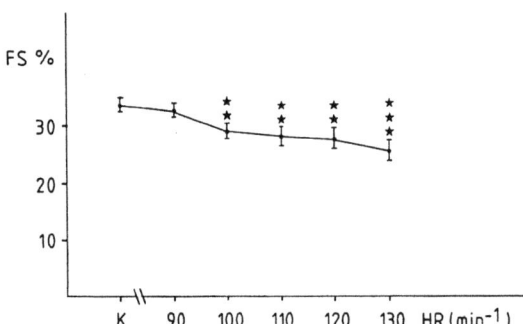

Abb. 5.1. Verminderung der prozentualen Durchmesserverkürzung *(FS%)* des linken Ventrikels, beginnend bei einer Stimulationsfrequenz von 100/min (** $p < 0,01$; *** $p < 0,001$)

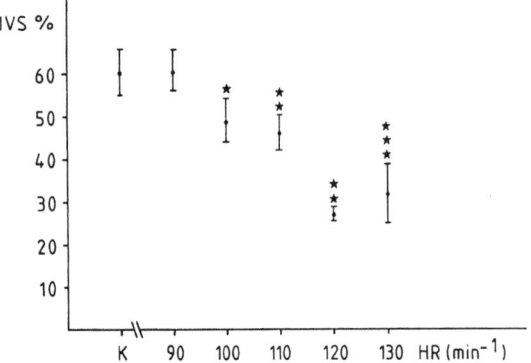

Abb. 5.2. Deutliche Verminderung der prozentualen Wanddickenzunahme des Interventrikularseptums *(IVS%)*, beginnend bei einer Stimulationsfrequenz von 100/min (* $p < 0,05$; ** $p < 0,01$; *** $p < 0,001$)

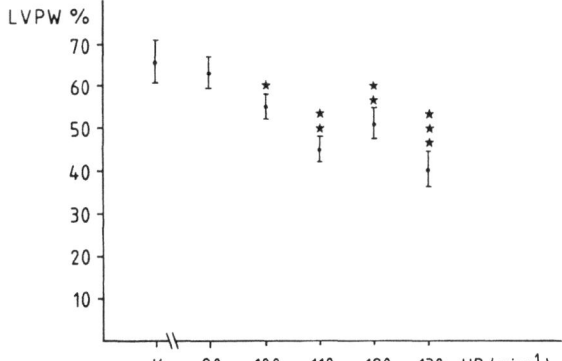

Abb. 5.3. Reduktion der prozentualen Wanddickenzunahme der linksventrikulären Hinterwand (LVPW%), beginnend bei einer Stimulationsfrequenz von 100/min (* p<0,05; ** p<0,01; *** p<0,001)

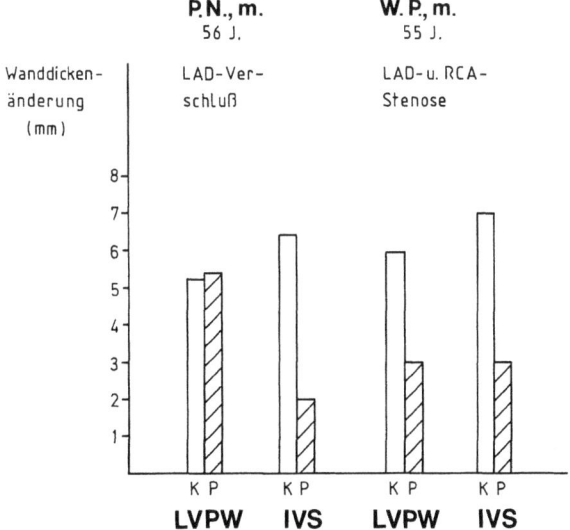

Abb. 5.4. Bei Verschluß des Ramus interventricularis anterior (LAD) deutliche Verminderung der Dickenzunahme septaler Wandabschnitte (IVS) unter maximaler Vorhofstimulation (P) im Vergleich zur Kontrolle (K). Bei Stenose der LAD und der rechten Herzkranzarterie (RCA) auch Reduktion der Hinterwandverdickung (LVPW) während Vorhofstimulation

Die Verminderung der echokardiographisch bestimmten linksventrikulären Kontraktionsparameter während Belastung mittels Vorhofstimulation war in eigenen Untersuchungen auch ohne Änderungen des Pulmonalkapillardrucks und des Herzzeitvolumens zu beobachten. Im Gegensatz zur dynamischen Belastung bei Koronarkranken werden unter künstlicher Frequenzsteigerung mittels Vorhofstimulation in der Literatur unterschiedliche Ergebnisse des mittleren Pulmonalarterien- und Pulmonalkapillardrucks mitgeteilt. Es wurden Druckerhöhungen, aber auch gleichbleibende Werte beobachtet [131, 132, 176, 225]. Ähnliches wird in der Literatur über den linksventrikulären enddiastolischen Druck berichtet [131, 176, 177], während beim Herzzeitvolumen Erhöhungen und Abnahmen registriert wurden [149, 225].

Zur qualitativen Analyse der Änderung der linksventrikulären Wandbewegung im Echokardiogramm wurden bei Patienten mit angiographisch gesichertem Koronarbefund vor und während atrialer Stimulation mit einer Frequenz von 130/min die parasternalen kurzen Achsen als Scan zwischen der Ebene der Mitralklappe und der Papillarmuskeln sowie der apikale Vierkammerblick und - wenn möglich - der Zweikammerblick registriert. Die Auswertung der Echokardiogramme erfolgte vom Videoband ohne Kenntnis des Koronarbefunds und des Ventrikulogramms. Die Ergebnisse der 2D-Echokardiographie wurden mit den Ventrikulogrammen verglichen. Beide Untersuchungen wurden innerhalb von 5 Tagen durchgeführt. Die qualitative Beurteilung der Wandbewegung im 2D-Echokardiogramm zeigte in allen Fällen die Entwicklung oder Verstärkung regionaler Kontraktionsstörungen zum Zeitpunkt der maximalen Stimulation im Vergleich zu den Ausgangswerten. Der Koronarbefund und das Ergebnis der Lävokardiographie sind zusammen mit den Resultaten der Echokardiographie in der Tabelle 5.1 aufgeführt. In 4 von 11 Fällen waren vor der Stimulation keine Kontraktionsanomalien nachzuweisen, während ausgeprägte Wandbewegungsstörungen unter maximaler Stimulation auftraten. In 2 dieser Fälle bestanden koronarangiographisch keine kritischen Stenosen. Bei 3 Patienten entstanden unter Stimulation dyskinetische Wandareale, die in Ruhe nicht nachweisbar waren. Eine ausgeprägte Zunahme der Kontraktionsstörungen war besonders in den Fällen mit kritischer Stenose zu beobachten. Chapman et al. fanden bei 13 von 16 Patienten mit einer koronaren Herzkrankheit die Entwicklung zusätzlicher linksventrikulärer Kontraktionsanomalien während transösophagealer Vorhofstimulation [27]. Auch unsere Erfahrungen bei der quantitativen Analyse der regionalen Ventrikelfunktion zeigen, daß die 2D-Echokardiographie geeignet ist, unter Frequenzsteigerung mittels Vorhofstimulation bei Koronarkranken regionale Wandbewegungsstörungen aufzudecken, die in Ruhe gering vorhanden sind oder fehlen.

Die Auswirkung einer Frequenzsteigerung mittels Vorhofstimulation auf die segmentale systolische Flächenänderung bei einem 55jährigen Patienten mit kritischer Stenose des Ramus interventricularis anterior und der rechten Herzkranzarterie ist in Abb. 5.5 dargestellt. In Ruhe war die linksventrikuläre Wandbewegung in der kurzen Achse in Papillarmuskelhöhe nur im Vorderwandbereich leicht vermindert. Während maximaler Vorhofstimulation erfolgte eine zusätzliche Reduktion der segmentalen systolischen Flächenänderung in posterolateralen und inferioren Wandabschnitten. Die Abb. 5.6 zeigt die Änderung der linksventrikulären Funktion bei einem

Tabelle 5.1. Kineangiographische und echokardiographische Befunde bei Patienten, die durch Belastung mittels Vorhofstimulation untersucht wurden

Pat.	Koronarangiographie krit. Stenose	Asynergie Lävokardiographie	Asynergie Echo, vor Stimulation	Asynergie Echo, max. Stimulation
1. m., 45 J.	LAD, RCA	Hypok. VW-Spitze	Hypok. VW	Ak. VW
2. m., 58 J.	RCA	Hypo-/Ak. HW	Hypok. post.-lat. VW-Spitze	Ausgeprägte Hypok. post.-lat., VW-Spitze
3. m., 40 J.	CX, LAD, RCA	Hypok. HW	Hypok. HW	Hypok. post.-med., Dysk. HW-Spitze
4. m., 55 J.	LAD, RCA	Keine	Leichte Hypok. med. u. apikale VW	Ak. VW-Spitze
5. m., 42 J.	RCA	Ak. HW	Hypok. post.-med.	Ak. post.-med.
6. m., 54 J.	RCA	Keine	Keine	Ak. ant.-sept.
7. m., 45 J.	Keine	Dysk. basale VW Ak. Spitze - HW	Hypok. HW	Ak. HW u. basale VW
8. m., 50 J.	Keine	Keine	Keine	Ak. VW
9. m., 56 J.	LAD	Hypok. VW-Spitze	Hypok. Spitze	Ak. ant., Dysk. Spitze
10. m., 55 J.	RCA, LAD	Hypok. VW	Keine	Hypok. HW u. leicht VW
11. m., 45 J.	Keine	Ak. VW	Keine	Ak. VW u. Dysk. Spitze

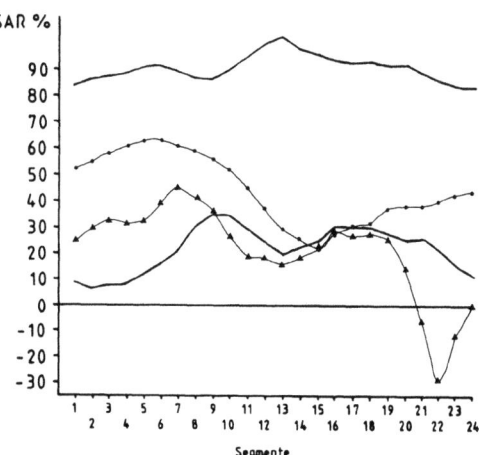

Abb. 5.5. Segmentale systolische Flächenänderung der echokardiographischen Schnittebene in Papillarmuskelhöhe (fixes Referenzsystem) bei einem 55jährigen Patienten mit Stenose des Ramus interventricularis anterior und der rechten Kranzarterie. Vor Vorhofstimulation (●) leichte Kontraktionsstörung in Segmenten der Vorderwand, während maximaler Vorhofstimulation (▲) zusätzliche Funktionsminderung posterolateral und inferior. (Bezeichnung der Segmente s. Abb. 4.7)

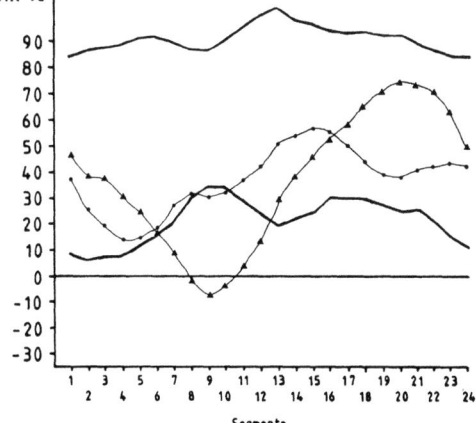

Abb. 5.6. Segmentale systolische Flächenänderung der echokardiographischen Schnittebene in Papillarmuskelhöhe (fixes Referenzsystem) bei einem 56jährigen Patienten mit Stenose des Ramus interventricularis anterior. Während Vorhofstimulation (▲) deutliche Reduktion der segmentalen Flächenverkürzung in septalen Wandabschnitten. (Bezeichnung der Segmente s. Abb. 4.7)

56jährigen Patienten mit kritischer Stenose des Ramus interventricularis anterior. Die Auswertung in der Ebene der Papillarmuskeln läßt die Verminderung der segmentalen systolischen Flächenänderung in den septalen Wandabschnitten des linken Ventrikels als Ausdruck einer Wandbewegungsstörung unter Belastung deutlich erkennen.

5.3 Isometrische Belastung

2D-Echokardiogramm

Die Auswirkung einer isometrischen Belastung durch Drücken einer Handfeder bis zur Ermüdung auf das 2D-Echokardiogramm wurde bei Patienten mit angiographisch gesicherter koronarer Herzkrankheit geprüft. Es erfolgten jeweils die Darstellung der parasternalen kurzen Achse in Mitral- und Papillarmuskelhöhe,

Tabelle 5.2. Kineangiographische und echokardiographische Befunde bei Patienten, die mittels Handgripbelastung untersucht wurden

Pat.	Koronarangiographie krit. Stenose	Asynergie Lävokardiographie	Asynergie Echo, vor Belastung	Asynergie Echo, während Belastung
1. m., 49 J.	CX	Hypok. HW	Leichte Hypok. HW	Ausgeprägte Hypok. post.-lat.
2. m., 51 J.	LAD	Hypo-/Ak. VW	Ak. VW-Spitze	Dysk. VW-Spitze
3. m., 51 J.	LAD, CX	Keine	Keine	Ausgeprägte Hypok. post.-med. u. post.-lat.
4. m., 51 J.	CX	Hypok. HW Hypo-/Ak. VW-Spitze	Hypok. dist. HW	Hypo-/Ak. gesamte HW
5. m., 49 J.	CX	Hypok. VW, HW	Hypok. HW	Hypok. HW u. ant.-lat.
6. m., 57 J.	LAD, CX	Hypok. VW u. HW	Hypok. VW, HW	Hypo-/Ak. post.-lat.
7. m., 49 J.	LAD	Hypok. VW-Spitze	Keine	Leichte Hypok. Spitze
8. m., 46 J.	LAD	Keine	Keine	Keine

die Registrierung des apikalen Vierkammerblicks und des RAO-Äquivalents. Die visuelle, semiquantitative Auswertung der auf Videoband gespeicherten Echokardiogramme wurde ohne Kenntnis der invasiven Untersuchungsbefunde vorgenommen. Die Koronarangiographie- und Ventrikulographiebefunde sind in Tabelle 5.2 aufgeführt.

Bei 5 von 8 Patienten war während Belastung eine Verstärkung vorbestehender Kontraktionsanomalien zu beobachten, wobei in einem Fall eine Dyskinesie auftrat, die vor der Belastung nicht vorhanden war. In 2 Fällen entwickelten sich unter Belastung Wandbewegungsstörungen, während die Ventrikelfunktion in Ruhe normal war. Bei einem Patienten blieb die linksventrikuläre Funktion auch unter Belastung normal.

Klinische Studien zur rechnergestützten Wandbewegungsanalyse mittels 2D-Echokardiographie während isometrischer Belastung liegen nur vereinzelt vor [59].

Bei 10 Herzgesunden wurde die segmentale systolische Flächenänderung in der parasternalen kurzen Achse, im apikalen Vierkammerblick und im RAO-Äquivalent vor und während Handgripbelastung errechnet.

Die Ergebnisse sind in Abb. 5.7 dargestellt. In Höhe der Mitralebene ergab sich eine geringe Zunahme der Myokardfunktion im Vorder- und Hinterwandbereich. Die Auswertung in Papillarmuskelhöhe zeigt eine leichte Abnahme der segmentalen systolischen Flächenänderung inferior und septal sowie eine geringe Zunahme posterolateral. Im apikalen Vierkammerblick erfolgte ein geringfügiger Anstieg der segmentalen Funktion in den septalen und lateralen Wandabschnitten während isometrischer Belastung.

Bei Patienten mit koronarer Herzkrankheit konnten dagegen deutlich abweichende Muster der linksventrikulären Wandbewegung unter Belastung gefunden werden (Abb. 5.8).

Isometrische Belastung   131

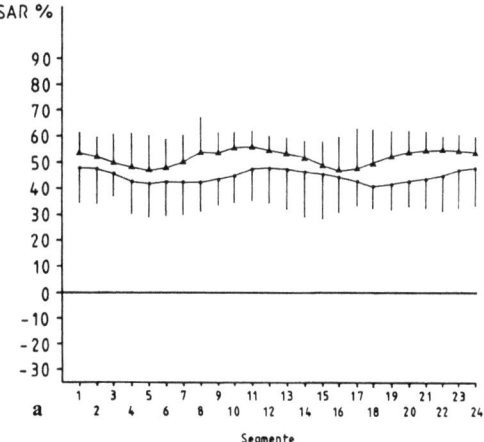

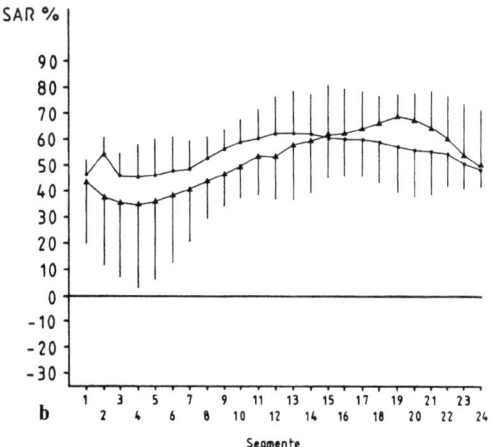

Abb. 5.7 a–c. Segmentale systolische Flächenänderung der echokardiographischen Schnittebenen vor (●) und während (▲) Handgripbelastung bei 10 Gesunden. Darstellung der Mittelwerte ± SD. **a** Mitralhöhe (verschiebliches Referenzsystem), **b** Papillarmuskelhöhe (fixes Referenzsystem), **c** Vierkammerblick (verschiebliches Referenzsystem). (Bezeichnung der Segmente s. Abb. 4.7)

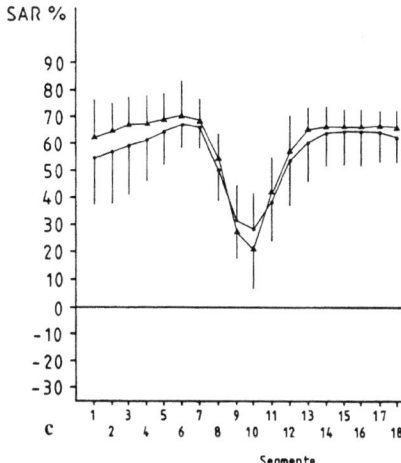

132 Belastungsechokardiographie

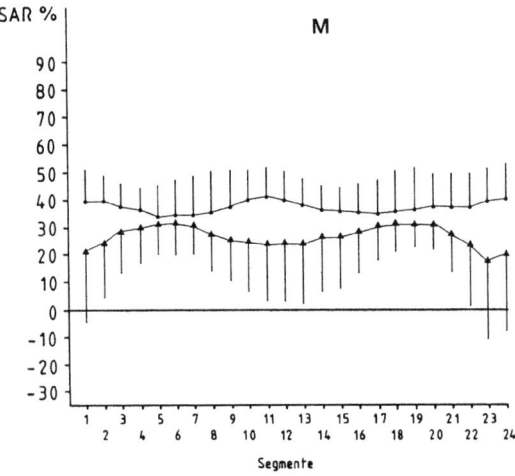

Abb. 5.8. Segmentale systolische Flächenänderung der echokardiographischen Schnittebene in Mitralhöhe (verschiebliches Referenzsystem) vor (●) und während (▲) Handgripbelastung bei 8 Koronarkranken. Darstellung der Mittelwerte ± SD. (Bezeichnung der Segmente s. Abb. 4.7)

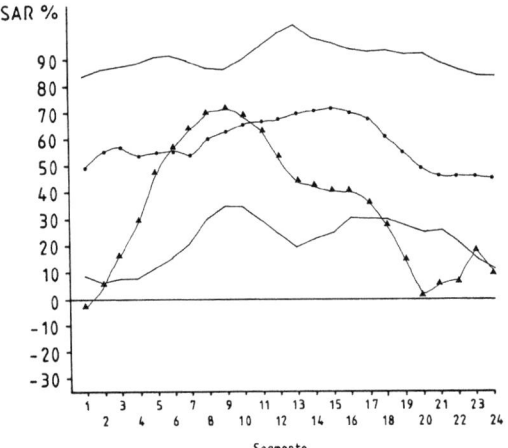

Abb. 5.9. Segmentale systolische Flächenänderung der echokardiographischen Schnittebene in Papillarmuskelhöhe (fixes Referenzsystem) bei einem 51jährigen Patienten mit Stenose des Ramus interventricularis anterior und Ramus circumflexus vor (●) und während (▲) maximaler Handgripbelastung. Deutliche Kontraktionsminderung posterolateral und posteroinferior. (Bezeichnung der Segmente s. Abb. 4.7)

Abbildung 5.9 zeigt die Änderung der segmentalen systolischen Flächenänderung bei einem 51jährigen Patienten mit Stenosen des Ramus interventricularis anterior und Ramus circumflexus der linken Herzkranzarterie. Während in Ruhe eine normale Funktion beobachtet werden konnte, erfolgte unter Handgripbelastung eine deutliche Reduktion der segmentalen systolischen Flächenänderung posterolateral und posteroinferior.

M-Mode-Echokardiogramm

Die Auswirkungen einer isometrischen Belastung auf die linksventrikulären Funktionsparameter im M-Mode-Echokardiogramm wurden bei 10 Herzgesunden und 10 herzkranken Patienten (KHK n=8, Myokarditis n=1, konstriktive Perikarditis

Isometrische Belastung   133

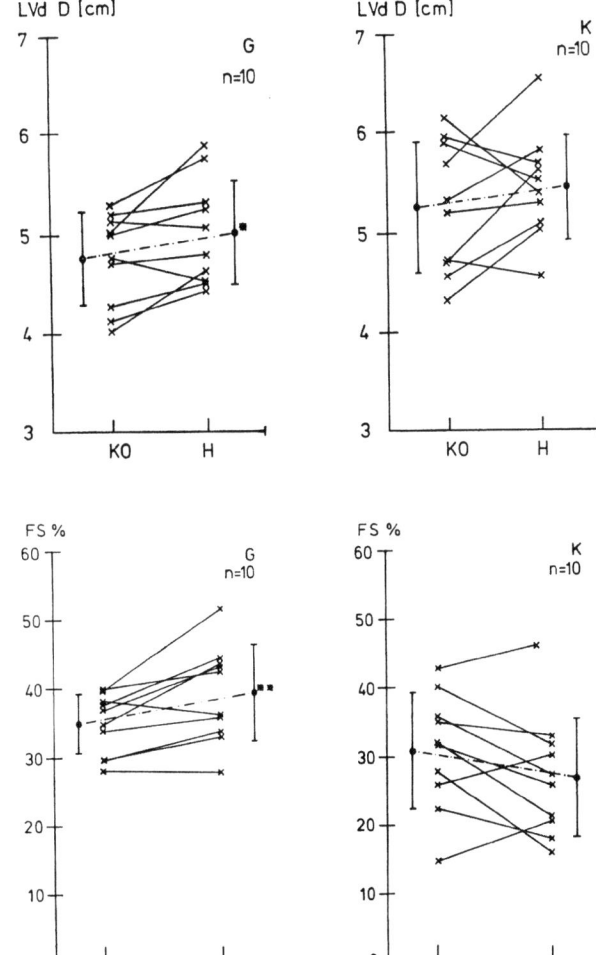

Abb. 5.10. Zunahme des enddiastolischen linksventrikulären Querdurchmessers *(LVd D)* bei 8 von 10 Herzgesunden *(G)* und bei 7 von 10 Kranken *(K)* während Handgripbelastung *(H)* im Vergleich zum Ausgangswert *(KO)*; (* $p < 0{,}05$)

Abb. 5.11. Deutliche Zunahme der prozentualen Durchmesserverkürzung des linken Ventrikels *(FS%)* während Handgripbelastung *(H)* bei Gesunden *(G)* und leichte Abnahme bei den Kranken *(K)*. *KO* Ausgangswerte; (** $p < 0{,}01$)

$n = 1$) geprüft. Vor und während isometrischer Belastung wurden echokardiographische Registrierungen zur Bestimmung des linksventrikulären enddiastolischen und endsystolischen Durchmessers, der prozentualen Durchmesserverkürzung und der prozentualen Wanddickenzunahme von Septum und Hinterwand durchgeführt. Bei 8 der herzkranken Patienten wurde gleichzeitig ein EKG mit den Extremitätenableitungen und den Brustwandableitungen V_2, V_5, V_6 registriert.

Zur Auswertung der echokardiographischen Meßgrößen wurden die Parameter über jeweils 3 Herzzyklen ausgemessen und gemittelt. In Abb. 5.10–5.13 sind die Ergebnisse als Mittelwerte ± SD dargestellt.

Der linksventrikuläre enddiastolische Durchmesser vergrößerte sich in der Gruppe der Herzgesunden bei 8 der 10 Probanden von $4{,}76 \pm 0{,}47$ auf $5{,}02 \pm 0{,}53$ cm und bei 7 der 10 Herzkranken von $5{,}26 \pm 0{,}66$ auf $5{,}45 \pm 0{,}53$ cm. Die prozentuale Durchmesserverkürzung nahm bei allen Herz-

134 Belastungsechokardiographie

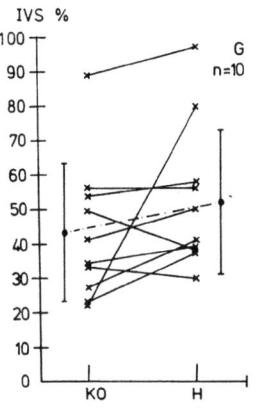
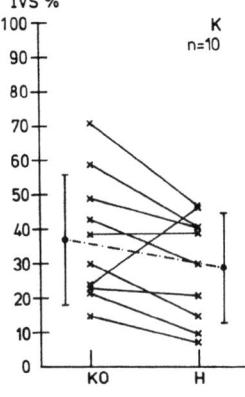

Abb. 5.12. Geringe Zunahme der prozentualen Wandverdickung des Interventrikularseptums *(IVS%)* während Handgrip *(H)* bei Gesunden *(G)* und leichte Abnahme bei den Kranken *(K)*. Insgesamt keine signifikanten Änderungen. *KO* Ausgangswerte

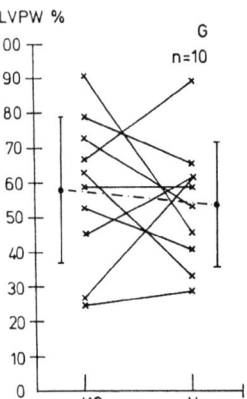
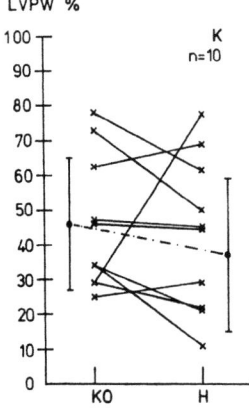

Abb. 5.13. Keine gerichtete Veränderung der prozentualen Wanddickenzunahme der linksventrikulären Hinterwand bei Herzkranken *(K)* und Gesunden *(G)* während Handgrip *(H)* im Vergleich zu den Ausgangswerten *(KO)*

gesunden von 34,94±4,39% auf 39,54±6,98% zu, während bei den Kranken eine geringfügige Abnahme von 30,99±8,39% auf 27,19±8,92% zu verzeichnen war. Diese Verminderung konnte bei 7 der 10 Patienten beobachtet werden. Die prozentuale Durchmesserverkürzung in Ruhe war bei Herzkranken und Gesunden nicht signifikant verschieden, während die Ergebnisse unter Belastung in der Gruppe der Herzgesunden deutlich höher als bei den Kranken war ($p<0,01$). Die systolische Wandverdickung des Septums nahm bei den Gesunden leicht von 42,69±20,3% auf 51,87±21,35% zu und bei den Kranken geringfügig von 37,33±19,22% auf 28,80±15,18% ab. Die prozentuale Hinterwandverdickung zeigte ebenfalls keine wesentlichen Änderungen. Der Blutdruck stieg bei den Herzgesunden von 135,5±14,46/87±8,23 mm Hg auf 168±16,87/114±13,5 mmHg. Die Herzfrequenz nahm von 71,1±12,3 auf 93,9±17,46 Schläge/min. zu. Die Herzkranken zeigten einen Blutdruckanstieg von 137±16,7/89±10,22 auf 174±23,78/115,5±11,41mmHg und eine Frequenzzunahme von 61,1±10,61 auf 82,1±11,01 Schläge/min und somit insgesamt kein wesentlich anderes Verhalten der Blutdruck- und Herzfrequenzänderung als die Gesunden. Bei einem Patienten waren im EKG unter der Handgripbelastung ST-Streckensenkungen von mehr als 2 mm nachweisbar.

Die isometrische Belastung mittels Handgrip führt zu einem Anstieg des arteriellen Blutdrucks, während die Herzfrequenz im Vergleich zur dynamischen Belastung deutlich geringer beeinflußt wird. In unseren Untersuchungen lag der diastolische Blutdruck nach Belastung mit 114±13,5 mm Hg höher als in den Studien von Saborowski et al. und Stephadouros et al. [195, 226, 227]. Als Ursache ist hierfür am ehesten die vergleichsweise stärkere Belastung anzuführen. Im Gegensatz zu diesen Untersuchern, die in der Regel 30-50% der Maximalbelastung über etwa 3 min anwandten, führten wir die Belastung bis zur Ermüdungsgrenze durch. Die benutzte Feder mit einer Kraft von 12,8 kp konnte von den Herzgesunden unwesentlich länger als von den Patienten gedrückt werden. Der Anstieg des arteriellen Blutdrucks war im Mittel in beiden Gruppen ebenfalls vergleichbar. Die von uns gewählte Belastung führte zu einer Zunahme des diastolischen Ventrikeldurchmessers bei 8 der 10 Gesunden und bei 7 der 10 Herzkranken. Andere Untersucher fanden während einer geringeren Belastung keine oder eine uneinheitliche Änderung des diastolischen Querdurchmessers oder Volumens bei Gesunden [33, 113, 227]. Klein et al. beobachteten bei Koronarkranken keine signifikante Änderung des enddiastolischen Ventrikelvolumens und der Funktionsparameter. Als Trend ließ sich jedoch bei den Patienten mit gestörter linksventrikulärer Funktion eine Zunahme des diastolischen Ventrikelvolumens und eine konstante Auswurffraktion erkennen [133]. In unseren Untersuchungen zeigten die prozentuale Querschnittsverkürzung und die linksventrikulären Binnenparameter unter Ruhebedingungen im Vergleich zwischen Gesunden und Herzkranken keine signifikanten Unterschiede. Unter der isometrischen Belastung nahm die prozentuale Durchmesserverkürzung bei allen Gesunden zu und bei 7 der 10 Kranken geringgradig ab. Die Methode der isometrischen Belastung scheint somit geeignet, echokardiographisch zwischen herzkranken Patienten und Gesunden zu unterscheiden, wenn in Ruhe normale Kontraktionsparameter vorliegen (Abb. 5.14).

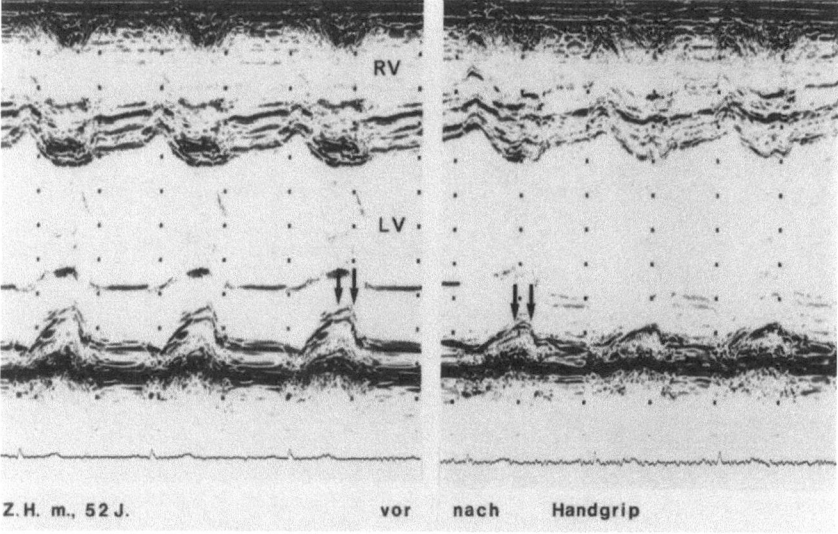

Abb. 5.14. M-Mode-Echokardiogramm bei einem Patienten mit höhergradiger Stenose der rechten Herzkranzarterie. Deutliche Verminderung der Wandbewegung im Hinterwandbereich während Handgripbelastung *(rechts)*

5.4 Dipyridamoltest

Der Dipyridamoltest wurde 1976 von Tauchert et al. in die nichtinvasive Diagnostik der koronaren Herzkrankheit eingeführt [234]. Die klinisch und im EKG erwiesene Auslösbarkeit einer Myokardischämie bei Koronarkranken durch intravenöse Applikation von Dipyridamol bietet sich als Streßtest für die echokardiographische Wandbewegungsanalyse des linken Ventrikels an, da hierbei im Gegensatz zu Belastungsuntersuchungen, insbesondere der dynamischen Belastung, keine Beeinträchtigung der Bildqualität durch Körperbewegungen und verstärkte Atemexkursionen zu erwarten ist.

In einer Studie an 11 Patienten wurde die Bedeutung des Dipyridamoltests zur Identifikation regionaler linksventrikulärer Wandbewegungsstörungen geprüft. Während der intravenösen Applikation von 0,75 mg/kg Körpergewicht Dipyridamol über 10 min wurden kontinuierlich das

Tabelle 5.3. Kineangiographische und echokardiographische Befunde sowie Ergebnisse des Belastungs-EKGs bei Patienten, die mittels Dipyridamoltest (DP) untersucht wurden

Pat.	Koronarangiographie (krit. Stenose)	Lävokardiographie	Kontroll-Echo	DP-Echo	Bel.-EKG (path.)	Angina pectoris nach DP
1. m, 72 J.	RCA, CX, LAD	Hypok. VW	0	Hypok. VW (3 min)	+ (50 W)	+(4,5 min)
2. m, 51 J.	RCA, CX, LAD	Geringe globale Hypok.	0	Hypok. VW (3 min)	+(120 W)	–
3. m, 58 J.	CX, Ramus marginalis sinister	0	0	0	–	–
4. w, 51 J.	Keine	0	0	Hypok. VW (4 min)	+ (75 W)	+(4 min)
5. m, 51 J.	Keine	0	0	0	–	–
6. m, 57 J.	RCA, CX, LAD	Hypok. prox. HW	0	Hypok. HW (5 min)	+(125 W)	–
7. m, 60 J.	RCA, CX, LAD	Globale Hypok.	Hypok. HW	Zunahme Hypok. HW (5 min)	+ (75 W)	+(5 min)
8. m, 46 J.	RCA, CX, LAD	Hypok. VW, Ak. HW	Hypok. VW u. HW	Zunahme Hypok. VW u. HW (7 min)	+(150 W)	–
9. m, 61 J.	RCA, Ramus diagonalis II	Hypok. prox. VW u. HW	Hypok. HW	Zunahme Hypok. HW (5 min)	–	+(7 min)
10. m, 66 J.	LAD	Hypok. VW-Mitte	Hypok. VW, Spitze	Dysk. VW, Spitze (3 min)	+ (50 W)	+(3 min)
11. m, 65 J.	RCA, CX, LAD	Hypok. prox. HW	Leichte Hypok. HW	Starke Hypok. HW (3 min)	+(100 W)	+(3 min)

0 bzw. – kein pathologischer Befund

2D-Echokardiogramm und ein EKG mit 12 Ableitungen registriert. Die Ergebnisse im Vergleich zu den Befunden der Koronarangiographie, Lävokardiographie und des Belastungs-EKGs sind in Tabelle 5.3 aufgeführt. Bei 9 Patienten lag eine stenosierende koronare Herzkrankheit vor. In 7 dieser Fälle entwickelten sich während Dipyridamolapplikation Wandbewegungsstörungen des linken Ventrikels, die in ihrer Lokalisation dem Koronarbefund entsprachen und sich durch intravenöse Verabreichungen von 0,24 g Aminophyllin prompt besserten. In 6 Fällen ließen sich Repolarisationsstörungen im EKG nachweisen. Bis auf einen wiesen alle Koronarpatienten ein pathologisches Belastungs-EKG auf. In einem Fall mit normalem Koronarbefund wurden pathologische Ergebnisse mittels Dipyridamolechokardiographie, Dipyridamol-EKG und Belastungs-EKG erhoben, während bei einem weiteren Patienten ohne Koronarstenose ein normales Dipyridamolecho- und -elektrokardiogramm vorlagen.

Picano et al. fanden für den Dipyridamoltest im Echokardiogramm eine Sensitivität von 62% und für das Belastungs-EKG von 83%, während die Spezifität beim Dipyridamoltest bei 100% und beim Belastungs-EKG bei 64% lag [181]. Bei dem Patientenkollektiv dieser Untersuchung handelte es sich um Patienten mit Ruheangina. Bei Patienten mit Belastungsangina fand sich eine Sensitivität von 54% und eine Spezifität von 100%.

Bei Durchführung des Dipyridamoltests ist jedoch zu berücksichtigen, daß er nicht ohne Risiko ist. In einem Kollektiv von 203 Patienten traten immerhin in 58,1% der Fälle zum Teil erhebliche extrakardiale Nebenwirkungen auf, und bei 4 Patienten wurden schwere Komplikationen, davon bei einem ein lebensbedrohlicher Zwischenfall mit Status anginosus und Rhythmusstörungen beobachtet [101].

5.5 Zusammenfassende Bewertung für die Praxis

Auch bei schwerer koronarer Herzkrankheit kann bekanntermaßen eine normale Funktion des linken Ventrikels in Ruhe vorliegen. Deshalb wurde bereits frühzeitig der Einsatz der Echokardiographie unter Belastungsbedingungen untersucht. Die dynamische Belastung ist auch dann, wenn sie im Liegen mittels Fahrradergometrie bei möglichst ruhiggestelltem Oberkörper durchgeführt wird, mit dem Nachteil behaftet, daß besonders während des Belastungsmaximums häufig keine technisch adäquate echokardiographische Registrierung erfolgen kann. Die Anwendung der Cine-loop-Technik in den neuen Echokardiographiegeräten läßt eine bessere diagnostische Ausbeute bei echokardiographischen Untersuchungen während dynamischer Belastung erwarten. Andere Interventionen, die im Fall einer koronaren Herzkrankheit eine Ischämie des linken Ventrikels hervorrufen können, sind Frequenzsteigerung mittels Vorhofstimulation, isometrische Belastung und Dipyridamoltest. Die Vorhofstimulation wird in erster Linie durch ihre methodische Aufwendigkeit und ihren invasiven Charakter limitiert. Die isometrische Belastung ist dagegen relativ leicht durchführbar. Ihre Einschränkung liegt in erster Linie darin, daß durch den nur geringen Anstieg der Herzfrequenz oftmals keine Ischämie erzeugt werden kann. Der Dipyridamoltest ist ebenfalls methodisch aufwendig und birgt ein nicht zu vernachlässigendes Untersuchungsrisiko in sich.

In Zukunft kann in erster Linie durch methodische Verbesserungen der dynamischen Belastungsechokardiographie eine Erweiterung der linksventrikulären Funktionsdiagnostik erwartet werden.

6 Pharmakodynamische Untersuchungen

Zur Beurteilung der linksventrikulären Funktion nach Verabreichung herzwirksamer Pharmaka wurde bereits frühzeitig die nichtinvasive Methode der Echokardiographie herangezogen. Für die Bewertung der Wirksamkeit einer Substanz mittels Echokardiographie ist die Kenntnis der Reproduzierbarkeit echokardiographischer Messungen von entscheidender Bedeutung (s. S. 99–100). Dies gilt besonders bei oraler Verabreichung eines Medikaments. In Untersuchungen zur Prüfung der negativ-inotropen Wirkung von Antiarrhythmika zeigte sich nach intravenöser Applikation eine deutliche Verminderung der prozentualen Querschnittsverkürzung, während nach oraler Gabe keine Änderungen nachweisbar waren, die den methodisch bedingten Meßfehlerbereich überschritten [18].

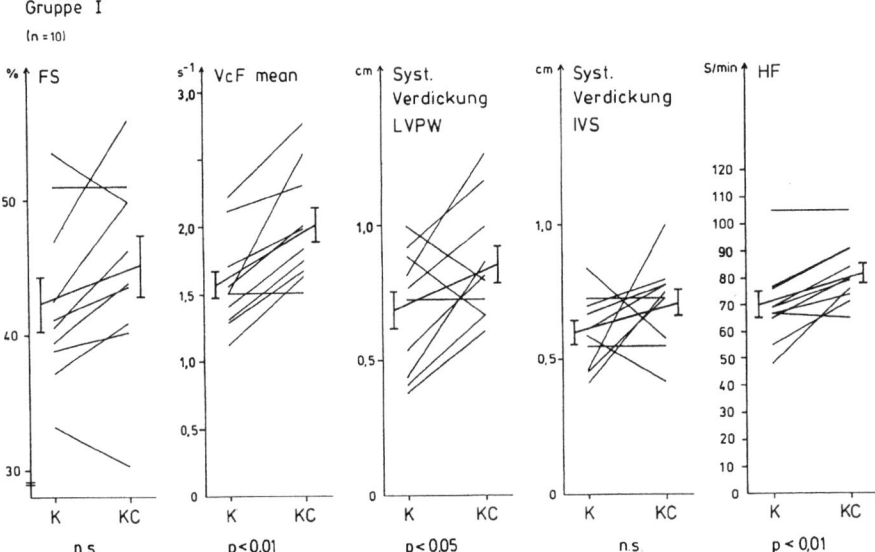

Abb. 6.1. Bei Patienten ohne Kontraktionsstörung des linken Ventrikels (Gruppe I) unter Berücksichtigung der geringen Steigerung der Herzfrequenz *(HF)* keine wesentliche bzw. nur geringe Zunahme der prozentualen Durchmesserverkürzung *(FS)*, der mittleren zirkumferentiellen Faserverkürzungsgeschwindigkeit *(VcF mean)* und der systolischen Wanddickenzunahme der Hinterwand *(LVPW)* und des Interventrikularseptums *(IVS)* nach Injektion von Teopranitol. *K* Kontrolle, *KC* nach i. v.-Injektion von 0,04 mg Teopranitol/kg KG

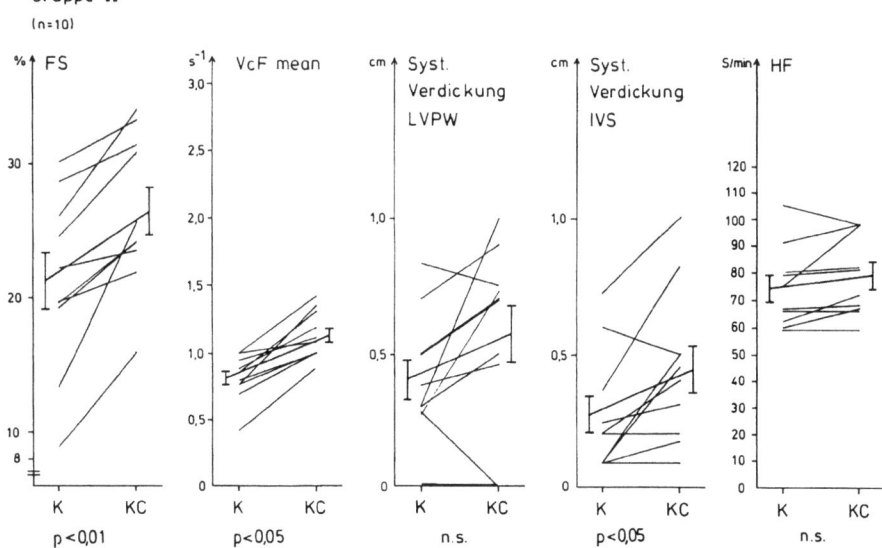

Abb. 6.2. Bei Patienten mit globaler Kontraktionsstörung des linken Ventrikels (Gruppe II) deutliche Zunahme der *FS, VcF mean* und der systolischen Wanddickenzunahme nach Injektion von 0,04 mg Teopranitol/kg KG i.v. Keine wesentliche Änderung der Herzfrequenz (Abkürzungen s. Abb. 6.1)

Während die ein- und zweidimensionale Echokardiographie geeignet ist, die Akutwirkung intravenös oder sublingual verabreichter Medikamente zu messen [69], kann sie zur Kontrolle von Langzeitwirkungen herzwirksamer Pharmaka in der Regel nicht herangezogen werden.

So erlaubt der schnelle Wirkungseintritt von intravenös injiziertem Teopranitol, einem Theophyllin-Mononitrat, den Vergleich der durch M-Mode-Echokardiographie bestimmten Funktionsparameter (Abb. 6.1 und 6.2).

Mittels 2D-echokardiographischer Wandbewegungsanalyse können Änderungen der regionalen linksventrikulären Funktion quantitativ erfaßt werden (s. S. 102-118), wobei auch Wandabschnitte zu beurteilen sind, die einer Bewertung durch die M-Mode-Echokardiographie entgehen.

Die Wirkung therapeutischer Maßnahmen kann mit dieser Methode intraindividuell zuverlässig gemessen werden. Die Abb. 6.3 zeigt die Ergebnisse eines 56jährigen Mannes mit kritischer Stenose des Ramus interventricularis anterior. Während maximaler Frequenzsteigerung durch Vorhofstimulation kommen regionale Kontraktionsstörungen mit Verminderung der segmentalen systolischen Flächenänderung in den anterioren und inferioren Segmenten auf Werte von 18% zur Darstellung (Abb. 6.3 a). Nach Verabreichung von 0,04 mg Teopranitol/kg KG i.v. erreicht die Reduktion der segmentalen systolischen Flächenänderung nur 35 bzw. 24% (Abb. 6.3 b).

140   Pharmakodynamische Untersuchungen

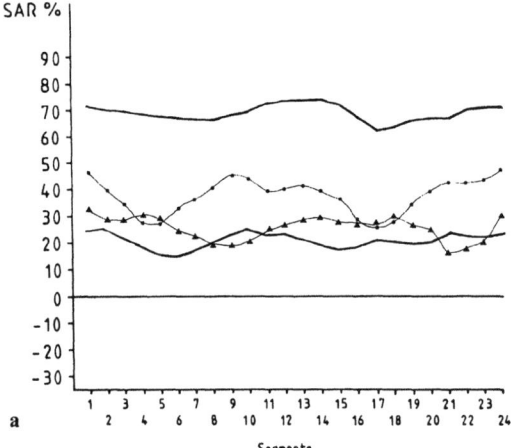

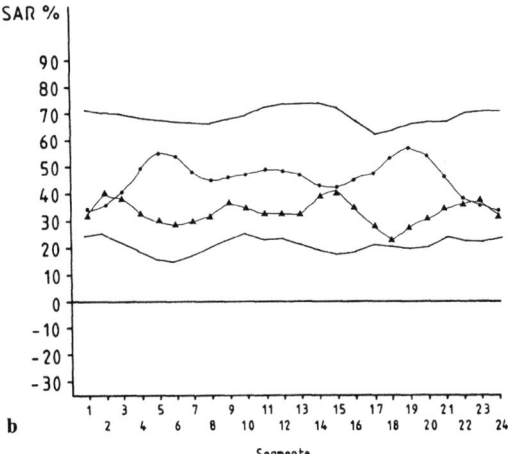

Abb. 6.3 a, b. Segmentale systolische Flächenänderung der echokardiographischen Schnittebene in Mitralhöhe (verschiebliches Referenzsystem) bei einem 56jährigen Patienten in Ruhe (●) und während maximaler Vorhofstimulation (▲). **a** Deutliche Verminderung der systolischen Querschnittsflächenänderung *(SAR)* in anteroseptalen und inferoposterioren Wandabschnitten. **b** Besserung der Kontraktionsstörung nach 0,04 mg Teopranitol/kg KG i. v. (Bezeichnung der Segmente s. Abb. 4.7)

7 Ösophagusechokardiographie

Die transösophageale Echokardiographie wurde 1976 als diagnostische Methode eingeführt [271]. Die ersten Systeme bestanden aus einem Einkristallschallkopf, der vom Patienten geschluckt wurde und die Registrierung eindimensionaler Echokardiogramme erlaubte. Bei dieser Technik konnte der Schallkopf von außen kaum beeinflußt werden.

Eine bessere Steuerbarkeit der Schallköpfe ließ sich dadurch erreichen, daß der Ultraschallkristall in die Spitze eines normalen Gastroskops eingebaut wurde. Erst 1978 bzw. 1980 wurden Schallköpfe zur zweidimensionalen transösophagealen Echokardiographie entwickelt. Bei dem ersten dieser Systeme handelte es sich um einen mechanischen Schallkopf, der durch Rotation um die Längsachse eines Gastroskops horizontale Schnittbilder in einem Sektor von 180° oder 260° erzeugte [278]. Die mechanischen Auswirkungen der hochfrequenten Schallkopfrotation, die vergleichsweise geringe Bildauflösung und eine verminderte Steuerbarkeit schränkten den klinischen Einsatz dieses Geräts ein. Der entscheidende Durchbruch in der transösophagealen Echokardiographie gelang mit dem Einbau von Phased-array-Schallköpfen in handelsübliche Gastroskope [276, 305, 310]. Das erste Phased-array-System bestand aus einem $35 \times 15 \times 16$ mm großen 3,5-MHz-Schallkopf an der Spitze eines 9-mm-Gastroskops ohne Sichtkanal, der horizontale Schnittbilder innerhalb eines 90°-Sektors erlaubte.

Neuerdings stehen auch 5-MHz-Ösophagusschallköpfe zur Verfügung, die eine bessere Auflösung im Nahfeld aufweisen. Transösophageale Schallköpfe mit noch höherer Frequenz (7–10 MHz) sind in der Entwicklung. Dies gilt auch für biplane Schallköpfe, die an der Spitze der Ösophagussonde gelegen jeweils ein Schallelement für die übliche transversale Schnittführung und ein weiteres für longitudinale Schnittbilder aufweisen. Bei simultaner Registrierung beider Schnittebenen kann eine „dreidimensionale" Information gewonnen werden. Die Beibehaltung eines Sichtkanals in der transösophagealen Sonde ist wohl für die Untersuchung kein entscheidender Vorteil. Die Orientierung erfolgt durch das Echokardiographiebild in Verbindung mit der Einführungstiefe, die als Entfernung des Schallkopfs von der Zahnreihe an den Markierungen des Endoskops abgelesen werden kann.

142 Ösophagusechokardiographie

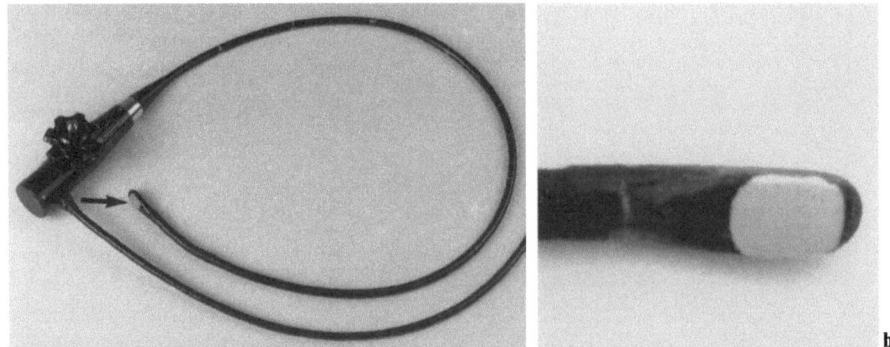

Abb. 7.1. a Ösophagusschallkopf *(Pfeil)* an der Spitze eines „Endoskops". b Vergrößerte Darstellung

7.1 Methodik

Abbildung 7.1 zeigt einen Ösophagusschallkopf an der Spitze eines 9-mm-Gastroskops. Der 3,5-MHz-Phased-array-Schallkopf besteht aus 32 Einzelelementen und erlaubt eine horizontale Schnittführung. Die unterschiedlichen Schnittebenen durch das Herz können durch Vor- und Zurückbewegen, durch Rotation und durch Angulation des Schallkopfs erzeugt werden.

7.1.1 Patientenlagerung und Prämedikation

Die Untersuchung wird bei wachen Patienten in Linksseitenlage nach einer Nüchternphase von etwa 6 h durchgeführt (Abb. 7.2a). Nach Einnahme kleiner Speisen- oder Getränkemengen kann die Nüchternphase in wichtigen Fällen auf 4 h verkürzt werden. Herausnehmbare Zahnprothesen werden vorher entfernt. Bei Patienten mit Zähnen wird nach Einführung des Schallkopfs ein Beißring zum Schutz der Sonde und damit auch des Patienten plaziert (Abb. 7.2b). In der Regel ist als Prämedikation nur eine lokale Rachenanästhesie (Xylocain-Spray) erforderlich. Bei einigen, meist jüngeren Patienten kann der Untersuchungsvorgang durch Verabreichung von 5-10 mg Diazepam i. v. vereinfacht werden. In bis zu 5% der Fälle ist je nach Patientenkollektiv trotz Sedierung ein Einführen des Ösophagusschallkopfs wegen eines starken Würgereizes oder anderer Schwierigkeiten nicht möglich. Insgesamt wird die Untersuchung von älteren Patienten vergleichsweise besser toleriert. Die Untersuchungszeit beträgt in unserem Labor im Mittel 8 min. Im Gegensatz zur transthorakalen Echokardiographie wird die transösophageale Untersuchung immer durch einen Arzt ausgeführt.

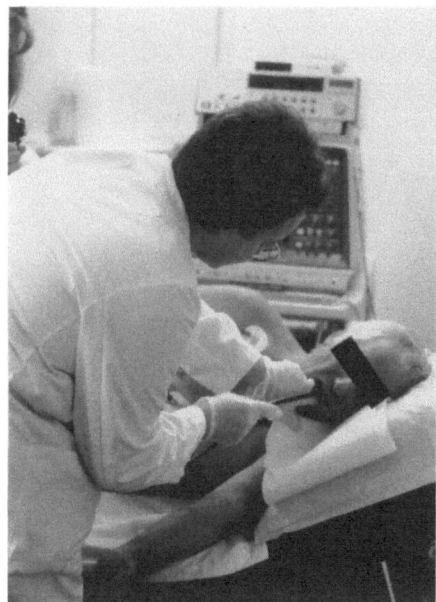 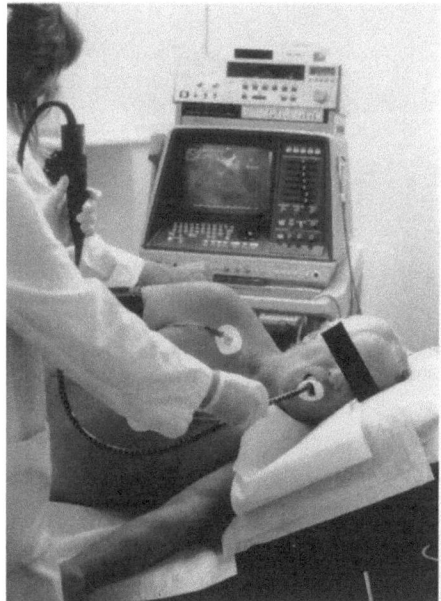

Abb. 7.2. a Einführen des Ösophagusschallkopfs in Linksseitenlage des Patienten. b Untersuchung nach Plazieren des Beißrings

7.1.2 Schnittebenen der Ösophagusechokardiographie

Ebenso wie die konventionelle zweidimensionale Echokardiographie erfordert die transösophageale Echokardiographie eine Standardisierung der Schnittführungen [307]. Vier typische Schallkopfpositionen im Röntgenbild sind in Abb. 7.3 dargestellt.

- Die 1. Position (Abb. 7.3a) erlaubt einen Querschnitt durch die Herzbasis in Höhe der Aortenklappe. Im Vergleich zur konventionellen Echokardiographie ist bei transösophagealer Schallkopfposition die unterschiedliche Orientierung bei Anschallung von dorsal zu berücksichtigen.
- Aus der 2. Schallkopfposition (Abb. 7.3b) kann eine tangentiale Schnittführung entlang der Ebene der langen Achse des linken Ventrikels erfolgen.
- Aus der 3. Schallkopfposition (Abb. 7.3c) ist eine Querschnittsdarstellung des linken Ventrikels in Höhe der Papillarmuskeln möglich.
- Die 4. Position (Abb. 7.3d) erlaubt eine Querschnittsdarstellung der Aorta descendens thoracalis.

Die Standardschnittebenen bei der transösophagealen Technik sind in Abb. 7.4 in der Reihenfolge der Untersuchung schematisch dargestellt. Zu Beginn der Untersuchung in der *1. Schallkopfposition* erscheint in der Regel die Aortenklappe als erste Orientierungsmarke (Abb. 7.5). Sie wird sichtbar, wenn der Schallkopf etwa 30–35 cm von der Zahnreihe des Patienten entfernt ist. Die nach anterior gerichtete, nahezu horizontale Schnittführung ergibt ein Bild des schallkopfnah gelege-

144   Ösophagusechokardiographie

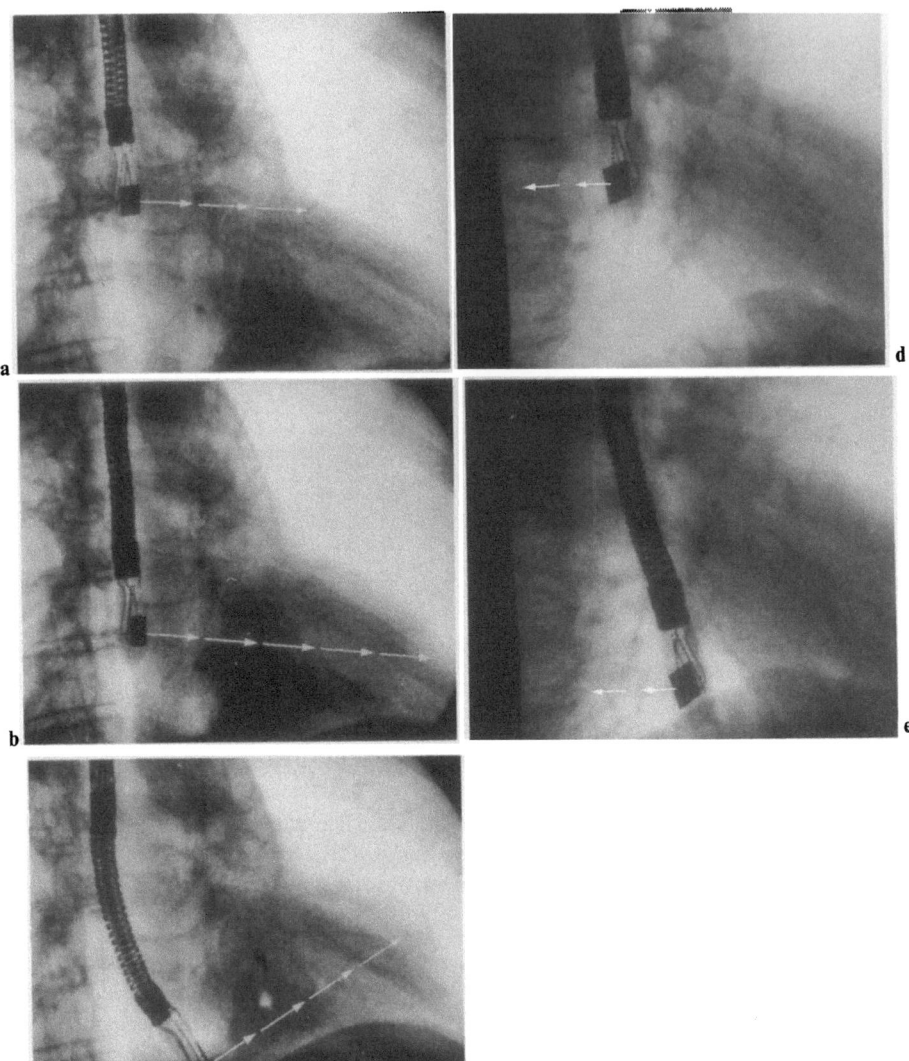

Abb. 7.3 a-e. Positionen des Ösophagusschallkopfs im Röntgenbild (seitliche Projektion). **a** Zur Darstellung der Herzbasis (Position 1). **b** Zur Darstellung der Schnittebene der langen Achse des linken Ventrikels (Position 2). **c** Zur Darstellung der Schnittebene der kurzen Achse des linken Ventrikels (Position 3). **d, e** Zur Darstellung der Aorta descendens thoracalis proximal **(d)** und distal **(e)** (Position 4)

nen linken Vorhofs, der Aortenwurzel mit Aortenklappe und schallkopffern einen Anschnitt des rechtsventrikulären Ausflußtrakts. In der Aortenwurzel können bei dieser Schnittführung linke, rechte und nichtkoronare Tasche der Aortenwurzel identifiziert und beurteilt werden.

Durch leichte Abwinklung des Schallkopfs nach kranial kann der Abgang der Koronararterien dargestellt werden. Dabei gelingt die Registrierung der linken

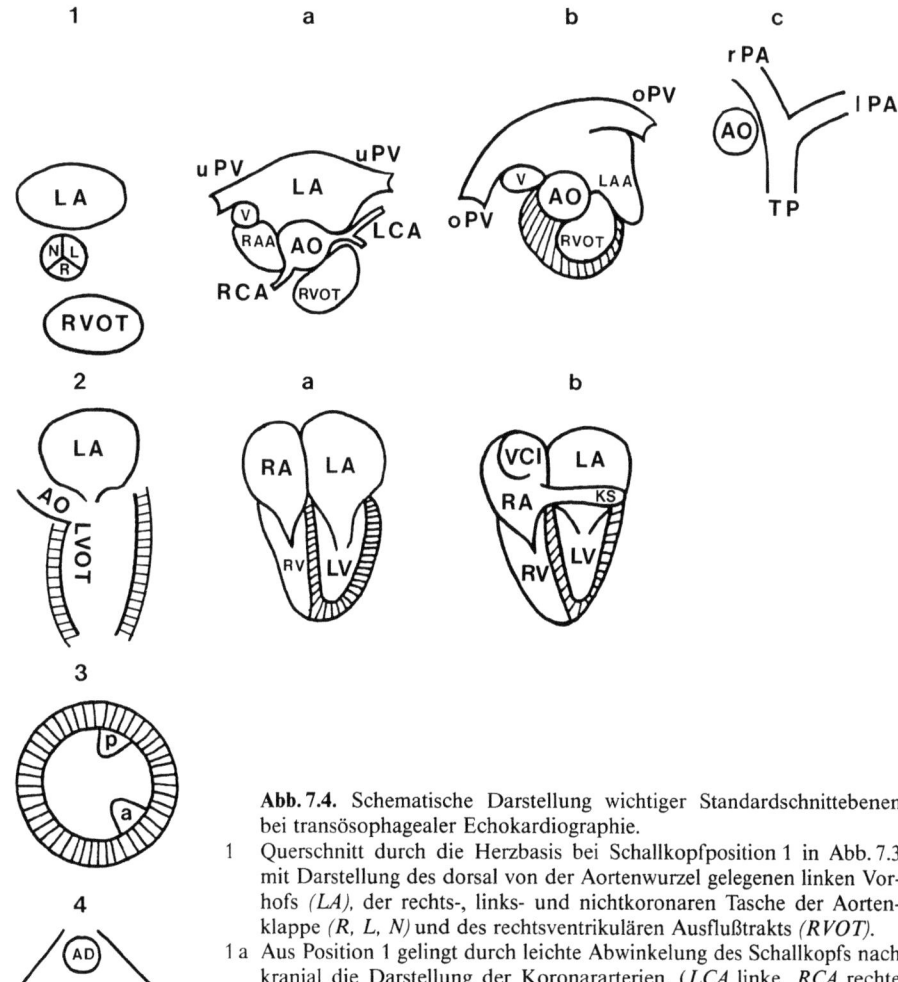

Abb. 7.4. Schematische Darstellung wichtiger Standardschnittebenen bei transösophagealer Echokardiographie.

1 Querschnitt durch die Herzbasis bei Schallkopfposition 1 in Abb. 7.3 mit Darstellung des dorsal von der Aortenwurzel gelegenen linken Vorhofs *(LA)*, der rechts-, links- und nichtkoronaren Tasche der Aortenklappe *(R, L, N)* und des rechtsventrikulären Ausflußtrakts *(RVOT)*.

1a Aus Position 1 gelingt durch leichte Abwinkelung des Schallkopfs nach kranial die Darstellung der Koronararterien. *(LCA* linke, *RCA* rechte Koronararterie, *uPV* untere Pulmonalvene, *AO* Aorta, *V* V. cava superior, *RAA* rechtsatriales Herzohr).

1b Unmittelbar oberhalb der Untersuchungsebene 1a liegt die Schnittebene zur Darstellung des linksatrialen Herzohrs *(LAA)*, in die man durch weiteres Anwinkeln des Schallkopfs und geringe Rotation gegen den Uhrzeigersinn gelangt *(oPV* obere Pulmonalvene).

1c Bei weiterem geringfügigem Zurückziehen des Schallkopfs mit leichter Rotation gegen den Uhrzeigersinn Darstellung des Truncus pulmonalis *(TP)* und der rechten und linken Pulmonalarterie *(rPA, lPA)*.

2 Schnittebene der langen Achse des linken Ventrikels aus Schallkopfposition 2 in Abb. 7.3 mit Darstellung des linken Vorhofs, des linksventrikulären Ausflußtrakts *(LVOT)* und der Aorta.

2a Bei leichter Rotation im Uhrzeigersinn aus Position 2 gelingt die Darstellung eines Vierkammerblicks *(RA* rechter Vorhof, *LV* linker Ventrikel, *RV* rechter Ventrikel).

2b Durch Retroflexion des Schallkopfs Darstellung der Einmündung des Koronarsinus *(KS)* in den rechten Vorhof. *(VCI* Vena cava inferior).

3 Querschnittsdarstellung des linken Ventrikels in Höhe der Papillarmuskeln aus Schallkopfposition 3 in Abb. 7.3 *(p* posteromedialer, *a* anterolateraler Papillarmuskel).

4 Querschnittsdarstellung der Aorta descendens thoracalis *(AD)* aus Schallkopfposition 4 in Abb. 7.3

146 Ösophagusechokardiographie

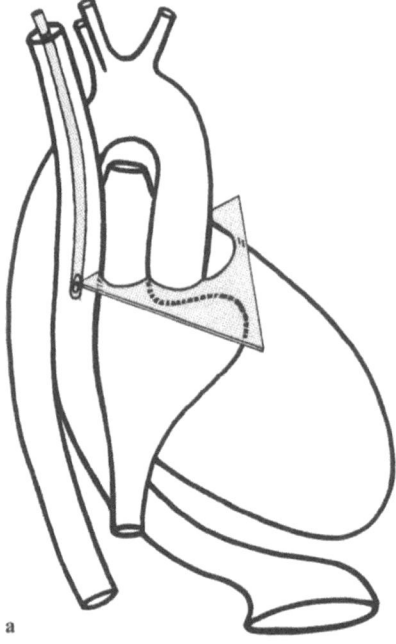

Abb. 7.5 a, b. Transösophageale Schnittebene in der kurzen Achse durch die Herzbasis. **a** Schematische Darstellung. **b** Ösophagusechokardiogramm mit Darstellung der Aortenklappe (Schallkopfposition 1 in Abb. 7.3). (Abkürzungen s. Abb. 7.4)

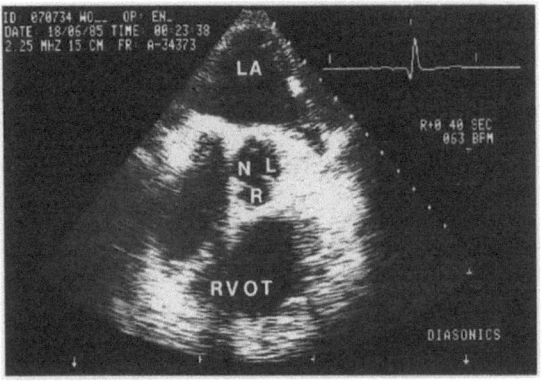
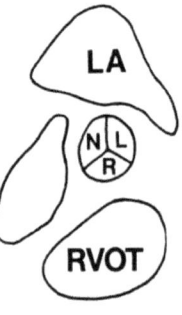

Koronararterie mit ihrem Stamm, dem proximalen Ramus circumflexus und dem proximalen Ramus interventricularis anterior meistens einfacher als die der in einer etwas anderen Ebene gelegenen rechten Herzkranzarterie.

Unmittelbar oberhalb dieser Untersuchungsebene liegt die Schnittebene zur Darstellung des linksatrialen Herzohrs, in die man durch weiteres Anwinkeln des Schallkopfs und geringe Rotation gegen den Uhrzeigersinn gelangt. In dieser Position kann auch die Einmündung der oberen Pulmonalvenen in den linken Vorhof und die unmittelbar neben der aszendierenden Aorta gelegenen V. cava superior registriert werden.

Die Darstellung der Pulmonalarterie erfolgt durch weiteres geringfügiges Zurückziehen des Schallkopfs und leichte Rotation gegen den Uhrzeigersinn. Bei

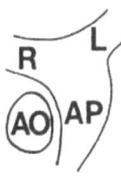
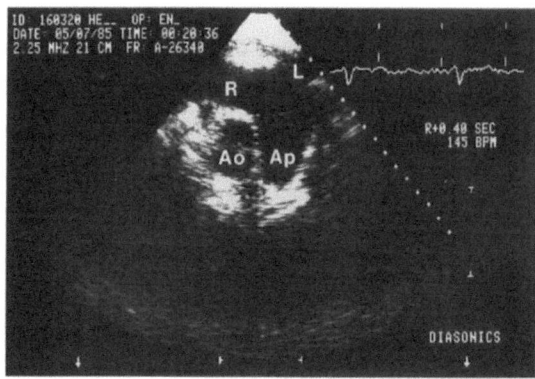

Abb. 7.6. Ösophagusechokardiogramm mit Darstellung der rechten *(R)* und linken *(L)* Pulmonalarterie und des Truncus pulmonalis *(Ap)*

dieser Schallkopfposition kann die Aufteilung des pulmonalen Hauptstamms in beide Pulmonalarterien bei etwa 2 Uhr beobachtet werden (Abb. 7.6).

Definitionsgemäß werden die Pulmonalarterie, das linksatriale Herzohr und der linke Ventrikel vom Betrachter aus auf der rechten Seite des Bildschirms, also rechts von der Aorta, dargestellt. Strukturen, die vom Betrachter aus rechts von der Aorta liegen, werden durch Rotation des Schallkopfs gegen den Uhrzeigersinn abgebildet, während die Strukturen links von der Aorta, wie V. cava superior, rechtsatriales Herzohr zu ihrer Registrierung ausgehend von der Aorta eine leichte Rotation des Schallkopfs im Uhrzeigersinn erfordern. Hierbei kann durch Retroflexion des Schallkopfs zum Teil die Einmündung des Koronarsinus in den rechten Vorhof beobachtet werden.

Die *2. Schallkopfposition* wird durch weiteres Vorschieben des Transducers um etwa 1-2 cm bei Rotation des Endoskops um etwa 20° gegen den Uhrzeigersinn erreicht. Mit dieser Einstellung kann ein Bild registriert werden, das nahezu der Ebene der langen Achse des linken Ventrikels entspricht (Abb. 7.7).

Eine leichte Rotation im Uhrzeigersinn aus dieser Position erlaubt die Darstellung eines Vierkammerblicks (Abb. 7.8).

Bei Schallkopfposition in Höhe des linken Vorhofs können das interatriale Septum und der rechte Vorhof durch Rotation im Uhrzeigersinn um etwa 40° dargestellt werden. Die Abb. 7.9 zeigt die Darstellung des rechten Vorhofs, der zur besseren Abgrenzung nach intravenöser Applikation von 10 ml physiologischer Kochsalzlösung mit Echokontrast gefüllt ist.

Ein weiteres Vorschieben des wieder in die Ausgangsstellung rotierten Schallkopfs um etwa 3 cm bis in den distalen Ösophagus bzw. zum Teil bis in den Magenfundus mit einer leichten Anwinkelung der Spitze des Endoskops führt zur *3. Schallkopfposition* und ermöglicht eine Querschnittsdarstellung des linken Ventrikels entsprechend der Ebene der kurzen Achse in Höhe der Papillarmuskeln. Dieses Bild ist durch eine nahezu kreisförmige Figur des linken Ventrikels charakterisiert, in dem der posteromediale Papillarmuskel bei etwa 1 Uhr und der anterolaterale Papillarmuskel bei 5 Uhr zur Darstellung kommen (Abb. 7.10). Eine

148　Ösophagusechokardiographie

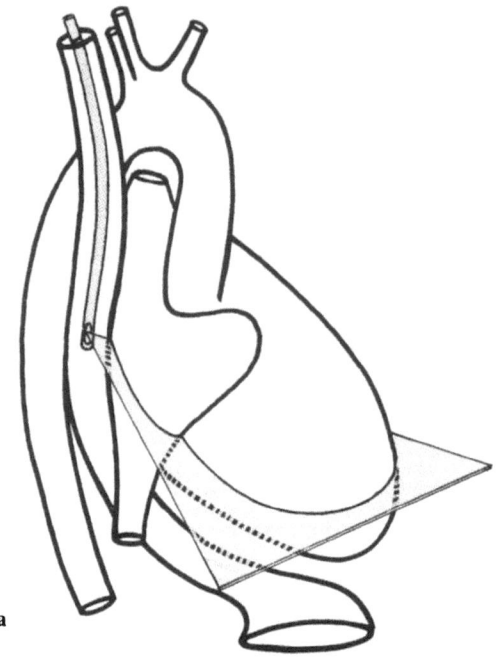

Abb. 7.7 a, b. Transösophageale Schnittebene in der langen Achse des linken Ventrikels. **a** Schematische Darstellung. **b** Ösophagusechokardiogramm (Schallkopfposition 2 in Abb. 7.3)

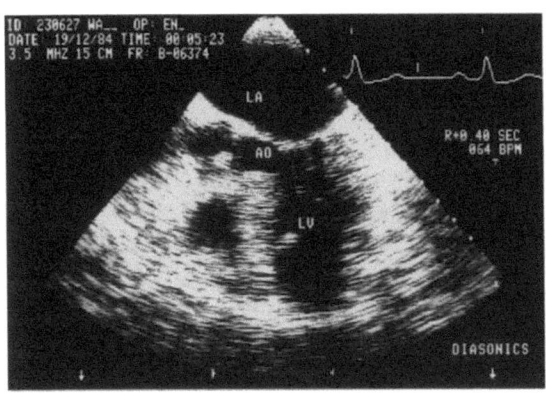
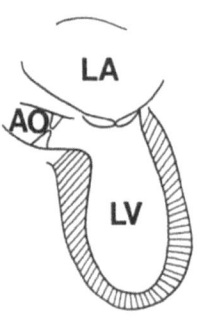

leichte Veränderung der transgastrischen Schallkopfposition durch Vorschieben um etwa 2 cm erlaubt auch eine Querschnittsdarstellung durch die Ventrikelspitze.

Zur Untersuchung der thorakalen Aorta descendens wird der Schallkopf nach dorsal bzw. dorsolateral rotiert, bis durch horizontale Schnittführung kreisrunde Querschnittsdarstellungen der deszendierenden thorakalen Aorta im Bild erscheinen (Abb. 7.11). Durch Vor- und Zurückschieben des Schallkopfs zwischen etwa 20-25 cm bzw. 40-45 cm Entfernung von der Zahnreihe kann so die gesamte deszendierende thorakale Aorta tomographiert werden. Im Aortenbogen erfolgen tangentiale Anschnitte. Die Aorta ascendens wird zum Teil ebenfalls nur tangential dargestellt (s. S. 151-152).

Methodik 149

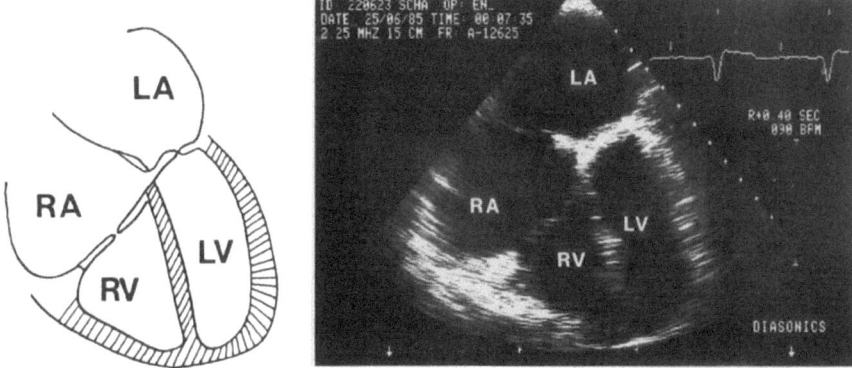

Abb. 7.8. Ösophagusechokardiogramm mit Darstellung des linken und rechten Vorhofs sowie des linken und rechten Ventrikels in einer langen Achse

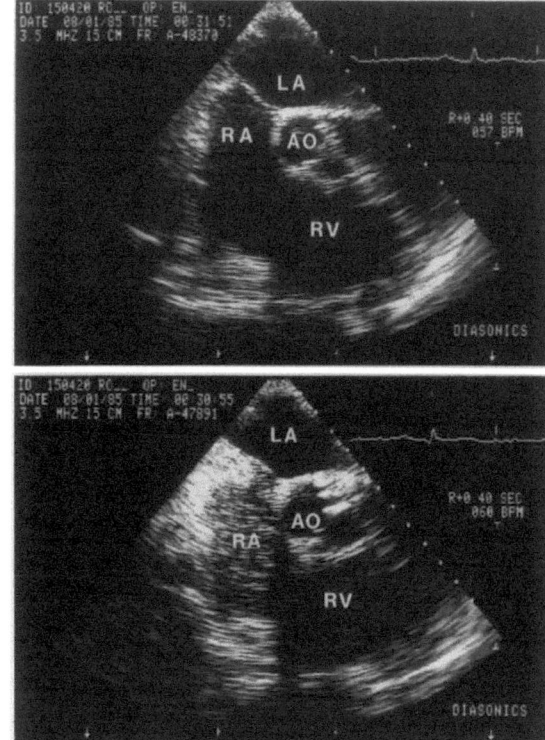

Abb. 7.9. Ösophagusechokardiogramm mit Darstellung des rechten Vorhofs *(oben)*, der nach intravenöser Applikation von 10 ml physiol. NaCl-Lösung mit Echokontrast gefüllt ist *(unten)*

150   Ösophagusechokardiographie

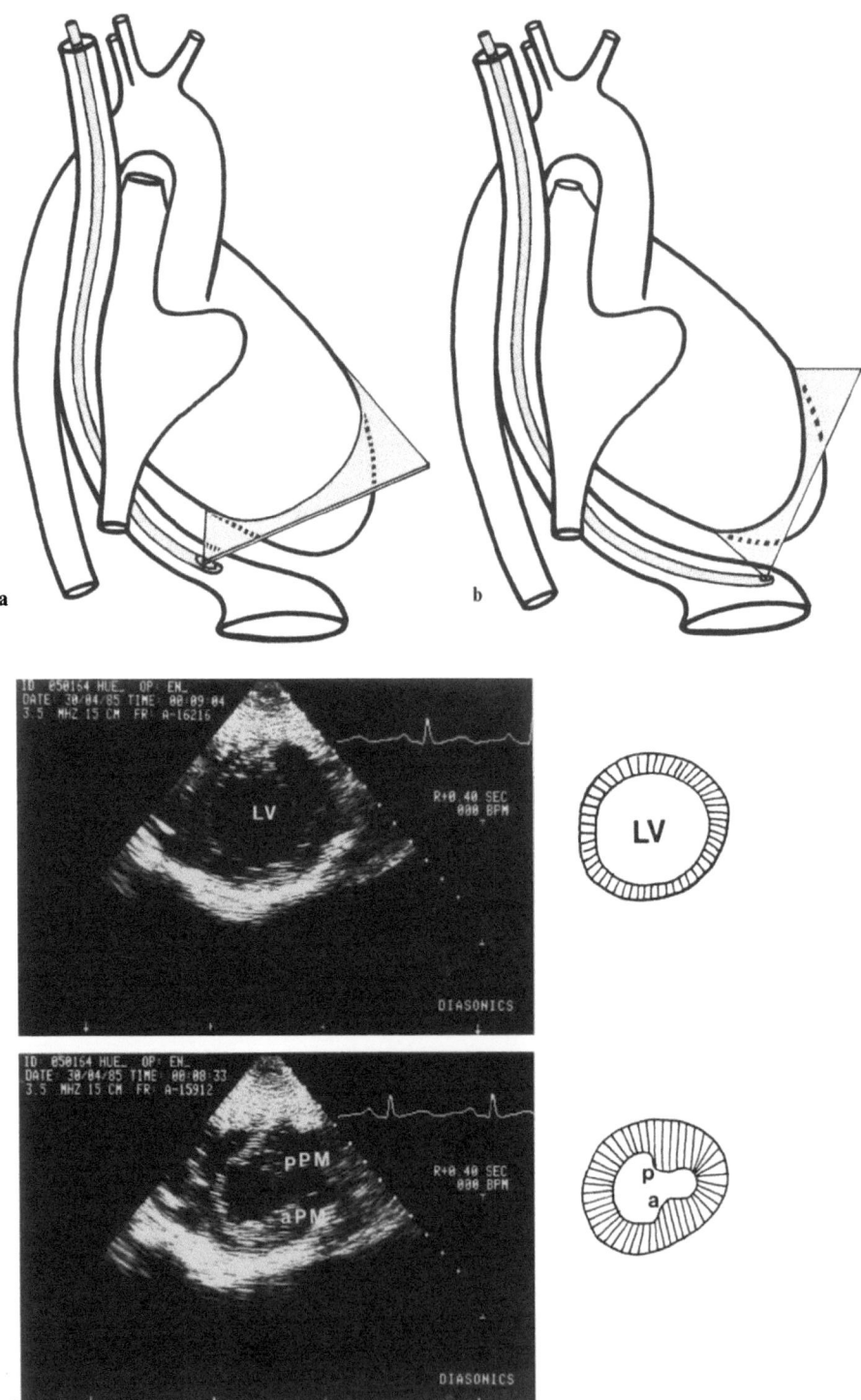

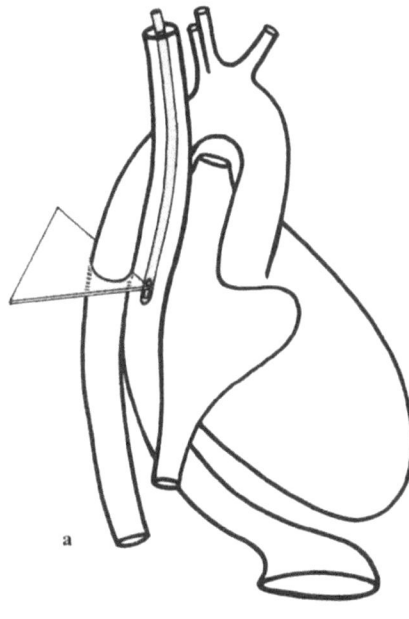
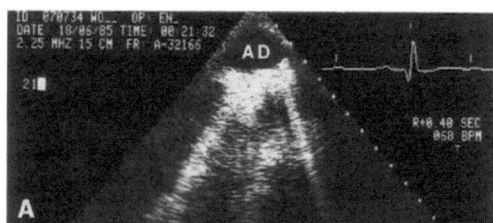
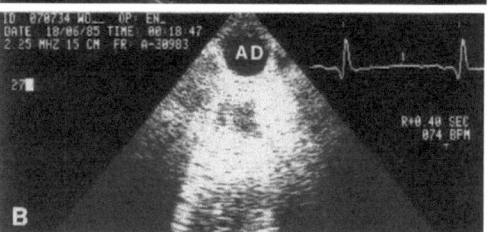
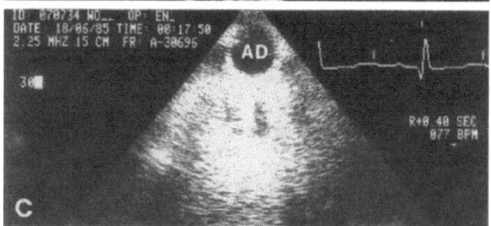
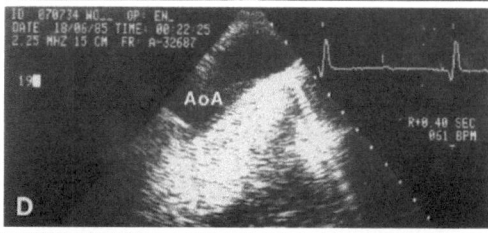
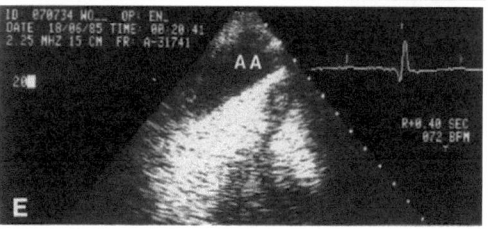

152 Ösophagusechokardiographie

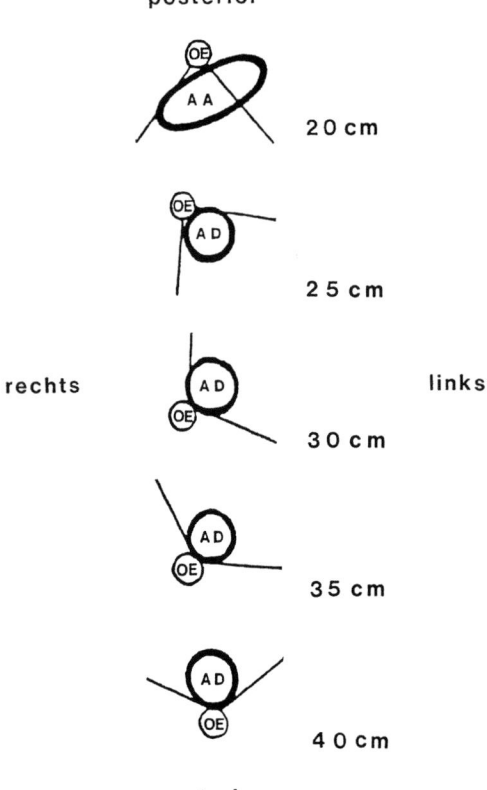

Abb. 7.12. Schematische Darstellung der Lagebeziehung von Aorta und Ösophagus im Bildsektor des transösophagealen Echokardiogramms bei 20, 25, 30, 35 und 40 cm Entfernung des Schallkopfs von der Zahnreihe (*AA* Aortenbogen, *AD* Aorta descendens, *OE* Ösophagus). Bei 25 cm verläuft die Aorta descendens links-vorne, bei 40 cm hinter dem Ösophagus

Zur exakten Ausrichtung des Schallkopfs muß die anatomische Lagebeziehung zwischen Aorta und Speiseröhre berücksichtigt werden. In Höhe des Aortenbogens liegt der Ösophagus dorsal, im Bereich der mittleren Aorta descendens thoracalis rechts anterior und im Bereich der distalen Aorta descendens thoracalis anterior zur Aorta (Abb. 7.12).

7.1.3 Säuberung des Schallkopfs

Der Schallkopf wird nach jeder Untersuchung gründlich gereinigt und anschließend für 10-20 min in eine Gigasept-Lösung gelegt.

Einige Firmen bieten Einmalüberzüge für den Ösophagusschallkopf an, die sich nach unserer Erfahrung jedoch nicht bewährt haben.

Vor jeder Untersuchung erfolgt eine eingehende Inspektion der Sonde, um eventuelle Schäden frühzeitig zu entdecken.

7.2 Untersuchungsrisiko

Vielfach wird befürchtet, daß die Ösophagusechokardiographie bei herzkranken Patienten ein höheres Risiko beinhaltet. Es wurde deshalb geprüft, ob während der transösophagealen Echokardiographie bei Patienten mit kardiovaskulären Erkrankungen mit untersuchungsbedingten Blutdruckanstiegen und Herzrhythmusstörungen zu rechnen ist.

Eigene Untersuchungen

Die Untersuchungen erfolgten an insgesamt 44 konsekutiven Patienten (30 Männer, 14 Frauen, im Alter von 18–80 Jahren, im Mittel 50 ± 18 Jahre), bei denen zur Abklärung einer kardiovaskulären Erkrankung (thorakale Aortenaneurysmen n = 13; Aortenisthmusstenosen n = 3; peri- oder parakardiale Raumforderungen n = 3; Endokarditiden n = 5; Aorten- und Mitralklappenerkrankungen n = 13, davon Kunstklappen n = 8; koronare Herzkrankheit n = 3; andere Einzelfälle n = 4) eine Ösophagusechokardiographie durchgeführt wurde. Als Prämedikation wurde bei diesen Patienten lediglich Xylocain-Spray zur Rachenanästhesie verabreicht. Bei der Untersuchung, unmittelbar nach der Einführung des Schallkopfs und nach 5 min Untersuchungszeit sowie nach Entfernung des Schallkopfs wurde der arterielle Blutdruck nach Riva Rocci gemessen. Ein kontinuierliches EKG-Monitoring, das den Zeitraum von 15 min vor Beginn der Ösophagusechokardiographie bis 15 min nach Entfernung des Schallkopfs umfaßte, wurde mit einem 2-Kanal-Langzeit-EKG durchgeführt.

Die Änderungen des arteriellen Blutdrucks und der Herzfrequenz sind in Abb. 7.13 und Tabelle 7.1 dargestellt. Der arterielle Blutdruck stieg geringfügig von 142/80 mm Hg ± 25/16 mm Hg auf 149/78 mm Hg ± 31/18 mm Hg unmittel-

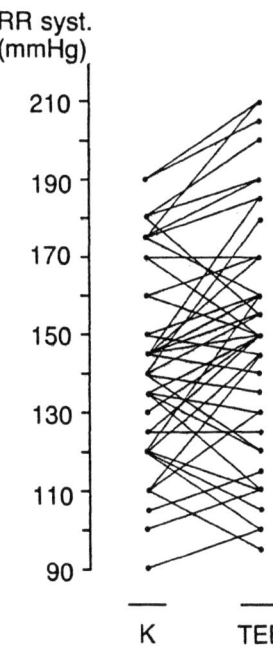

Abb. 7.13. Darstellung der systolischen Blutdruckwerte vor *(K)* und nach Einführung *(TEE)* des Ösophagusschallkopfs

Tabelle 7.1. Änderung der Blutdruckwerte und der Herzfrequenz während Ösophagusechokardiographie

	Vor der Untersuchung	Unmittelbar nach Einführung des Schallkopfs	5 min	Nach der Untersuchung
Arterieller Blutdruck (mm Hg)	142/80 ±25/16	149/78 ±31/18	140/72 ±25/18	137/75 ±26/16
Herzfrequenz (Schläge/min)	84±19	94±24	85±18	82±18

bar nach Einführung des Schallkopfs. Gleichzeitig nahm die Herzfrequenz von 84±19 Schlägen/min auf 94±24 Schläge/min zu. Innerhalb der anschließenden 5minütigen Untersuchungszeit erfolgte keine weitere wesentliche Änderung von Blutdruck und Herzfrequenz. Nach Entfernung des Schallkopfs lagen alle Werte knapp unterhalb der Ausgangsergebnisse. Die maximale Änderung des Blutdrucks betrug 40 mm Hg (n=1) und 35 mm Hg (n=2) systolisch und 25 mm Hg diastolisch (n=2). Die Herzfrequenz stieg bei 2 Patienten während Einführung des Schallkopfs von 87 Schlägen/min auf 141 Schläge/min bzw. von 81 Schlägen/min auf 127 Schläge/min.

Bei 23 Patienten wurden vor, während oder nach der Untersuchung Herzrhythmusstörungen registriert. In einem Fall kam es während der Untersuchung zu 15 polymorphen ventrikulären Extrasystolen und einer Sinustachykardie von 127 Schlägen/min. In 4 Fällen ohne Arrhythmie vor der Untersuchung kam es während der Ösophagusechokardiographie nur zu vereinzelten ventrikulären Extrasystolen.

Diskussion

Zum kardiopulmonalen Risiko bei endoskopischen Untersuchungen existiert eine größere Zahl an Literaturmitteilungen [290, 291, 292]. Diese beziehen sich jedoch in der Mehrzahl auf Herzgesunde oder auf ein gemischtes Krankengut. Als häufigste Veränderung wurden in diesen Fällen Sinustachykardien registriert. Komplexe ventrikuläre Rhythmusstörungen und ventrikuläre Tachykardien waren selten [291]. Bei den Patienten unseres Kollektivs handelte es sich um Patienten mit zum Teil schweren kardiovaskulären Erkrankungen. Hierbei kam es nur in einem Fall während der Untersuchung zu komplexen ventrikulären Rhythmusstörungen und bei insgesamt 2 Patienten zu erheblichen Sinustachykardien. Auch andere Untersucher beobachteten komplexe Herzrhythmusstörungen nur in Einzelfällen [300]. Bei den 3 Patienten mit einem Anstieg des arteriellen Blutdrucks auf 35 bzw. 40 mm Hg systolisch handelte es sich in 2 Fällen um Patienten mit normalem systolischem Blutdruck, in einem Fall um einen Patienten mit erhöhtem Blutdruck vor der Untersuchung. Insgesamt zeigten die Patienten mit hypertonen Ausgangswerten im Vergleich zu denen mit normalem Ausgangswert kein wesentlich anderes Verhalten der systolischen Blutdruckänderung (Abb. 7.13).

Die Erfahrungen endoskopischer Untersucher zeigen, daß die Verabreichung von Diazepam die Inzidenz von Arrhythmien vermindern kann [291]. Wir schließen aus unseren Untersuchungen und aus den Mitteilungen über das kardiale Risiko endoskopischer Untersuchungen, daß bei der Ösophagusechokardiographie an Patienten mit kardiovaskulären Erkrankungen insgesamt nur mit einem geringen Risiko durch untersuchungsbedingte Herzrhythmusstörungen oder Blutdruckanstiege gerechnet werden muß. Es kann jedoch in Einzelfällen zu Sinustachykardien, komplexen Herzrhythmusstörungen und Blutdruckanstiegen kommen. Deshalb sind in Risikofällen eine EKG-Überwachung (Monitor des Echokardiographiegeräts) und Blutdruckmessungen vor und während der Ösophagusechokardiographie unerläßlich. Bei anfänglich erhöhten Blutdruckwerten sollte vor der Untersuchung insbesondere bei Patienten mit vermuteten Aortenaneurysmen eine medikamentöse Senkung des arteriellen Blutdrucks und gegebenenfalls eine Sedierung erfolgen. Bradykarde Herzrhythmusstörungen wurden von uns nicht beobachtet. Einzelne Mitteilungen endoskopischer Untersucher über das Vorkommen von Bradykardien [291] und die Beobachtung eines AV-Blocks III. Grades bei einem transösophageal echokardiographierten Patienten [270] sollten aber veranlassen, Atropin bereitzuhalten. Dieses gilt auch unter dem Gesichtspunkt eventueller vagovasaler Blutdruckreaktionen. Die routinemäßige Anlage eines peripheren venösen Zugangs vor der Ösophagusechokardiographie erscheint angebracht.

Verletzungen der Speiseröhre wurden bei endoskopischen Untersuchungen in einer Häufigkeit von weniger als 0,13 % beobachtet [261]. Bei der transösophagealen Echokardiographie ist bisher kein Fall einer Ösophagusverletzung bekannt geworden. Wenn aufgrund anamnestischer oder klinischer Befunde eine Erkrankung des Ösophagus möglich erscheint, sollte selbstverständlich vor der Untersuchung eine röntgenologische oder endoskopische Abklärung erfolgen.

Eine Therapie mit Antikoagulanzien stellt keine Kontraindikation für die transösophageale Untersuchungstechnik dar. Als seltene Komplikationsmöglichkeit bei der Ösophagusechokardiographie wurde in einem Fall auch die Auslösung eines Status asthmaticus beschrieben [269].

Im Rahmen einer europäischen Gemeinschaftsstudie wurde in der Sitzung der Arbeitsgruppe Echokardiographie auf dem 10. Kongreß der Europäischen Gesellschaft für Kardiologie in Wien 1988 von Daniel über die Erfahrungen von 14 Zentren mit der Ösophagusechokardiographie berichtet. Insgesamt mußten von 9319 Untersuchungen nur 78 (0,84 %) wegen folgender Komplikationen vorzeitig abgebrochen werden:

- Intoleranz des Patienten   60 (76,9 %),
- Bronchospasmus   4 (5,1 %),
- Erbrechen   3 (3,8 %),
- ventrikuläre Tachykardie   2 (2,6 %),
- Vorhofflimmern   2 (2,6 %),
- Hypoxie   2 (2,6 %),
- Schallkopfdefekt   2 (2,6 %),
- AV-Block III   1 (1,3 %),
- Pharynxblutung   1 (1,3 %).

Als Kontraindikationen für die Ösophagusechokardiographie wurden in 12 Zentren Ösophagusdivertikel erachtet, in 9 Zentren Ösophagusvarizen, in 5 Zentren andere Erkrankungen wie AIDS, Ösophagustumor oder -stenose, Zustand nach Thoraxbestrahlung. 13 Zentren betreiben keine antibiotische Prophylaxe. Nach den Empfehlungen der Deutschen Gesellschaft für Herz- und Kreislaufforschung für die antibiotische Prophylaxe (s. Anhang B) ist bei einer Ösophagoskopie ohne Biopsie nicht mit einer Bakteriämie zu rechnen. Deshalb scheint eine Antibiotikaprophylaxe auch bei der Ösophagusechokardiographie nicht zwingend erforderlich. Jedoch sprechen noch nicht publizierte Ergebnisse von Dennig mit einer Bakteriämierate von 7% während der Ösophagusechokardiographie für eine Prophylaxe bei Risikopatienten.

7.3 Klinischer Einsatz der Ösophagusechokardiographie

Die räumliche Nähe zum Schallkopf und die bessere Bildauflösung im Nahfeld läßt für die transösophageale Untersuchungstechnik eine verbesserte Beurteilung folgender Strukturen erwarten:

- linker Vorhof, insbesondere linksatriales Herzohr,
- rechter Vorhof,
- Vorhofseptum,
- Mitralklappe,
- Aortenklappe,
- Trikuspidalklappe mit Einschränkung,
- Kunstklappen, besonders in Mitral- und Aortenposition,
- basale und mittlere Anteile des linken Ventrikels,
- Aorta descendens thoracalis,
- parakardiale Strukturen bzw. Raumforderungen, besonders dorsolateral gelegen,
- Koronararterien.

Dagegen sind der rechte Ventrikel, die Spitze des linken Ventrikels und die distale Aorta ascendens der Beurteilung durch Ösophagusechokardiographie vergleichsweise weniger gut zugänglich.

Die *klinische Indikation* zur Ösophagusechokardiographie stellte sich bei 100 konsekutiv von Seward et al. [309a] untersuchten Patienten wegen Abklärung von

- Aortenerkrankungen in 21%,
- Mitralprothesendysfunktion in 18%,
- Quellensuche bei Embolie in 16%,
- Endokarditis in 11%,
- angeborene Herzfehler in 10%,
- kardiale Raumforderungen in 10%,
- Mitralinsuffizienz in 7%,
- Schock, Untersuchung von Patienten auf den Intensivstationen in 5%
- Aortenstenose in 1%,
- reduzierte Bildqualität im konventionellen Echokardiogramm in 1%.

In dem mittels transösophagealer Echokardiographie untersuchten Krankengut (1229 Patienten) von Daniel et al. [260a], das in ihrem Labor nahezu 8% aller echokardiographischen Untersuchungen über einen Zeitraum von etwa 4 Jahren repräsentierte, wurde die Untersuchung zu 41% ambulant und zu 59% unter stationären Bedingungen durchgeführt. 8% der Patienten wurden künstlich beatmet. Als Indikation zur Ösophagusechokardiographie ergaben sich

- Verdacht auf Kunstklappendysfunktion   in 30%,
- Verdacht auf kardiale Tumoren oder Thromben   in 25%,
- Verdacht auf Endokarditis   in 22%,
- Verdacht auf Aortendissektion   in 9%,
- andere   in 14%.

7.3.1 Untersuchung des linken und rechten Vorhofs

Die Methodik der Untersuchung des linken und rechten Vorhofs ist in 7.1.2 beschrieben. Die Einmündung der oberen Pulmonalvenen in den linken Vorhof kann in aller Regel in der Ebene des linksatrialen Herzohrs dargestellt werden (Abb. 7.14a). Die Darstellung der Einmündung der unteren Pulmonalvenen ist schwieriger und erfordert ausgehend von der Abbildungsebene der oberen Pulmonalvenen ein leichtes Vorschieben des Schallkopfs um 1-2 cm bei geringer Rotation gegen den Uhrzeigersinn (Abb. 7.14b).

Das linksatriale Herzohr ist durch die konventionelle Ultraschalltechnik nur mit Einschränkung, aber nahezu immer mit der transösophagealen Technik darstellbar (Abb. 7.15) (s. S. 165, 169) [256].

Die mittels Ösophagusechokardiographie bestimmten Volumina des linken und rechten Vorhofs zeigen eine enge Korrelation zu den cineangiographisch gewonnenen Werten [314].

Beim Cor triatriatum wird der linke Vorhof durch eine linksatriale Membran in einen „wahren" Vorhof und in eine Pulmonalvenenkammer geteilt. In der klini-

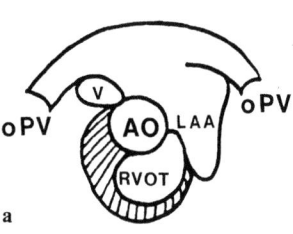

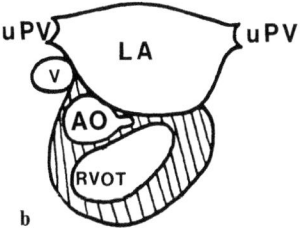

Abb. 7.14. a Schematische Darstellung der Schnittebene durch die Herzbasis in Höhe des linksatrialen Herzohrs *(LAA).* Einmündung der oberen Pulmonalvene *(oPV)* in den linken Vorhof b Bei leichtem Vorschieben des Schallkopfs und geringer Rotation gegen den Uhrzeigersinn Darstellung der unteren Pulmonalvenen *(uPV).* (Andere Abkürzungen s. Abb. 7.4)

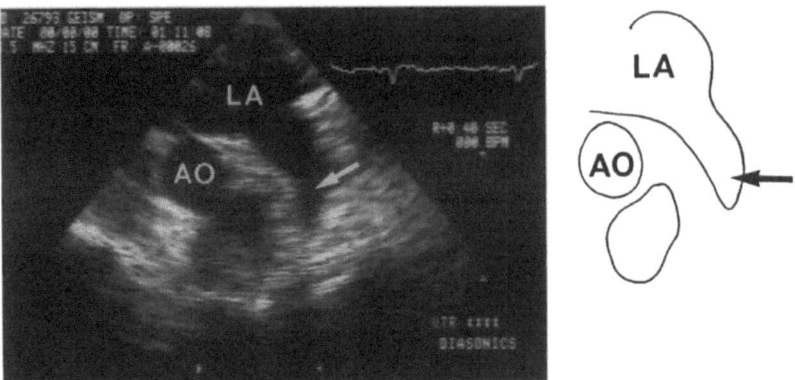

Abb. 7.15. Ösophagusechokardiogramm mit Darstellung des linksatrialen Herzohrs *(Pfeil)*

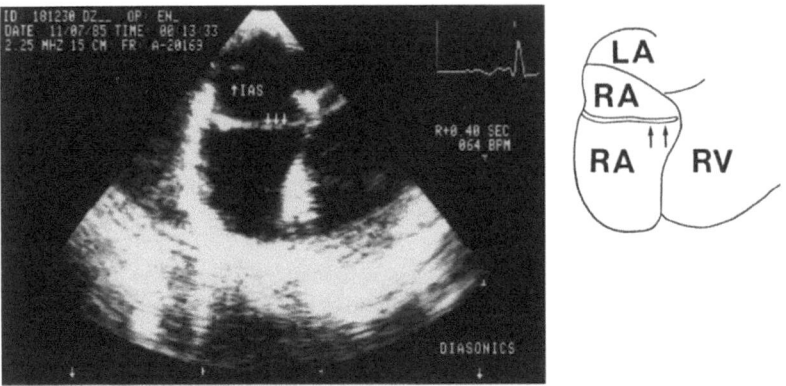

Abb. 7.16. Ösophagusechokardiogramm mit Darstellung einer rechtsatrialen Membran *(Pfeile)*

schen Differentialdiagnose ist diese Anomalie in erster Linie gegen eine Mitralklappenstenose abzugrenzen. Die Identifikation einer linksatrialen Membran kann durch die transösophageale Technik mit großer Sicherheit erfolgen, während sie bei konventioneller Echokardiographie leicht zu übersehen ist. Auch rechtsatriale Membranen sind im Vergleich zur konventionellen Untersuchungstechnik mittels Ösophagusechokardiographie besser zu diagnostizieren (Abb. 7.16) [269, 313]. Sie können bei transthorakaler Echokardiographie einen Tumor vortäuschen. Das Cor triatriatum dextrum tritt oft in Kombination mit angeborenen Herzfehlern auf.

7.3.2 Untersuchung des interatrialen Septums

Studien von Hanrath et al. zeigten die Verbesserung der Ultraschalldiagnostik des Vorhofseptumdefekts vom Sekundumtyp durch den Einsatz der transösophagealen Technik [275]. Morimoto konnte in 5 Fällen mit Septum-secundum-Defekt und

Klinischer Einsatz der Ösophagusechokardiographie   159

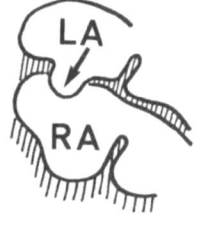
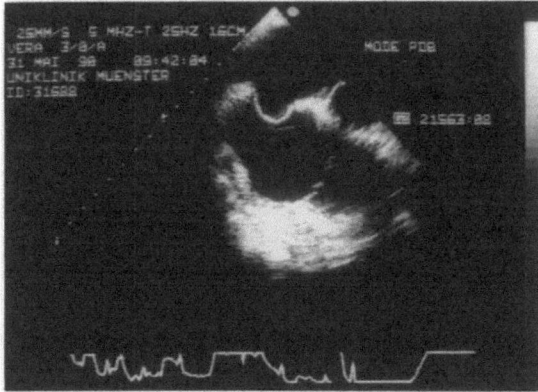

Abb. 7.17. Ösophagusechokardiogramm mit Darstellung eines Aneurysmas *(Pfeil)* des Vorhofseptums

in je einem Fall mit Vorhofseptumdefekt vom Primumtyp und Pulmonalvenentransposition den Defekt mittels Ösophagusechokardiographie direkt darstellen [297]. Die Defektgröße im Echokardiogramm korrelierte gut mit dem intraoperativen Befund.

Die Beurteilung des Vorhofseptums gelingt durch Rotation des Schallkopfs aus dem Vierkammerblick (s. S. 145, 147). Auch der Nachweis eines transthorakal schwer darzustellenden Sinus-venosus-Defekts kann durch die Ösophagusechokardiographie erleichtert werden [303]. Die Identifikation eines offenen Foramen ovale ist wegen der damit verbundenen erhöhten Inzidenz zerebraler Embolien von besonderer klinischer Bedeutung.

Aneurysmatische Veränderungen im Bereich des Vorhofseptums sind durch transösophageale Echokardiographie bei 2,1 % von 340 konsekutiv routinemäßig untersuchten Patienten gefunden worden, während sie transthorakal nur selten nachzuweisen sind (Abb. 7.17) [308]. Am Boden und am Rand von Aneurysmen des Vorhofseptums wurden Thromben beobachtet. Überdurchschnittlich häufig traten bei Patienten mit echokardiographisch diagnostiziertem Vorhofseptumaneurysma transitorisch-ischämische Attacken auf [269]. Oft findet sich ein Aneurysma des interatrialen Septums in Verbindung mit einem Mitralklappenprolaps [308]. In Einzelfällen kann ein Aneurysma eines Vorhofseptums eine Raumforderung im rechten Vorhof vortäuschen [254].

7.3.3 Untersuchung des Ventrikelseptums

Hochsitzende Ventrikelseptumdefekte können mittels Ösophagusechokardiographie gut erkannt werden [282]. Abbildung 7.18a zeigt einen Patienten mit großem hochsitzendem Ventrikelseptumdefekt und Mitralprolaps. Auch die Diagnose spitzenwärts gelegener Ventrikelseptumdefekte, z. B. nach Myokardinfarkt, durch Ösophagusechokardiographie ist beschrieben worden [280]. Diese Lokalisation ist nach unserer Erfahrung jedoch der Erfassung durch die transösophageale Technik

160 Ösophagusechokardiographie

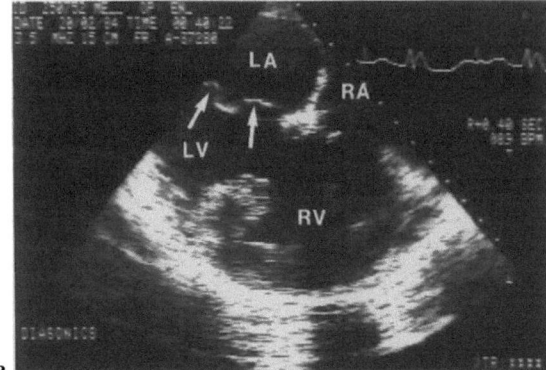
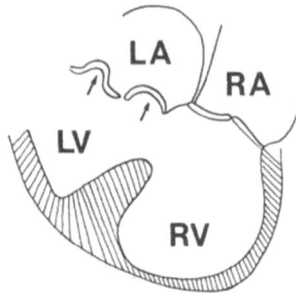
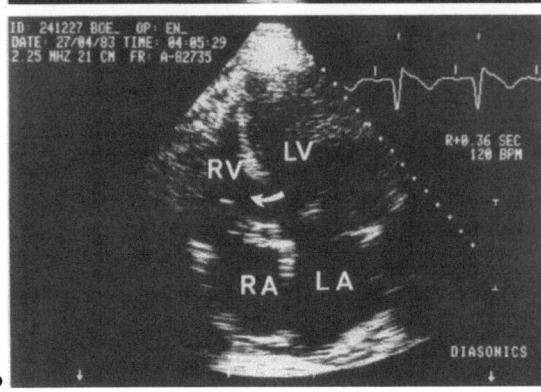

Abb. 7.18. a Ösophagusechokardiogramm mit Darstellung eines großen Ventrikelseptumdefekts. Mitralprolaps *(Pfeile)* **b** 2D-Echokardiogramm im apikalen Vierkammerblick mit Darstellung eines Ventrikelseptumdefekts *(Pfeil)* nach anteroseptalem Myokardinfarkt

vergleichsweise schwerer zugänglich. Abbildung 7.18b zeigt das konventionelle Echokardiogramm eines Patienten mit einem hochsitzenden Ventrikelseptumdefekt nach anteroseptalem Myokardinfarkt.

7.3.4 Herzklappendiagnostik

Der Mitralklappenprolaps scheint im Vergleich zur konventionellen Technik durch transösophageale Echokardiographie mit höherer Sensitivität und Spezifität diagnostiziert werden zu können (Abb. 7.19). Bei 64 Patienten mit Mitralprolaps im Ösophagusechokardiogramm wurde die Erkrankung nur in 35 Fällen transthorakal erkannt [303]. Insbesondere differentialdiagnostische Abgrenzungen zwischen endokarditischen Vegetationen und Klappenanteilen bei Mitralprolaps scheinen mittels Ösophagusechokardiographie besser möglich zu sein. Die Bedeutung der transösophagealen Echokardiographie in der Diagnose des Trikuspidalprolaps im Vergleich zur transthorakalen Untersuchungstechnik ist noch unklar. Es existieren hierzu nur Einzelbeobachtungen [303].

Ein Aortenklappenprolaps wurde mittels Ösophagusechokardiographie im Vergleich zur konventionellen Untersuchungstechnik ausgesprochen häufig (12,8%) festgestellt. Dieser Befund ging in 58% der Fälle mit einer leichten Aor-

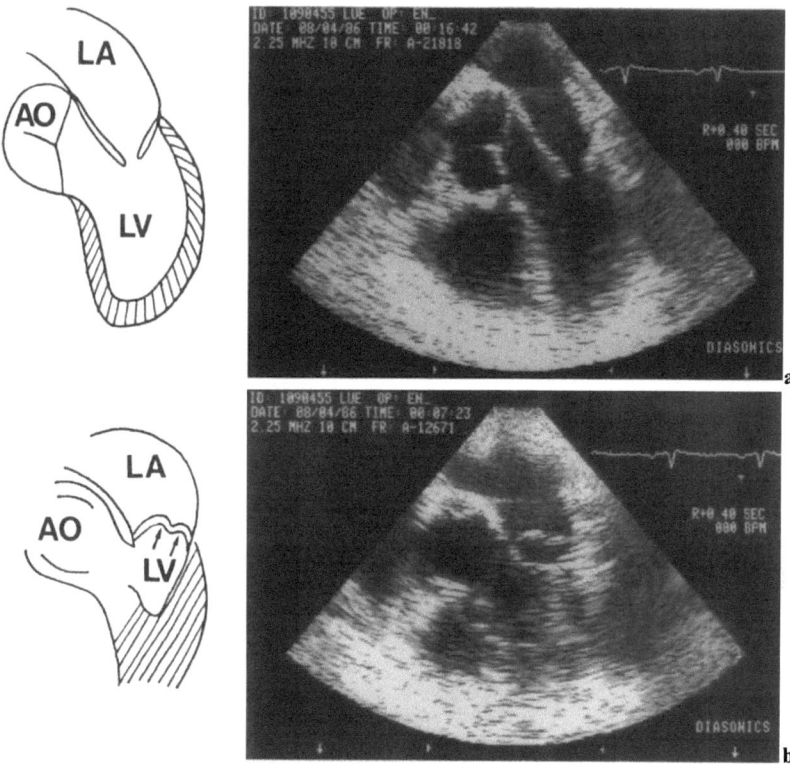

Abb. 7.19 a, b. Ösophagusechokardiogramm bei Mitralklappenprolaps *(Pfeile).* **a** Diastolisch, **b** systolisch

teninsuffizienz einher [303]. Nach unserer Erfahrung scheint ein Aortenklappenprolaps, der bei der Ösophagusechokardiographie wohl zum Teil projektionsbedingt vorgetäuscht werden kann, seltener zu sein (Abb. 7.20). Auch andere Untersucher fanden mittels transthorakaler Echokardiographie einen Aortenklappenprolaps vergleichsweise weniger häufig (in 22% der Fälle mit Mitralprolaps) [152a] (s. S. 37). Dagegen ist er bei Kindern mit Ventrikelseptumdefekt oft anzutreffen und in diesen Fällen in der Regel Ursache für eine Aortenklappeninsuffizienz [32]. Eindeutige diagnostische Kriterien für die Diagnose des Aortenklappenprolaps im Ösophagusechokardiogramm fehlen bisher.

In einzelnen Fällen wurden mittels transösophagealer Echokardiographie auch Aortenklappen mit 4 Taschen beobachtet, auch wurde über Aneurysmen der Aortenklappe berichtet [303, 306].

Mittels transösophagealer Untersuchungstechnik gelingt die Darstellung der Aortenklappe nahezu immer in sehr guter Bildqualität (Abb. 7.21). Dagegen ist nach unserer Erfahrung eine exakte Querschnittsdarstellung zur Bestimmung der Aortenklappenöffnungsfläche besonders bei deformierten Klappen schwieriger. Oftmals gelingen nur Schräganschnitte der Klappenebene. Die Erfahrungen anderer Untersucher sind günstiger. In einer Untersuchung an 24 konsekutiven Patien-

162 Ösophagusechokardiographie

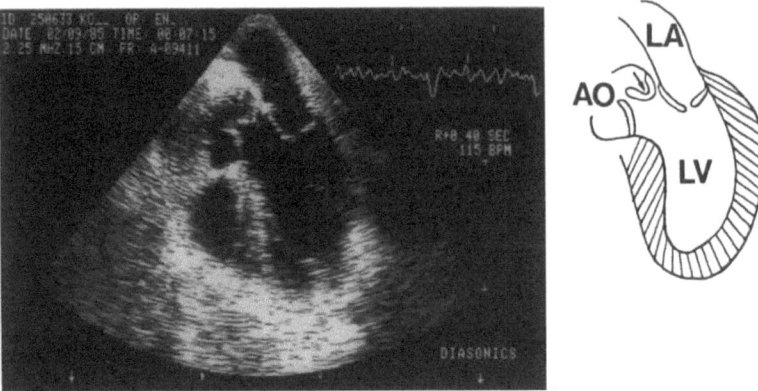

Abb. 7.20. Ösophagusechokardiogramm mit Darstellung einer prolabierenden Aortentasche *(Pfeil)*

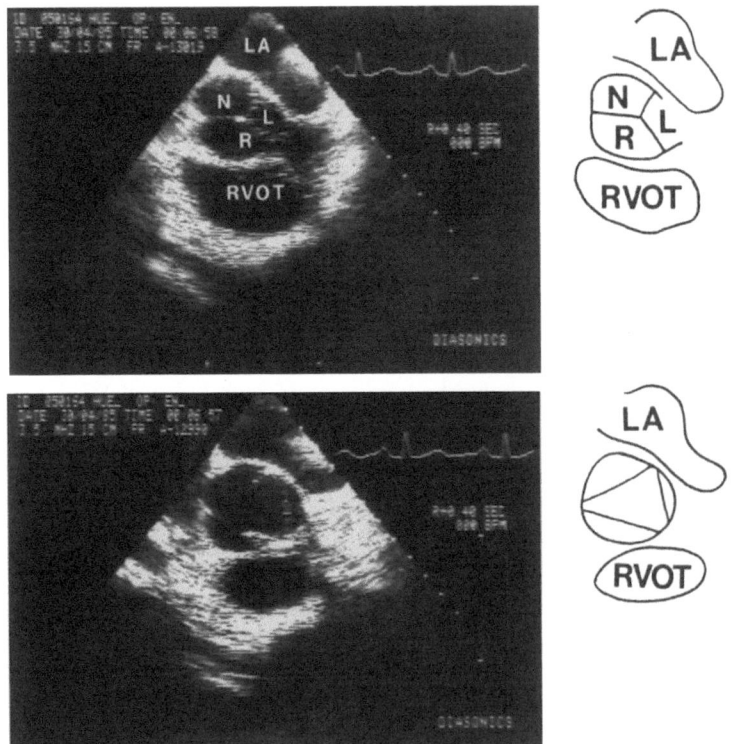

Abb. 7.21. Ösophagusechokardiogramm mit Darstellung der Aortenklappenöffnungsfläche (*unten; oben* diastolisch). (Abkürzungen s. Abb. 7.4)

Klinischer Einsatz der Ösophagusechokardiographie 163

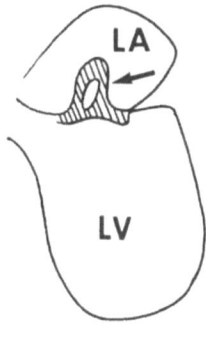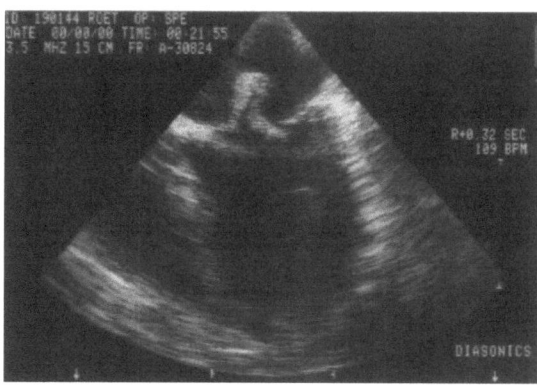

Abb. 7.22. Ösophagusechokardiogramm mit Darstellung einer großen Vegetation an der Mitralklappe. Zentral echofreier Bezirk, wohl als Ausdruck einer Einschmelzung

ten konnte in 20 Fällen (83,3%) die Aortenklappenöffnungsfläche gemessen werden. Es fand sich eine hervorragende Korrelation zu den mittels Gorlin-Formel bestimmten Werten (r = 0,92) [281].

Nach neueren Untersuchungen stellt die transösophageale Echokardiographie eine wesentliche Bereicherung im Spektrum der Ultraschalldiagnostik bei infektiöser Endokarditis dar (Abb. 7.22). Die Häufigkeit des echokardiographischen Nachweises von endokarditischen Vegetationen bzw. von destruierten Herzklappen bei infektiöser Endokarditis werden bei transthorakaler Untersuchungstechnik mit 34 und 84% [230a, 242a] sowie bei größeren Patientenkollektiven mit 62,7 bzw. 74,5% [39a, 146a] angegeben. In einem selektionierten Krankengut von konventionell schlecht schallbaren Patienten mit infektiöser Endokarditis wurden von Daniel et al. in 91,5% Vegetationen bzw. komplizierende Klappendestruktionen beschrieben. Sie fanden bei über 350 mittels Ösophagusechokardiographie untersuchten Patienten nur in 2 Fällen einen falsch-positiven Befund von endokarditischen Vegetationen [259]. Insbesondere zur Diagnostik von konventionell schwer faßbaren Klappenringabszessen ist die transösophageale Echokardiographie der konventionellen Untersuchungstechnik weit überlegen. Dies gilt auch für Untersuchungen in der frühen postoperativen Phase bzw. während künstlicher Beatmung. Die Überlegenheit der Ösophagusechokardiographie bei der Identifikation von Vegetationen zeigt sich besonders bei kleinen Auflagerungen. In einer Studie von Erbel et al. ließen sich nur 6 von 24 Vegetationen unter 5 mm und 9 von 13 Vegetationen zwischen 5 und 11 mm, die durch transösophageale Echokardiographie diagnostiziert wurden, auch mittels konventioneller Technik nachweisen, während die 14 Vegetationen über 11 mm mit beiden Techniken nachweisbar waren [270a].

7.3.5 Kunstklappendiagnostik

Die echokardiographische Diagnose von Kunstklappendysfunktionen ist bei transthorakaler Schallkopfposition oftmals sehr schwierig (s. 2.5.6). Zusätzlich wird die Beurteilung des echokardiographischen Bildes durch ausgeprägte Schlagschatten der Fremdmaterialien erschwert. Dies gilt insbesondere für die Beurteilung von Kunstklappen in Mitralposition aus apikalen Untersuchungsebenen, in denen große Teile des linken Vorhofs durch Schlagschatten nicht eingesehen werden können. Diese Schwierigkeiten lassen sich insbesondere bei Kunstklappen in Mitralposition durch die transösophageale Untersuchungstechnik überwinden. Bei der Untersuchung vom Ösophagus aus stellt sich der Schlagschatten einer Mitralprothese schallkopffern dar (Abb. 7.23). Somit wird eine uneingeschränkte Beurteilung des linken Vorhofs möglich.

Nellessen et al. fanden, daß bei 36 transösophageal sicher beurteilbaren Kunstklappen 29 bei alleiniger Anwendung der konventionellen Untersuchungstechnik der korrekten Diagnose entgangen wären. In dieser Studie ergab sich eine positive Korrektheit der transösophagealen Echokardiographie mit 94% bei einer Interobservervariabilität von 5,5% [301]. Besonders bei der Diagnose einer Kunstklappenendokarditis ist die transösophageale Technik der konventionellen Echokardiographie überlegen (Abb. 7.24).

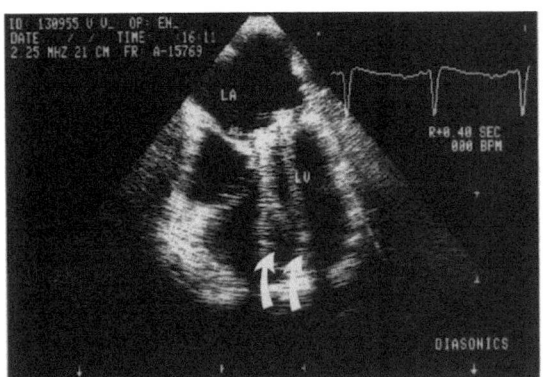

Abb. 7.23. Ösophagusechokardiogramm bei Kunstklappe (Omniscience) in Mitralposition. Schlagschatten *(Pfeile)* schallkopffern im linken Ventrikel

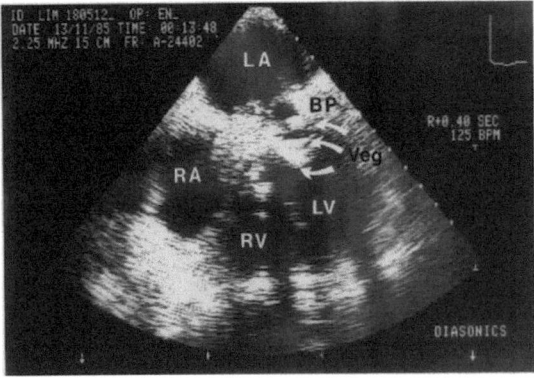 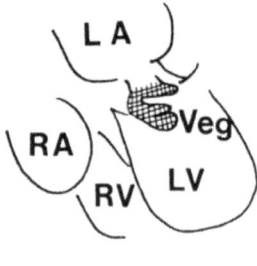

Abb. 7.24. Ösophagusechokardiogramm bei Endokarditis einer Bioprothese (Hancock) in Mitralposition

7.3.6 Diagnostik intrakardialer Raumforderungen

Bei hoher Spezifität weist die konventionelle Echokardiographie in der Diagnostik linksatrialer Tumoren mit weniger als 60% eine geringe Sensitivität auf [214]. Über 50% der nicht diagnostizierten Vorhofthromben sind im linken Herzohr lokalisiert, das durch konventionelle Echokardiographie nur eingeschränkt beurteilt werden kann (s. S. 83). Bei der Ösophagusechokardiographie ist dagegen das linke Herzohr systolisch und diastolisch nahezu immer mit guter Bildqualität darstellbar (s. Abb. 7.15, 7.28a). Dort lokalisierte Thromben können deshalb durch die transösophageale Technik besser erkannt werden. Patienten mit arteriellen Embolien ohne Nachweis einer Emboliequelle im konventionellen Echokardiogramm sollten darum einer transösophagealen Untersuchung zugeführt werden.

Besondere Beachtung verdient die Beobachtung von spontanem Echokontrast im linken Vorhof mittels Ösophagusechokardiographie (Abb. 7.25). Hierbei handelt es sich um langsam kreisende Echowolken, die durch die unterschiedliche Schalleigenschaft des Bluts bei Stase bzw. beginnender Thrombosierung entstehen (s. S. 57, 58). In einer Untersuchung von Daniel et al. wurde spontaner Echokontrast bei 21 von 29 Patienten mit Mitralstenose durch transösophageale und in keinem Fall durch konventionelle Echokardiographie diagnostiziert. 7 von 21 Patienten mit Nachweis von spontanem Echokontrast und nur einer von 8 Patienten ohne diesen Befund wiesen in ihrer Anamnese arterielle Embolien auf [260]. Diese Beobachtung könnte dafür sprechen, daß Patienten mit ösophagusechokardiographisch diagnostiziertem spontanem Echokontrast im linken Vorhof bei Mitralstenose durch arterielle Embolien stärker gefährdet sind. Der Nachweis von spontanem Echokontrast im linken Vorhof gelingt mit dem höherfrequenten Ösophagusschallkopf – insbesondere bei Verwendung von 5 MHz – wegen der guten Auflösung im Nahfeld besser als mit dem konventionellen Transducer.

Bei einer Patientin mit einem großen Thrombus im rechten Vorhof und bei einem Patienten mit linksatrialem Thrombus wurden die Diagnosen mittels konventioneller Echokardiographie gestellt. Die Anheftungsstelle der Thromben und die Beurteilung ihrer Ausdehnung und Mobilität waren dagegen besser durch Ösophagusechokardiographie möglich (Abb. 7.26). Mit Ausnahme des Herzohrs

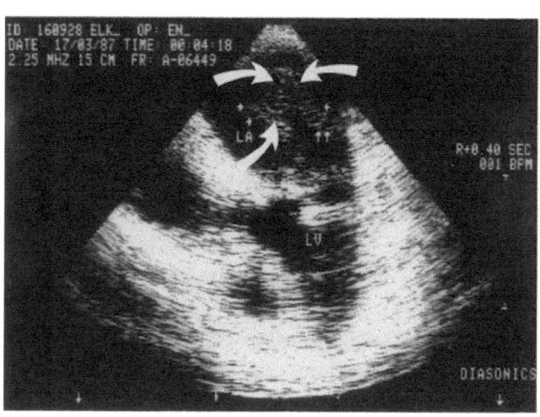

Abb. 7.25. Ösophagusechokardiogramm mit langsam kreisender Wolke von spontanem Echokontrast *(Pfeile)* im linken Vorhof bei Mitralstenose

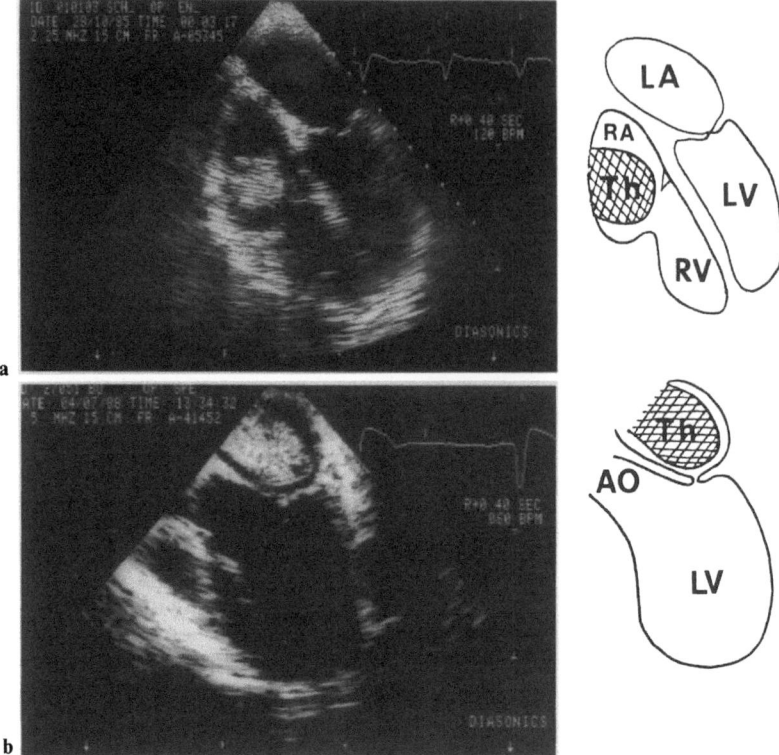

Abb. 7.26. a Ösophagusechokardiogramm bei rechtsatrialem Thrombus. **b** Ösophagusechokardiogramm bei großem flottierendem linksatrialem Thrombus

lassen sich intraatriale Raumforderungen meistens durch konventionelle Echokardiographie identifizieren. Wir fanden kürzlich jedoch in einem Fall mit reduzierter Bildqualität im konventionellen Echokardiogramm ein linksatriales Myxom nur durch transösophageale Untersuchungstechnik (Abb. 7.27).

7.3.7 Diagnostik peri- und parakardialer Raumforderungen

Zum Einsatz der Ösophagusechokardiographie in der Diagnostik parakardialer Tumoren liegen bisher nur wenige Mitteilungen vor. Nellessen et al. berichteten über 8 Patienten, von denen 3 durch transthorakale und alle 8 Fälle mittels transösophagealer Echokardiographie diagnostiziert wurden [300]. Wir untersuchten 12 Patienten mit peri- und parakardialer Raumforderung und konnten eine Lokalisation des Tumors und seine Abgrenzung gegen die Umgebung mittels transthorakaler Echokardiographie bei 6 Patienten eindeutig festlegen, während in 4 Fällen die Identifizierung nur durch transösophageale Echokardiographie möglich war (Tabelle 7.2 und Abb. 7.28-7.30) [265]. Bei allen Patienten konnte durch Echo-

Tabelle 7.2. Befunde bei 12 Patienten mit peri- oder parakardialen Tumoren

Fall	Alter (Jahre), Geschlecht	Diagnose	Symptome	Echokardiographie Identifikation[a]	Lokalisation, Echostruktur	Funktionsbeurteilung	Kommentar
1	53 ♀	Perikardzyste	Keine	2DE	Retrokardial, echofrei	Linksventrikuläre Kontraktion unauffällig	
2	58 ♀	Intraperikardiale bronchogene Zyste	Orthopnoe	2DE	Dorsal linker Vorhof; diffuse Binnenechos	Massive Kompression linker Vorhof, linker Ventrikel unauffällig	CT: Zyste
3	49 ♂	Perikardkarzinose	Dyspnoe	2DE	Herzspitze, unregelmäßig begrenzte Struktur, dem Perikard aufsitzend	Linksventrikuläre Kontraktion unauffällig, Perikarderguß	
4	45 ♀	Perikardkarzinose	Dyspnoe	2DE	Besonders Hinterwand des linken Ventrikels	M-Mode: Konstriktion	Primärdiagnose im 2DE: Perikarditis
5	60 ♂	Perikardmesotheliom	Dyspnoe	2DE	Mantelförmige Separation von Peri- und Epikard mit inhomogenen Strukturen	Linksventrikuläre Kontraktion vermindert	Primärdiagnose im 2DE: Perikarditis und Perikarderguß
6	21 ♀	Teratom	Dyspnoe, Schwindel	TEE	Lateral linker Ventrikel, diffuse Binnenechos, zum Teil kalkdicht	Kompression linker Ventrikel lateral	2DE: Verdacht auf Zyste
7	38 ♂	Hydatidenzyste	Linksthorakale Schmerzen, Hämoptoe	2DE	Ventral, Herzbasis	Hypokinesie Hinterwand	
8	26 ♂	Liposarkom	Dyspnoe	TEE	Ventral, Herzbasis; diffuse Binnenechos, zum Teil zystische Veränderungen	Kompression Aortenwurzel, Pulmonalarterie	2DE: Perikarditis und Perikarderguß
9	24 ♂	Malignes Lymphom	Dyspnoe	2DE	Ventral, Herzbasis; diffuse Binnenechos	Kompression rechtsventrikulärer Ausflußtrakt	
10	27 ♀	Hämatosarkom	Retrosternale Schmerzen	2DE	Ventral, linksparakardial; diffuse Binnenechos; zum Teil zystische Veränderungen	Kompression linker Ventrikel, Perikarderguß	
11	61 ♀	Perikardzyste	Leistungsminderung, Husten	TEE	Linksparakardial, basal, diffuse Binnenechos	Linksventrikuläre Kontraktion unauffällig	CT: Zyste, 2DE (technisch schwierig): Verdacht auf Zyste
12	49 ♀	Fibrohystiozytom	Belastungsdyspnoe	TEE	Retrokardial	Linksventrikuläre Kontraktion unauffällig	

[a] 2DE transthorakale 2D-Echokardiographie, TEE transösophageale 2D-Echokardiographie, CT Computertomographie.

168 Ösophagusechokardiographie

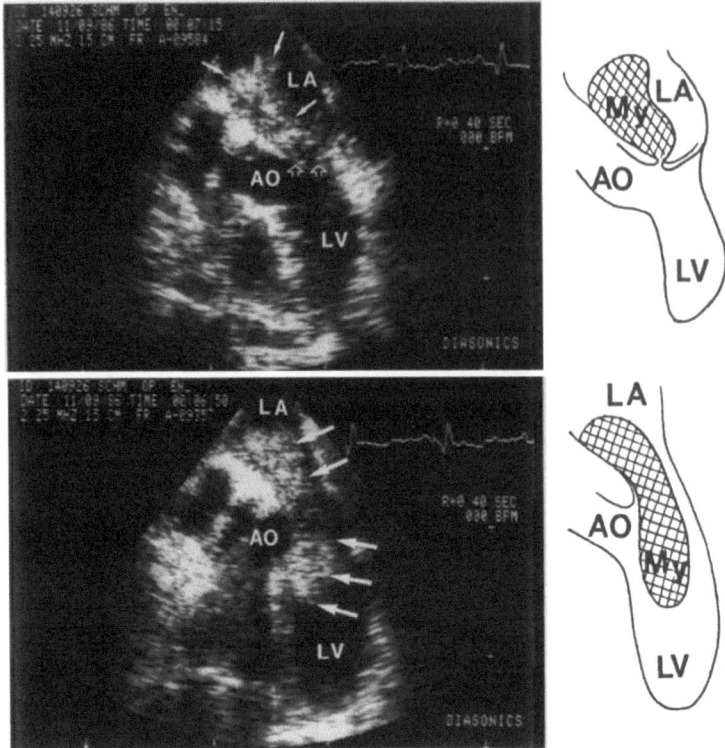

Abb. 7.27. Ösophagusechokardiogramm bei linksatrialem Myxom *(My),* das diastolisch in den linken Ventrikel prolabiert. *Oben* systolisch, *unten* diastolisch

kardiographie eine Funktionsbeurteilung des Herzens erfolgen. Diese bezog sich nicht nur auf die Erkennung komprimierter Herzabschnitte, sondern auch auf die Beurteilung der linksventrikulären systolischen Funktion. Letzteres kann wohl als entscheidender Vorteil im Vergleich zur thorakalen Computertomographie angesehen werden. Inwieweit durch höherfrequente Ösophagusschallköpfe eine Gewebedifferenzierung möglich sein wird, muß abgewartet werden.

7.3.8 Diagnostik von Erkrankungen der Aorta

Aortenisthmusstenose

Während die transthorakale 2D-Echokardiographie zwar in vielen Fällen die Diagnose einer Aortenisthmusstenose erlaubt, gelingt es jedoch häufig nicht, die Länge der Stenose zu bestimmen [25, 217]. Als Ursache hierfür ist in erster Linie die technisch erschwerte Darstellbarkeit der thorakalen Aorta descendens zu nennen [197].

Klinischer Einsatz der Ösophagusechokardiographie 169

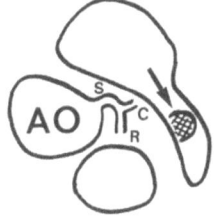
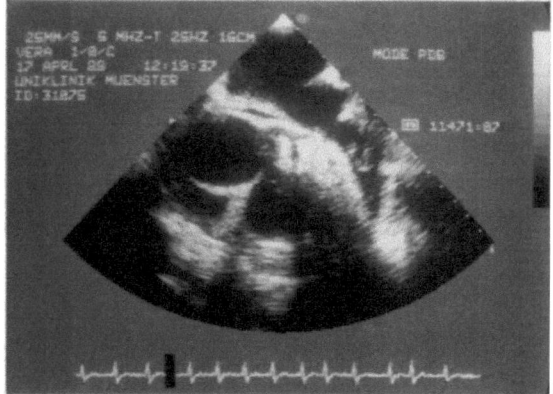
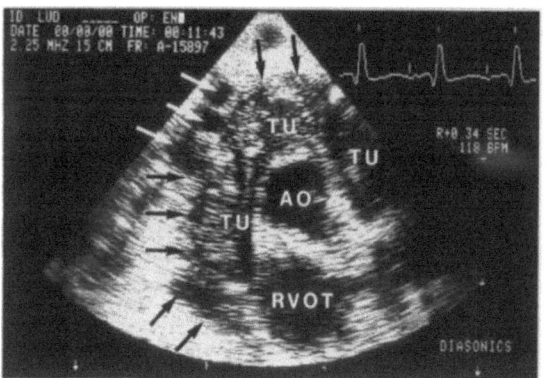

Abb. 7.28. a Ösophagusechokardiogramm in einer basalen kurzen Achse mit Darstellung eines Thrombus *(Pfeil)* im linksatrialen Herzohr. (*S* Hauptstamm, *R* RIVA, *C* Cx der linken Herzkranzarterie). **b** Ösophagusechokardiogramm mit horizontaler Schnittführung in Höhe der Aortenwurzel. Abgrenzung *(schwarze Pfeile)* eines ausgedehnten Tumors, der die Aortenwurzel von dorsal und seitlich ummauert

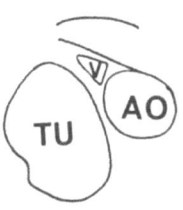
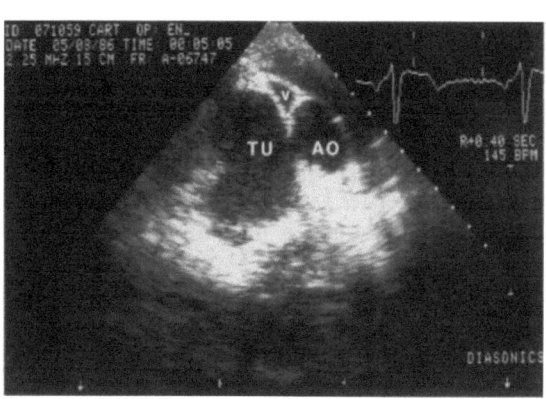

Abb. 7.29. Ösophagusechokardiogramm bei Perikardzyste *(TU)* mit Darstellung der ausgedehnten Raumforderung an der Herzbasis bei horizontaler Schnittführung durch die Aorta ascendens. *V* V. cava superior

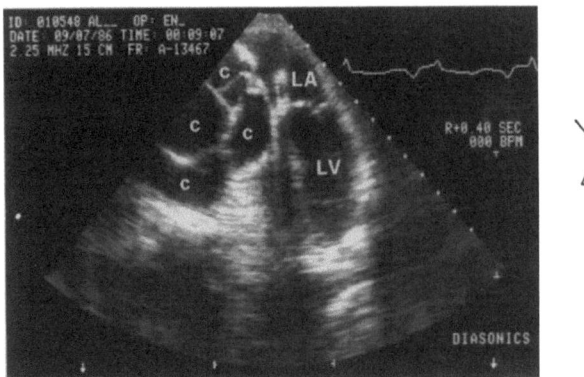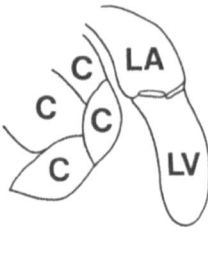

Abb. 7.30. Ösophagusechokardiogramm bei großer thorakaler Hydatidenzyste, die zur Kompression besonders der Herzbasis geführt hat. Deutliche Darstellung einzelner Zystenanteile *(C)*

Mit der transösophagealen Echokardiographie gelingt dagegen die Bestimmung des Querschnitts und der Länge einer Aortenisthmusstenose (Abb. 7.31) [263a]. Während eine Stenoselänge von 4 cm bei einem Durchmesser von 0,3–0,5 cm bzw. einer Querschnittsfläche von 0,4–0,8 cm^2 mit einem invasiv ermittelten Druckgradienten von 85 mmHg einherging, konnte bei einer Stenoselänge von 3 cm und einem Durchmesser von 0,4 cm bzw. einer Querschnittsfläche von 0,7 cm^2 während der Katheterisierung ein Druckgradient von 70 mmHg ermittelt werden. Bei einer Stenoselänge von 3 cm und einem Durchmesser von 1,2 cm bzw. einer Querschnittsfläche von 1,1 cm^2 resultierte ein vergleichsweise geringerer Druckgradient von 55 mmHg. Dagegen konnte bei einem Verschluß der Aorta, der im Ösophagusechokardiogramm in einer Länge von 3 cm zu verfolgen war, ein sehr hoher Druckgradient von 100 mmHg gemessen werden. Ob mit der Methode der transösophagealen Echokardiographie allein schon sichere Aussagen über den Schweregrad einer Aortenisthmusstenose gemacht werden können, müssen weitere Untersuchungen zeigen, zumal das Ausmaß der Kollateralisierung bei dieser Untersuchungsmethode nicht berücksichtigt wird.

Thorakale Aortenaneurysmen

Während die Diagnostik thorakaler *Aortenaneurysmen* durch M-Mode-Echokardiographie in erster Linie auf die proximale Aorta ascendens und bei suprasternaler Anschallung auf den Aortenbogen beschränkt ist, erlaubt die transthorakale 2D-Echokardiographie die Darstellung krankhafter Veränderungen auch in den schwerer zugänglichen Abschnitten der distalen Aorta ascendens und der retrokardialen Aorta [30, 124, 162] (s. S. 87–90).

Auf falsch-positive Diagnosen aortaler Dissektionen durch M-Mode-Echokardiographie wurde hingewiesen [220, 221, 263]. Bei Anwendung der transthorakalen 2D-Echokardiographie lassen sich falsch-positive Befunde weitgehend vermeiden, wenn die Darstellung der Dissektionsmembran in 2 Ebenen gelingt. Iliceto et al. berichteten von einer falsch diagnostizierten Aortendissektion bei einem Pati-

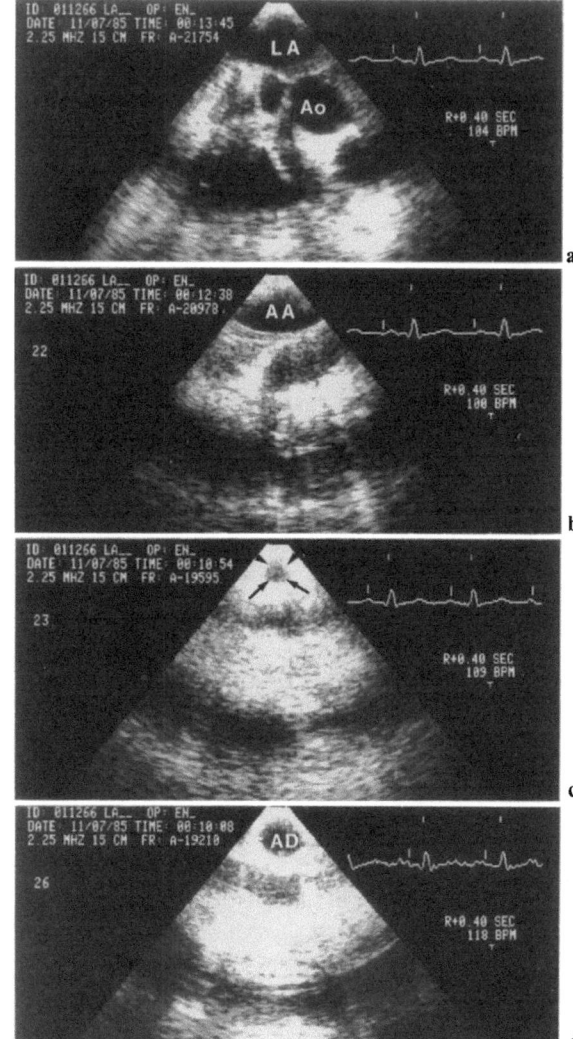

Abb. 7.31 a–d. Ösophagusechokardiogramm bei Aortenisthmusstenose. **a** Darstellung in der kurzen Achse über der Aortenwurzel *(AO)*, normale Weite. **b** Normale Weite des Aortenbogens *(AA)*. **c** Stenose der Aorta bei 23 cm Entfernung der Transducerspitze von der Zahnreihe. **d** Normale Weite der Aorta descendens thoracalis *(AD)* bei 26 cm

enten, nachdem die Membran nur in einer echokardiographischen Untersuchungsebene zu vermuten war [124]. Victor et al. beobachteten unter 27 Fällen bei konventioneller 2D-Echokardiographie nur einmal eine falsch-positive Diagnose einer Aortendissektion [239]. Von Smuckler et al. wurde berichtet, daß eine Dacron-Aortenprothese im M-Mode- und 2D-Echokardiogramm zur Fehldiagnose eines Aneurysma dissecans führte [221]. Falsch-positive Befunde einer aortalen Dissektion wurden in unseren Untersuchungen mittels transthorakaler 2D-Echokardiographie – unter der Voraussetzung des Nachweises einer flottierenden Membran in 2 Ebenen – bisher nicht beobachtet.

In der Literatur wurden falsch-negative Untersuchungsergebnisse insbesondere bei lokalisierten Aortendissektionen und bei Typ-III-Aneurysmen mitgeteilt

172 Ösophagusechokardiographie

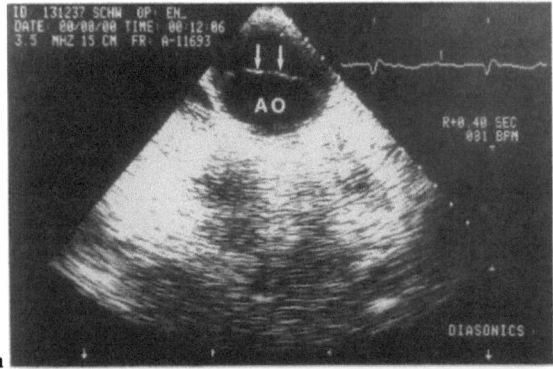

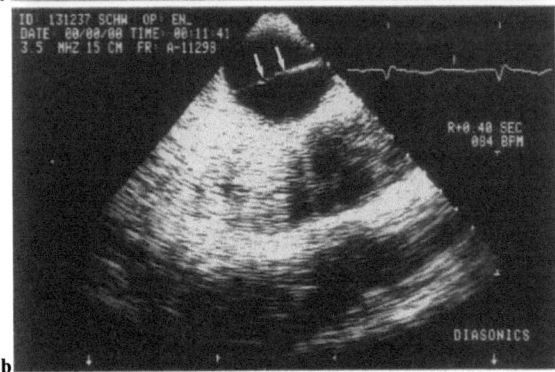

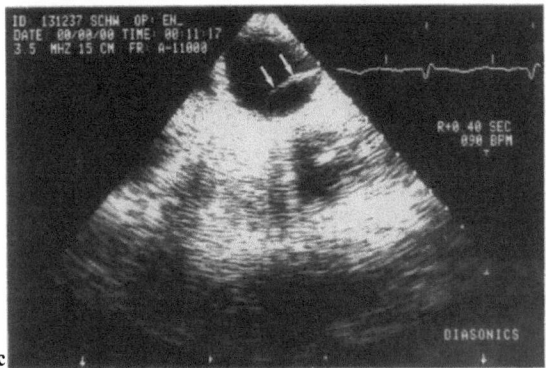

Abb. 7.32 a–c. Ösophagusechokardiogramm eines 49jährigen Mannes mit disseziierendem Aortenaneurysma. (Typ III nach DeBakey). Dissektionsmembran *(Pfeile)* in den Querschnitten der proximalen (**a**), mittleren (**b**) und distalen (**c**) Aorta descendens thoracalis

[239]. Wir konnten bei 5 von 10 Typ-I-Dissektionen und bei allen 7 disseziierenden Aneurysmen vom Typ III die Dissektionsmembran mittels transthorakaler 2D-Echokardiographie nicht identifizieren bzw. in ihrer Ausdehnung im thorakalen Gefäßabschnitt nicht beurteilen. Die Patienten mit Typ-III-Dissektion wiesen überwiegend reduzierte Bildqualitäten auf, die durch Adipositas oder durch enge Zwischenrippenräume und Lungenemphysem hervorgerufen wurden. Börner et al. deuteten bereits frühzeitig auf die Möglichkeit hin, thorakale Aortendissektionen durch Ösophagusechokardiographie zu diagnostizieren [258]. Wir untersuchten

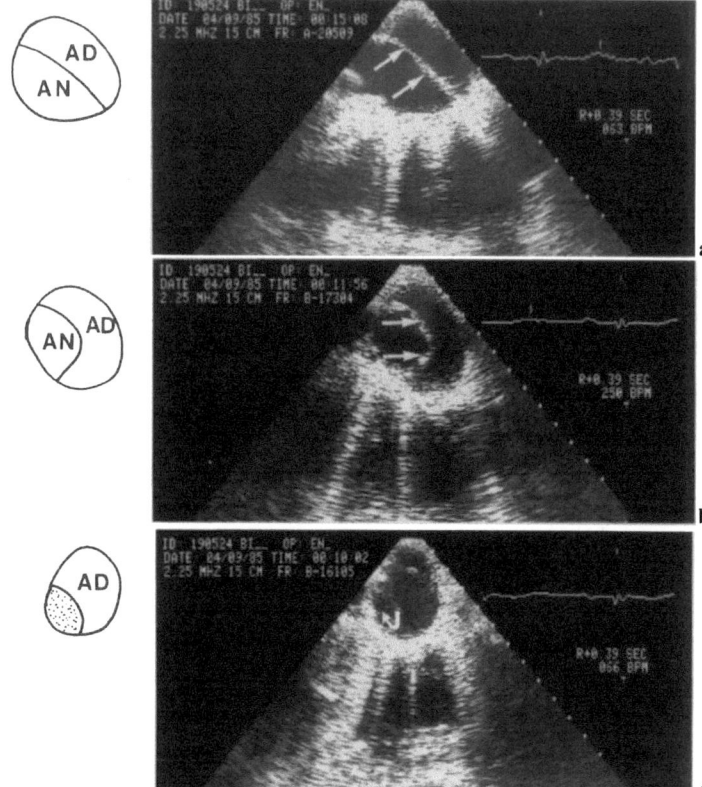

Abb. 7.33 a–c. Ösophagusechokardiogramm eines 61jährigen Patienten mit thorakaler Aortendissektion. (Typ I nach DeBakey). Darstellung der Dissektionsmembran *(Pfeile)*: **a** im Bereich des Aortenbogens, **b** in der proximalen Aorta descendens; **c** Querschnitt durch die Aorta descendens kurz oberhalb des Zwerchfells. Der *gebogene Pfeil* markiert spontanen Echokontrast, der sich im bewegten 2D-Bild als langsam kreisende Echowolke darstellt. *AN* falsches Lumen, *AD* echtes Lumen

die Patienten mit klinischem Verdacht auf Aortendissektion und negativem Befund im konventionellen Echokardiogramm zusätzlich mittels transösophagealer Technik. In allen Fällen konnte so die prognostisch wichtige Einteilung nach DeBakey [44] erfolgen. Die Überlegenheit der transösophagealen gegenüber der transthorakalen Echokardiographie zeigt sich bei der Diagnose von Dissektionen der deszendierenden thorakalen Aorta (Abb. 7.32) [266].

Die Aorta ascendens ist mittels Ösophagusechokardiographie technisch schwieriger darzustellen. Überlagerungsstrukturen können in diesem Abschnitt zu Fehldiagnosen führen. Ein Patient, bei dem durch konventionelle Echokardiographie kein technisch adäquates Bild zu registrieren war, wies bei der Ösophagusechokardiographie eine flottierende Struktur in einem Aneurysma der Aorta ascendens auf, die als Dissektionsmembran gedeutet wurde. Durch Angiographie und Herzkatheter ließen sich lediglich das ausgedehnte Aszendensaneurysma und eine schwere Aortenklappeninsuffizienz, jedoch keine Dissektion nachweisen. Es

174 Ösophagusechokardiographie

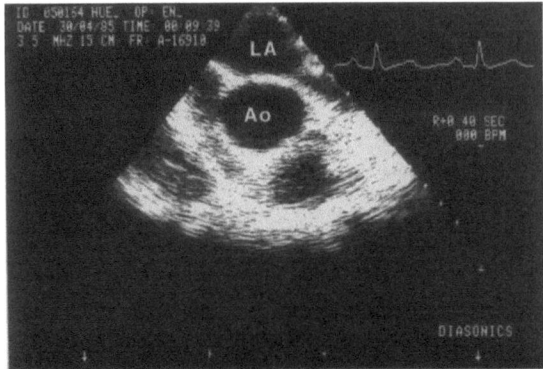

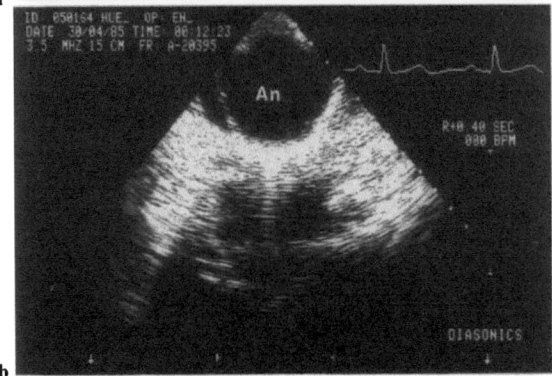

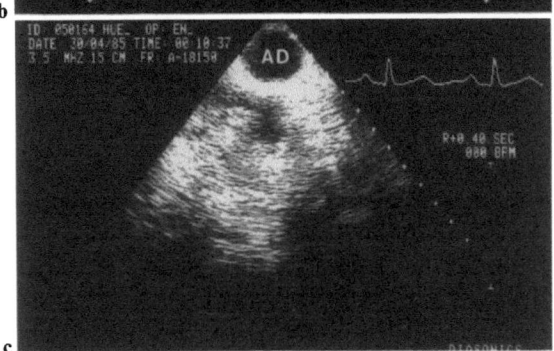

Abb. 7.34 a-c. Ösophagusechokardiogramm eines 21jährigen Mannes mit traumatisch bedingtem Aortenaneurysma an typischer Stelle. Normale Aorta ascendens *(AO)* (a), Aneurysma *(AN)* der proximalen Aorta descendens (b) und normale distale Aorta descendens thoracalis (c)

erfolgte die Resektion des großen Aneurysmas mit gleichzeitigem Aortenklappenersatz. Eine Dissektion wurde intraoperativ nicht bestätigt.

Eine brauchbare Darstellung der distalen Aorta ascendens gelingt mittels Ösophagusechokardiographie durch die zwischen Aorta und Speiseröhre gelegene Trachea so gut wie gar nicht. Diese Region stellt für die transösophageale Untersuchungstechnik eine blinde Zone dar.

Bei einem Patienten mit einer Typ-I-Dissektion beobachteten wir mittels Ösophagusechokardiographie spontanen Echokontrast innerhalb des falschen Lumens der distalen Aorta descendens thoracalis, während dies bei der konventionellen Echokardiographie unter Verwendung eines 2,25-MHz-Schallkopfs nicht registriert werden konnte (Abb. 7.33). Beobachtungen anderer Autoren bei Aortendissektion, Mitralstenose und bei Ventrikelaneurysmen deuten – ebenso wie experimentelle Befunde – darauf hin, daß dieses Phänomen am ehesten durch die von Flüssigkeit unterschiedliche Schalleigenschaft bei Blutstase bzw. beginnender Thrombosierung zu deuten ist [16, 161, 260, 311] (s. S. 165).

Die Identifikation einer aneurysmatischen Aufweitung der Aorta ohne Dissektion, die in der Aorta ascendens durch konventionelle Echokardiographie vergleichsweise einfach ist (s. S. 87), gelang im Deszendensbereich bei 5 von 7 Patienten. Ähnliche Ergebnisse wurden von anderen Autoren mitgeteilt [124, 156]. Die Mehrzahl der von uns untersuchten, nicht-dissezierten thorakalen Aortenaneurysmen war traumatisch bedingt. Eine Studie von Finkelmeier et al. an 60 unbehandelten Patienten mit einem traumatischen Aneurysma der Aorta thoracalis ergab, daß ein Drittel der Patienten das 20. Lebensjahr nicht erreichte und daß ein weiteres Drittel später Symptome entwickelte [87]. Unsere Erfahrungen und die kasuistischen Beobachtungen anderer Autoren [51] zeigen, daß sich die Echokardiographie zur Diagnose traumatisch bedingter echter Aneurysmen der thorakalen Aorta eignet. Sie sollte deshalb zu Verlaufskontrollen bei Patienten mit entsprechender Anamnese herangezogen werden. Bei negativem Befund mittels konventioneller Echokardiographie kann nach unserer Erfahrung auch bei Aneurysma verum durch Ösophagusechokardiographie eine Diagnose erfolgen (Abb. 7.34). Somit ist die kombinierte Anwendung von transthorakaler und transösophagealer Echokardiographie der alleinigen transthorakalen Technik in der Diagnostik thorakaler Aortenaneurysmen und Dissektionen überlegen [263, 266].

In einer kooperativen Multicenterstudie, die insgesamt 164 Patienten umfaßte, ließen sich Aortendissektionen durch Ösophagusechokardiographie mit einer Sensitivität von 98% und Spezifität von 88% diagnostizieren, während für die Computertomographie Werte von 76% bzw. 100% und für die Angiographie 89% bzw. 87% gefunden wurden. Die Überlegenheit der Echokardiographie in der Erkennung der Detailbefunde, wie Eingangspforte der Dissektion, Thrombus (Abb. 7.35), Perikarderguß, Aorteninsuffizienz ist in Tabelle 7.3 dargestellt. Computertomographie und Angiographie können dagegen nur jeweils einzelne dieser Befunde erfassen [268].

Verlaufsuntersuchungen nach Operation

Die transösophageale Echokardiographie erbrachte bessere Kenntnisse zur Beurteilung der Operationsergebnisse chirurgisch behandelter Aortendissektionen [264]. Viele Chirurgen gingen davon aus, daß nach Verschluß des Entry einer Aortendissektion keine Perfusion des falschen Lumens mehr erfolgt und sich dadurch die Dissektionsmembran an die Aortenwand anlegt. Wir beobachteten jedoch bei 8 operierten Patienten bis zu 27 Monate postoperativ in 7 Fällen eine Persistenz der Dissektion in der Aorta descendens thoracalis. Nur in einem Fall wurde postoperativ keine Dissektionsmembran beobachtet. Mittels transösophagealer Farbdopplerechokardiographie konnte bei den Patienten mit unveränderter Darstellung der Dissektionsmembran ein persistierender Blutfluß im falschen Lumen nachgewiesen werden. Als Erklärung hierfür ist am ehesten anzunehmen, daß

176 Ösophagusechokardiographie

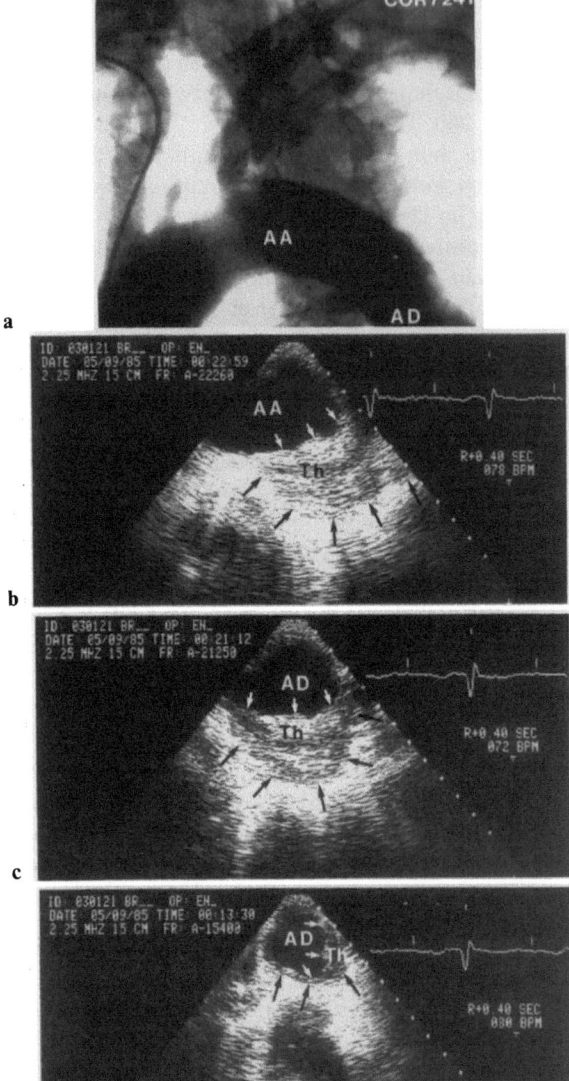

Abb. 7.35 a-d. Aortogramm (a) und Ösophagusechokardiogramm (b-d) bei thrombosiertem *(Th)* Aortenaneurysma. Querschnittsbilder: **b** im Aortenbogen, **c** proximale Aorta descendens, **d** distale Aorta descendens

trotz einwandfreier chirurgischer Intervention distal des verschlossenen Entry weitere Eintrittspforten verbleiben oder neu entstehen. Abbildung 7.36 zeigt ein transösophageales Echokardiogramm der deszendierenden thorakalen Aorta bei einem Patienten mit operierter Typ-I-Dissektion. Im Farbdoppler kam ein Entry deutlich zur Darstellung.

Tabelle 7.3. Detailerkennung bei Aortendissektion durch Echokardiographie *(Echo)*, Computertomographie *(CT)* und Angiographie *(Angio)*. (Nach [268])

	Typ I			Typ II			Typ III		
	Echo n=26	CT n=12	Angio n=25	Echo n=21	CT n=20	Angio n=11	Echo n=35	CT n=31	Angio n=18
Eintrittspforte	14 (54%)	–	10 (40%)	9 (43%)	–	10 (50%)	10 (29%)	–	1 (3%)
Intraluminaler Thrombus	7 (27%)	0 (0%)	0 (0%)	6 (29%)	4 (36%)	0 (0%)	26 (74%)	13 (72%)	5 (16%)
Perikarderguß	3 (12%)	2 (17%)	–	6 (29%)	2 (18%)	–	1 (3%)	1 (6%)	–
Aorteninsuffizienz	12 (46%)	–	10 (40%)	14 (67%)	–	10 (50%)	2 (6%)	–	1 (3%)

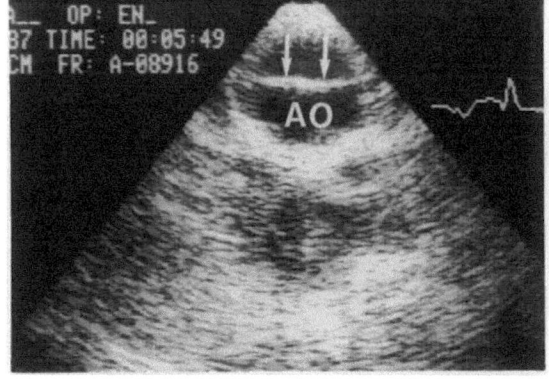

Abb. 7.36. Ösophagusechokardiogramm bei operierter Typ-I-Aortendissektion durch Composite-graft-Ersatz der Aorta ascendens. Weiterhin Nachweis der Dissektionsmembran *(Pfeile)* in der Aorta descendens thoracalis

Sinus-Valsalvae-Aneurysma

Eine besondere Bedeutung besitzt die Ösophagusechokardiographie nach unserer Erfahrung bei der Identifikation von mykotischen Aneurysmen der Aortenwurzel oder des Sinus Valsalvae. Bei einem Patienten mit unklarem Fieber wurde im Rahmen der Diagnostik von intrakardialen Vegetationen eine Ösophagusechokardiographie durchgeführt. Hierbei zeigte sich ein großes Aneurysma unmittelbar oberhalb der Klappenebene abgehend, das durch Angiographie und Chirurgie bestätigt wurde (Abb. 7.37). Die konventionelle Echokardiographie und 2 thorakale Computertomogramme mit und ohne Kontrastmittel ergaben einen negativen Befund.

In einem anderen Fall mit Sinus-Valsalvae-Aneurysma, das in den rechten Vorhof rupturiert war, ließ sich die Diagnose nichtinvasiv ebenfalls nur durch Ösophagusechokardiographie stellen. Hier war auch die Rupturstelle zu identifizieren (Abb. 7.38).

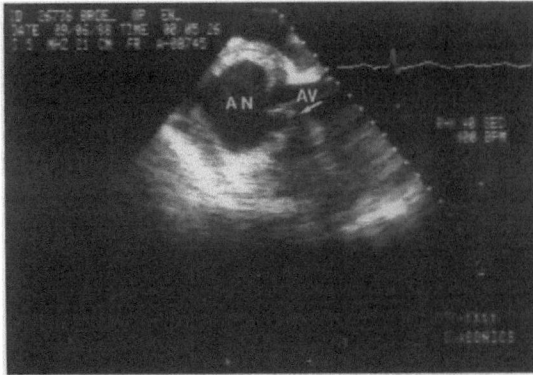
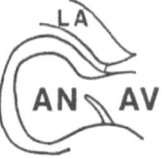

Abb. 7.37. Ösophagusechokardiogramm mit Darstellung eines mykotischen Aneurysmas *(AN)* der Aorta ascendens

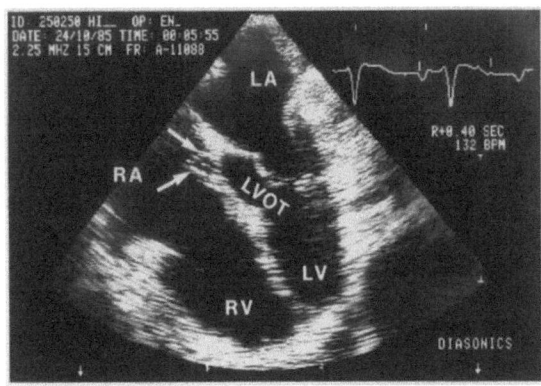

Abb. 7.38. Ösophagusechokardiogramm mit Darstellung eines in den rechten Vorhof rupturierten Aneurysmas des Sinus Valsalvae *(Pfeile)*

7.3.9 Darstellung der Koronararterien

Die rechte und linke Koronararterie lassen sich unmittelbar oberhalb der Aortenklappen bei leichter Abwinkelung des Schallkopfs (s. S. 145) registrieren. Mit einem 3,5-MHz-Schallkopf ist eine Darstellung der Koronararterien nur in seltenen Fällen möglich. Dagegen gelingt ihre Abbildung mit einem 5-MHz-Schallkopf zumindest in den abgangsnahen Gefäßabschnitten häufig. Nach unseren Erfahrungen ist die linke Herzkranzarterie leichter als die rechte darzustellen und von der linken Herzkranzarterie der abgangsnahe Teil des Ramus circumflexus wiederum häufiger als der Ramus interventricularis anterior (Abb. 7.28 a und 7.39). Die klinische Bedeutung der ersten Beobachtungen ist Gegenstand wissenschaftlicher Untersuchungen.

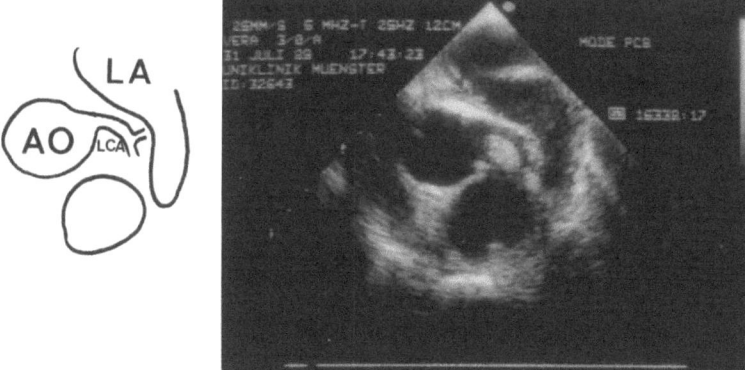

Abb. 7.39. Ösophagusechokardiogramm mit Darstellung der linken Koronararterie *(LCA)*. *(AO* Aortenwurzel, *LA* linker Vorhof)

7.3.10 Linksventrikuläre Funktionsdiagnostik

Eine Verbesserung der linksventrikulären Funktionsanalyse durch die transösophageale Untersuchungstechnik wurde bereits frühzeitig erhofft [276]. Hierzu kam zunächst die transösophageale M-Mode-Echokardiographie zum Einsatz [293, 294]. Aber auch bei Anwendung der 2D-Echokardiographie sind die Möglichkeiten zur Funktionsdiagnostik dadurch eingeschränkt, daß der linke Ventrikel zu diesem Zweck bei transösophagealer Anschallung in der Regel nur in einer Querschnittsebene dargestellt wird (s. Abb. 7.7). Veränderungen der linksventrikulären Funktion außerhalb dieser Schnittebene der kurzen Achse in Höhe der Papillarmuskeln können deshalb mit dieser Methode nicht erfaßt werden.

Belastungsuntersuchungen mittels Ergometrie unter den Bedingungen einer transösophagealen Echokardiographie werden von Patienten aus verständlichen Gründen kaum toleriert.

7.3.11 Anästhesie und Intensivmedizin

In der Anästhesie hat sich der Einsatz der transösophagealen Echokardiographie zur Beurteilung der linksventrikulären Funktion bei unterschiedlichen Beatmungsmethoden bewährt [284, 309]. Während Beatmung mit positiv-endexspiratorischem Druck konnte bei Zunahme des linken und rechten Vorhofdrucks eine Abnahme des Herzminutenvolumens und der enddiastolischen Größe des rechten und linken Ventrikels nachgewiesen werden. Diese Befunde sind am ehesten durch eine Reduktion der Vorlast unter PEEP-Beatmung zu erklären und nicht Ausdruck einer linksventrikulären Kontraktionsstörung.

In der Intensivmedizin ist der Einsatz der transösophagealen Echokardiographie besonders bei den beatmeten Patienten von großem Vorteil, die erfahrungsgemäß durch die konventionelle Technik in der Regel nur unzureichend untersucht werden können. Als weiterer Vorteil ist der bettseitige Einsatz der Ösophagusechokardiographie zu nennen. Die Methode steht bei einer Nüchternphase von etwa 4-6 h jederzeit zur Verfügung, ohne daß schwerkranke bzw. beatmete Patienten transportiert oder umgelagert werden müßten. In vielen Notfallsituationen hat sich so der Einsatz der transösophagealen Untersuchungstechnik bewährt. Dieses gilt nicht nur für die oben genannte akute Aortendissektion, sondern beispielsweise auch bei der Diagnose von intrakavitären Thromben und Tumoren oder komplizierten Verläufen bei Endokarditis oder akutem Myokardinfarkt. In einer Studie von Hoffmann et al. wurde bei 11 von 22 Notfallpatienten die richtige Diagnose ausschließlich durch Ösophagusechokardiographie gestellt. Nur bei insgesamt 5 Patienten konnte durch die transösophageale Technik keine zusätzliche Information gewonnen werden [280].

7.3.12 Intraoperative Ösophagusechokardiographie

Die ersten Untersuchungen über den Einsatz der Echokardiographie bei Herzoperationen stammen aus dem Jahr 1972 [127]. Während zunächst nur die eindimensionale Technik zur Verfügung stand, kam in den folgenden Jahren auch die zweidimensionale Echokardiographie intraoperativ zum Einsatz. Durch epikardiale Schallkopfposition wurde das Operationsergebnis bei chirurgischen Eingriffen zur Korrektur kongenitaler und erworbener Herzerkrankungen geprüft. In 10% der Fälle war die so gewonnene Information für das chirurgische Vorgehen wichtig [274]. Die intraoperative transösophageale Echokardiographie wurde zum Nachweis von Embolien mit Erfolg eingesetzt. So wurden während der Implantation einer Hüftgelenkendoprothese Fettembolien und während neurochirurgischer Operationen in sitzender Position Luftembolien diagnostiziert [272, 285]. Über den Wert der intraoperativen transösophagealen Echokardiographie als Ergänzung zum Monitoring durch Messung hämodynamischer Parameter bei der Beurteilung der intraoperativen Herz-Kreislauf-Funktion liegen bereits erste Ergebnisse vor. Intraoperative Ischämien während aortokoronarer Bypassoperation, die ohne Veränderung des linksventrikulären Füllungsdrucks einhergingen, konnten durch diese Methode frühzeitig erkannt werden. Außerdem wurde nachgewiesen, daß linksventrikuläre Wandbewegungsstörungen infolge intraoperativer Myokardischämie häufiger auftreten, als aufgrund kontinuierlicher EKG-Registrierung bisher angenommen wurde [286, 304]. Weitere Studien werden zeigen müssen, ob die frühzeitige Identifikation einer intra- oder perioperativen Myokardischämie zu einem besseren Management dieser Komplikation und so zu einer Senkung des perioperativen Infarktrisikos führen kann.

Die intraoperative transösophageale Echokardiographie hat im Vergleich zur epikardialen Schallkopfpositionierung zweifellos den Vorteil, daß eine Unterbrechung des chirurgischen Eingriffs und Manipulationen im Operationsgebiet nicht erforderlich sind und zusätzlich die Möglichkeit eines kontinuierlichen Monitorings der linksventrikulären Funktion während der Operation besteht. Die intraoperative Überprüfung einer verbleibenden Regurgitation bei einer mittels Valvuloplastie oder Annuloplastie rekonstruierten Klappe oder eines Lecks bei prothetischem Klappenersatz ist von entscheidender Bedeutung. Dies kann durch intraoperative transösophageale Kontrastechokardiographie erfolgen.

Neuerdings stehen Ösophagusschallköpfe für die Doppler- und Farbdopplerechokardiographie zur Verfügung, die diese Methode erheblich verbessern. Die ersten Mitteilungen über den Einsatz der transösophagealen Doppler- bzw. Farbdopplerechokardiographie sind sehr vielversprechend [270, 289, 298]. Intraoperativ wurden so bereits Untersuchungen zum Operationsergebnis bei Klappenrekonstruktionen bzw. Klappenersatz durchgeführt [289]. Es liegen ebenfalls erste Ergebnisse zur Darstellung und Messung des Blutflusses in den Koronararterien vor [270].

Die intraoperative Anwendung der Ösophagusechokardiographie ist auch für die pädiatrische Kardiologie bzw. Kardiochirurgie von großem Interesse. Hierzu sind kleinere Schallköpfe mit einem Durchmesser von weniger als 7 mm in der Entwicklung.

7.3.13 Ösophagusechokardiographie bei Interventionen

Die transösophageale Untersuchungstechnik bei Interventionen ist wohl überwiegend auf Eingriffe beschränkt, die in Allgemeinnarkose durchgeführt werden. Bei längerdauernden Interventionen ohne allgemeine Anästhesie wird der Ösophagusschallkopf nach unserer Erfahrung von den Patienten kaum toleriert, insbesondere dann nicht, wenn für den Eingriff eine strenge Rückenlagerung des Patienten erforderlich ist. Untersuchungen mittels Ösophagusechokardiographie während perkutaner transluminaler Koronarangioplastie (PTCA) zeigen die zu erwartenden Änderungen der regionalen und globalen linksventrikulären Funktion während Balloninsufflation [260b]. Einen besonderen Gewinn könnte diese Methode darstellen, wenn durch gleichzeitige Kontrastechokardiographie Aussagen über die Myokardperfusion möglich sind. Studien hierzu stehen jedoch noch aus. Während der Informationsgewinn durch Ösophagusechokardiographie bei PTCA z. Z. relativ gering erscheint, kann die Methode bei perkutaner Valvuloplastie, besonders der Mitralklappe, mit Vorteil eingesetzt werden. Die transseptale Punktion und die Plazierung des Ballonkatheters werden durch die transösophageale Echokardiographie erleichtert und die Durchleuchtungszeit reduziert [282a]. Auch zur Erfolgsbeurteilung einer Ballondilatation bei der Behandlung der Aortenisthmusstenose kann die Ösophagusechokardiographie wichtige Informationen liefern. Ihr besonderer Vorteil bei dieser Indikation liegt in der schnellen Erfassung von Komplikationen wie beispielsweise der Ausbildung einer Aortendissektion.

7.4 Zusammenfassende Bewertung für die Praxis

Die Ösophagusechokardiographie stellt eine ergänzende Methode zur transthorakalen Echokardiographie dar. Dies bedeutet, daß jeder Ösophagusechokardiographie eine konventionelle Untersuchung vorausgehen sollte. Die Bilddarstellung kardialer Strukturen vom Ösophagus aus ist im Gegensatz zur konventionellen

Technik nicht durch untersuchungstechnische Hindernisse wie Lungengewebe, Rippen, Adipositas eingeschränkt. Deshalb bringt die Methode bei allen schlecht schallbaren wachen Patienten und in der Intensivmedizin auch bei beatmeten Patienten große Vorteile.

Die Untersuchung ist risikoarm und wird immer von ärztlichem Personal durchgeführt.

Die Indikation zu einer Ösophagusechokardiographie stellt sich im allgemeinen dann, wenn bei Verdacht auf eine kardiale Erkrankung durch die konventionelle Untersuchungstechnik keine eindeutige Information gewonnen werden kann bzw. wenn sich transthorakal ein negativer Befund ergibt. Insbesondere bei folgenden Verdachtsdiagnosen wird die Ultraschalldiagnostik durch die Ösophagusechokardiographie verbessert:

- Endokarditis,
- Kunstklappendysfunktion, besonders in Mitralposition,
- intrakardiale Thromben, besonders im linken Herzohr,
- unklare arterielle Embolie,
- Erkrankungen der Vorhöfe,
- Erkrankungen der thorakalen Aorta, besonders Aortenaneurysma und Aortendissektion,
- Herztumoren.

Außerdem spielt die transösophageale Technik eine zunehmende Rolle in der Anästhesie, besonders für das intraoperative Monitoring gefährdeter Patienten und für die Erfolgskontrolle rekonstruktiver Herzoperationen.

8 Kontrastechokardiographie

Die homogen blutgefüllten Herzhöhlen kommen mittels Ultraschall als echofreie Räume zur Darstellung. Nur Strukturen, die eine vom Blut unterschiedliche akustische Impedanz aufweisen, sind in den Herzkammern und Herzvorhöfen bzw. in den herznahen großen Gefäßen zu identifizieren. Bei einer simultan zu einer Herzkatheterisierung durchgeführten echokardiographischen Untersuchung beobachtete Joyner 1966 bei der Injektion des Röntgenkontrastmittels eine dichte Echowolke im Echokardiogramm. Diese mehr zufällige Beobachtung stellte den Anfang der sog. Kontrastechokardiographie dar [323a]. Der Kontrasteffekt im Echokardiogramm wird durch mikroskopisch kleine Gasbläschen in der injizierten Flüssigkeit hervorgerufen. Diese Mikrobläschen können durch Aufschütteln der Injektionsflüssigkeit erzeugt werden. Ein weiterer, wohl eher unbedeutender Entstehungsmechanismus ist der Kavitationseffekt, der beim Austritt des Injektats aus einer kleinen Kanüle nach rascher, mit Druck durchgeführter Bolusinjektion auftreten kann [329]. Als geeignete Lösungen zur Kontrastechokardiographie sind in erster Linie physiologische Kochsalzlösung, Cardiogreen, 5%ige Glukose- oder Lävuloselösung und Plasmaexpander zu nennen. Bei Neugeborenen wurden auch rasche Eigenblutwiederinjektionen angewandt. Zum Teil wurden die genannten Flüssigkeiten zur Verstärkung des Kontrasteffekts mit kleinen Mengen medizinisch reinen Kohlendioxids angereichert.

Die Oberflächenspannung der injizierten Bläschen limitiert ihre Überlebenszeit und damit den Kontrasteffekt. Große Bläschen mit geringer Oberflächenspannung haben eine längere Überlebenszeit als kleinere Bläschen mit großer Oberflächenspannung. Die Mikrobläschen sind in der Mehrzahl größer als 8–10 µm und können demnach die kapilläre Lungenstrombahn in der Regel nicht passieren. Deshalb läßt der Nachweis von Echokontrast im linken Herzen nach intravenöser Injektion eines Echokontrastmittels auf einen Übertritt vom rechten ins linke Herz unter Umgehung der Lungenstrombahn schließen.

8.1 Konventionelle Kontrastechokardiographie des rechten Herzens

Obwohl die konventionelle Kontrastechokardiographie durch die Doppler- bzw. Farbdopplerechokardiographie vielfach entbehrlich geworden ist, kann sie in Einzelfällen wertvolle Zusatzinformationen liefern.

184 Kontrastechokardiographie

In unserem Echokardiographielabor wird eine *Echokontrastuntersuchung* so durchgeführt, daß nach Punktion einer möglichst medialen Ellenbogenvene ein Ansatzschlauch mit einem Dreiwegehahn aufgesetzt wird. In den Ansatzschlauch wird 1 ml Cardiogreen vorgespritzt. Nach Einstellung der gewünschten Schnittebene im Echokardiogramm erfolgt die Bolusinjektion von 10 ml einer aufgeschüttelten physiologischen Kochsalzlösung nach vorheriger Entfernung der sichtbaren Luft. Unter diesen Bedingungen ist in der Regel ein guter Kontrasteffekt zu erreichen, der jedoch auch bei der so standardisierten Technik nicht immer reproduzierbar ist. In vielen Fällen ist die Injektion von 5-10 ml Plasmaexpander (z. B. Gelifundol) mit einem besseren Kontrasteffekt verbunden, der in seiner Dauer durch Aufbewahren der Injektionslösung im Kühlschrank erhöht werden kann.

M-Mode-Echokardiographie

Die *Abgrenzung des Endokards* ist bei einem stark trabekularisierten rechten Ventrikel gelegentlich schwierig. Besonders im Fall einer rechtsventrikulären Hypertrophie kann das Endokard manchmal kaum identifiziert werden, wie Abb. 8.1 zeigt. Erst nach Erscheinen des Echokontrastmittels im rechten Ventrikel läßt sich in Abb. 8.1 das rechtsventrikuläre Endokard scharf abgrenzen. Auch bei hypertropher Kardiomyopathie kann die Identifizierung des rechtsventrikulären Septumendokards Schwierigkeiten bereiten. In diesen Fällen ist durch eine Echokontrastuntersuchung eine bessere Abgrenzung des Septums vom rechten Ventrikel möglich, wie unsere Untersuchungen bei 10 Patienten mit hypertropher Kardiomyopathie zeigten. Die von 2 unterschiedlichen Untersuchern ausgewerteten M-Mode-Echokardiogramme wiesen für den enddiastolischen Septumdurchmes-

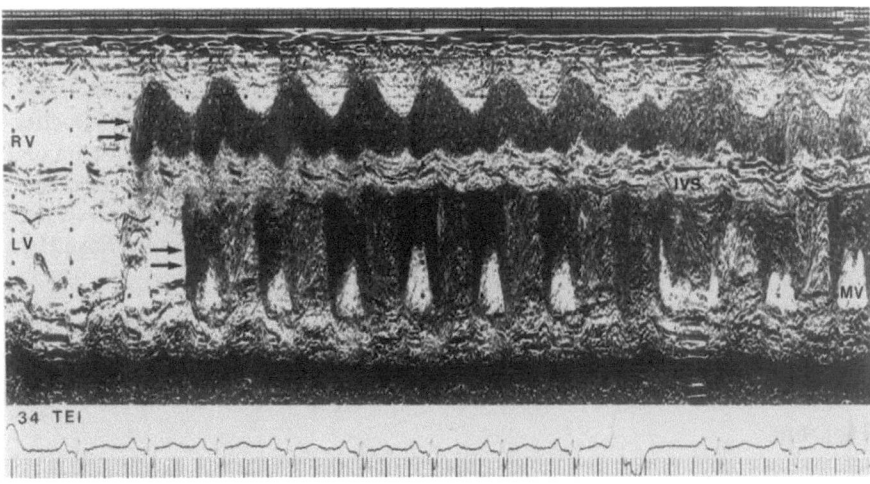

Abb. 8.1. Eindimensionales Kontrastechokardiogramm bei Ventrikelseptumdefekt. Erscheinen von Echokontrast im linken Ventrikel unmittelbar nach Anfärbung des rechten Ventrikels unter Aussparung der Mitralöffnungsfläche *(MV)*. Scharfe Abgrenzung des rechtsventrikulären Endokards durch den Echokontrast

ser nach Kontrastgabe eine signifikante Reduktion des mittleren prozentualen Meßfehlers auf [319].

Die M-Mode-Echokardiographie eignet sich durch ihre gute zeitliche Auflösung zur Differenzierung von Rechts-links-Kurzschlußverbindungen. So zeichnet sich ein *Rechts-links-Shunt auf Vorhofebene* im M-Mode-Echokardiogramm durch einen annähernd simultan erscheinenden Kontrasteffekt im rechten Ventrikel und im linken Vorhof aus. Etwa einen Herzzyklus später ist bei dieser Einstellung der Kontrasteffekt im Bereich der Aortenwurzel zu erkennen (Abb. 8.2).

Dagegen erzeugt ein *Ventrikelseptumdefekt* mit Rechts-links-Shunt im M-Mode-Echokardiogramm ein anderes Muster des Kontrastflusses. Simultan oder unmittelbar nach Erscheinen des Kontrastmittels im rechten Ventrikel können Mikrobläschen im linken Ventrikel nachgewiesen werden (Abb. 8.1). Charakteristischerweise bleiben in diesen Fällen die Mitralöffnungsfläche und der linke Vorhof frei von Kontrastanfärbung. Dies gilt selbstverständlich nur unter der Voraussetzung, daß nicht gleichzeitig eine Mitralklappeninsuffizienz vorliegt. Abbildung 8.3 zeigt einen im Vergleich zum Vorhof- und Ventrikelseptumdefekt deutlich unterschiedlichen zeitlichen Verlauf zwischen dem Erscheinen von Echokontrast im rechten und linken Herzen. Der linke Ventrikel wird etwa 2 Herzzyklen nach Anfärbung der rechten Herzkammer mit Echokontrastmittel gefüllt. Diese verzögerte Anfärbung des linken Ventrikels wurde bei einer 17jährigen Patientin registriert, die zur Abklärung eines linksseitigen pulmonalen Tumors untersucht wurde. Bei dieser Patientin bestand neben einer deutlichen Belastungsdyspnoe eine Polyzythämie. Der verzögerte Übertritt von Echokontrastmittel in das linke Herz nach peripher-venöser Injektion wurde in diesem Fall durch den pulmonalen Shunt über eine *arteriovenöse Lungenfistel* hervorgerufen.

In Abb. 8.4 ist ein M-Mode-Echokardiogramm dargestellt, das bei subkostaler Schallkopfposition von der V. cava inferior registriert wurde (s. S. 31). Hierbei zeigt die hohe zeitliche Auflösung der Time-motion-Methode ein V-Wellen-synchrones Erscheinen von Echowolken in der V. cava inferior. Dieses Kontrastmu-

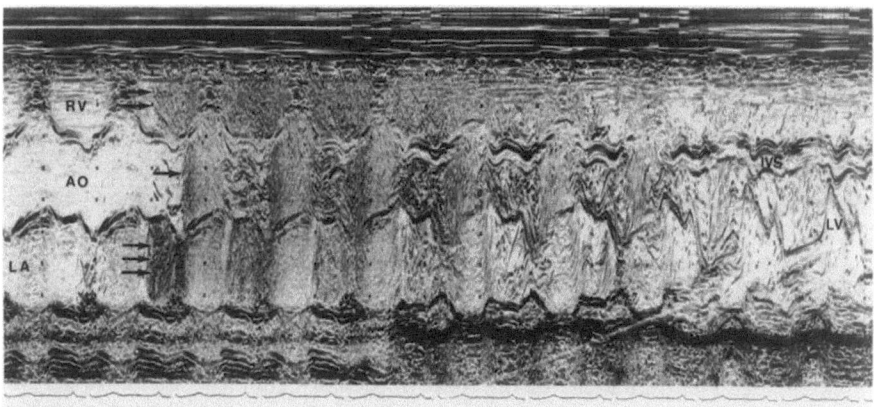

Abb. 8.2. Eindimensionales Kontrastechokardiogramm bei Vorhofseptumdefekt. Fast simultanes Erscheinen von Echokontrast im rechten Ventrikel und linken Vorhof

186 Kontrastechokardiographie

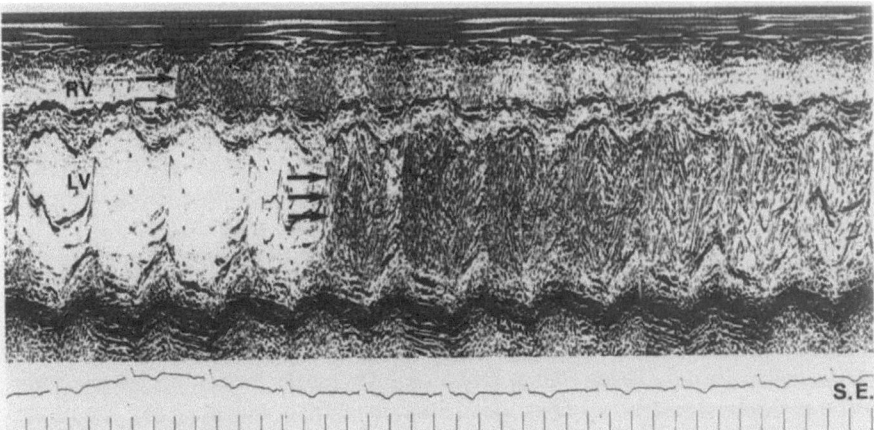

Abb. 8.3. Eindimensionales Kontrastechokardiogramm bei arteriovenöser Lungenfistel. Erscheinen von Echokontrast im linken Ventrikel etwa 2 Herzzyklen nach Anfärbung des rechten Ventrikels

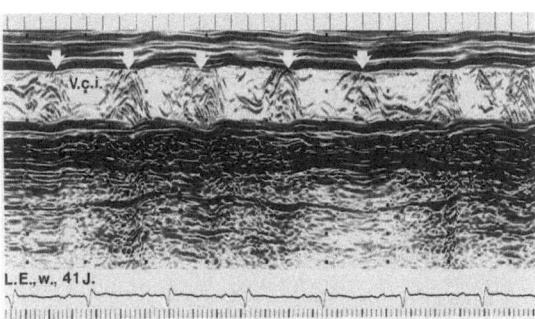

Abb. 8.4. Eindimensionales Kontrastechokardiogramm mit Darstellung der V. cava inferior bei Trikuspidalinsuffizienz. V-Wellen-synchrone Wolken von Echokontrast *(Pfeile)* in der V. cava inferior

ster entsteht bei *Trikuspidalinsuffizienz* durch ein systolisches Zurückwerfen von Mikrobläschen aus dem rechten Ventrikel über die insuffiziente Trikuspidalklappe bis in die V. cava inferior. Die Diagnose einer Trikuspidalklappeninsuffizienz, die sowohl klinisch als auch angiographisch oft schwer zu führen ist, kann durch Kontrastechokardiographie mit hoher Sensitivität und Spezifität gestellt werden [327].

Dieses gilt insbesondere bei gleichzeitiger Berücksichtigung der systolisch gegen den rechten Vorhof gerichteten Strömungslinien, die durch die Mikrokavitation im M-Mode-Echokardiogramm erzeugt werden. Die Analyse von Strömungslinien im eindimensionalen Kontrastechokardiogramm an der Pulmonalklappe bzw. im rechtsventrikulären Ausflußtrakt wurde mit Erfolg zur Diagnose der Pulmonalinsuffizienz bzw. zur Beurteilung der Blutströmung im rechten Herzen herangezogen [331, 340]. Gerade die letztgenannten Fragestellungen sind jedoch durch die Dopplerechokardiographie in der Regel besser zu bearbeiten.

2 D-Echokardiographie

Die zweidimensionale Echokardiographie erlaubt besonders im apikalen oder subkostalen Vierkammerblick und in der Schnittebene der linksparasternalen kurzen Achse in Höhe der Aortenwurzel eine umfassende Darstellung des interatrialen Septums. Bei einem 34jährigen Patienten mit *Vorhofseptumdefekt* (Abb. 8.5) füllen sich nach peripher-venöser Injektion von Echokontrastmittel der rechte Vorhof und der rechte Ventrikel. Gleichzeitig ist ein Übertritt der schallgebenden Gasbläschen vom rechten in den linken Vorhof deutlich zu erkennen.

Die Lokalisation des hochsitzenden *Ventrikelseptumdefektes* bei einer 31jährigen Patientin (Abb. 8.6) ist in der zweidimensionalen Darstellung bei apikaler Schallkopfposition ebenfalls gut zu erkennen. Der rechte Ventrikel und der rechte

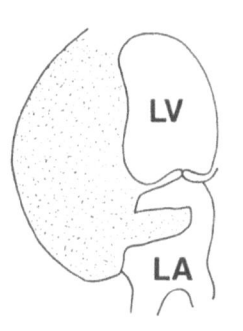
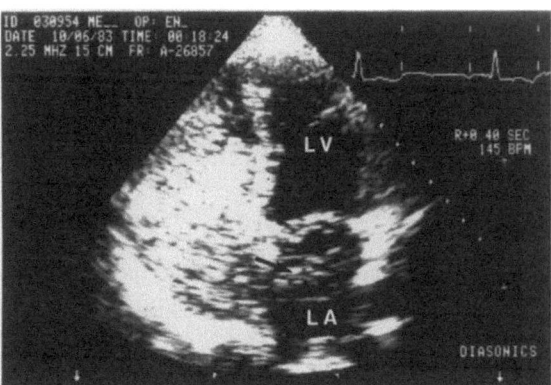

Abb. 8.5. 2D-Echokardiogramm in der Schnittebene des apikalen Vierkammerblicks nach peripher-venöser Injektion von Echokontrastmittel bei Vorhofseptumdefekt mit Darstellung des Rechts-links-Shunts

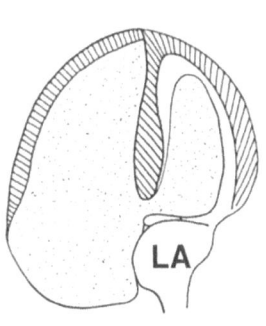
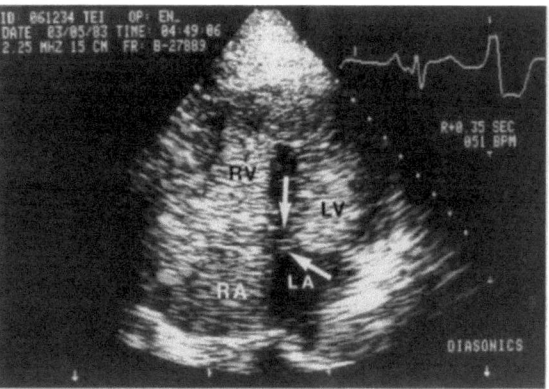

Abb. 8.6. 2D-Echokardiogramm in der Schnittebene des apikalen Vierkammerblicks nach peripher-venöser Injektion von Echokontrastmittel bei Ventrikelseptumdefekt mit Darstellung des Rechts-links-Shunts

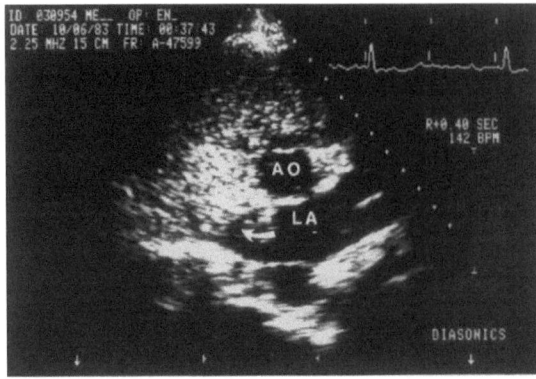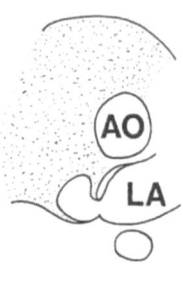

Abb. 8.7. 2D-Echokardiogramm in der Schnittebene der linksparasternalen kurzen Achse in Höhe der Herzbasis nach peripher-venöser Injektion von Echokontrastmittel. Kontrastaussparung im rechten Vorhof als Ausdruck des Links-rechts-Shunts

Vorhof kommen deutlich erweitert zur Darstellung. Die Mikrobläschen schießen durch den Defekt jetartig in den linken Ventrikel.

Die bisher beschriebene Technik der peripher-venösen Injektion von Echokontrastmittel erlaubt bei Shuntvitien aus den bereits genannten Gründen nur die Identifikation eines Rechts-links-Shunts. Ein *Links-rechts-Shunt* kann dagegen mit dieser Untersuchungstechnik nur indirekt dargestellt werden. In dem in Abb. 8.7 gezeigten Querschnitt durch die Herzbasis in Höhe der Aortenwurzel kommt es nach peripher-venöser Kontrastmittelinjektion zu einer Anfärbung des rechten Vorhofs und des rechten Ventrikels. Der rechte Vorhof zeigt in unmittelbarer Nähe des interatrialen Septums eine Kontrastmittelaussparung, die durch einen Links-rechts-Shunt hervorgerufen wird. Das kontrastfreie Blut, das vom linken in das rechte Herz übertritt, bewirkt auf der homogen bläschengefüllten rechten Seite einen sog. Auswascheffekt. Da bei einem hämodynamisch wirksamen Vorhofseptumdefekt neben dem Links-rechts-Shunt in der Regel auch ohne Eisenmenger-Reaktion ein kleiner begleitender Rechts-links-Shunt vorliegt, ist auch bei unkomplizierten Vorhofseptumdefekten in etwa 80% der Fälle durch Nachweis des Rechts-links-Shunts die Diagnose mittels Kontrastechokardiographie möglich. Aus der Intensität des Echokontrastflusses kann jedoch kein Rückschluß auf die Größe des Defekts bzw. auf die Hämodynamik erfolgen.

Ein Valsalva-Manöver erleichtert bei Vorhofseptumdefekt den Kontrastübertritt in den linken Vorhof. Ein hämodynamisch nicht wirksames offenes Foramen ovale kann ebenfalls zu einem Echokontrastübertritt vom rechten in den linken Vorhof, insbesondere bei Valsalva-Manöver führen [326]. Sehr seltene differentialdiagnostische Möglichkeiten für einen Übertritt von Echokontrastmittel in den linken Vorhof stellen Anomalien mit Verbindung zwischen V. cava superior und dem linken Vorhof oder zwischen Körper- und Lungenvenen dar.

Während bei Vorhofseptumdefekten in der Regel ein begleitender Rechts-links-Shunt häufig anzutreffen ist, kommt es beim Ventrikelseptumdefekt zu einem Rechts-links-Shunt nur dann, wenn der rechtsventrikuläre Druck mindestens 50-60% des Drucks im linken Ventrikel beträgt. Deshalb ist die Sensitivität der Kontrastechokardiographie bei unkomplizierten Ventrikelseptumdefekten geringer als beim Vorhofseptumdefekt. Ein Echokontrastnachweis im linken Ventrikel läßt beim Ventrikelseptumdefekt auf einen mittelgroßen Defekt bzw. auf eine begleitende Pulmonalstenose oder pulmonale Hypertonie schließen.

Die Beurteilung des Operationserfolgs nach Vorhofseptumdefektverschluß mittels Echokontrastmethode kann zu Schwierigkeiten führen, da die Dacronpatches zumindest in der frühen postoperativen Phase in der Regel für Mikrobläschen durchlässig sind.

8.2 Linksseitige Kontrastechokardiographie

Ohne Shuntverbindung ist Kontrastmittel im linken Herzen in der Regel nur bei linksseitiger Injektion während der Herzkatheterisierung zu erwarten. In besonderen Fällen kann es jedoch auch ohne Kontrastinjektion zu nachweisbaren Mikrokavitationen im linken Ventrikel kommen. Diese spontane Echokontrastbildung wurde bei Klappendysfunktionen, bei schwer funktionsgeschädigten linken Ventrikeln und im linken Vorhof bei Mitralstenose beobachtet (s. S. 57, 58). Eine Erklärung für diesen Effekt kann in den beiden letzten Fällen am ehesten durch eine verstärkte Schallreflexion an zellulären Blutbestandteilen, die wohl durch einen verminderten Blutfluß begünstigt werden, angenommen werden. Somit könnte das Phänomen der Spontanechos bei Patienten mit vermindertem Blutfluß auf eine beginnende Thrombosierung hindeuten. Hochfrequente Schallköpfe mit entsprechend besserer Auflösung im Nahfeld erleichtern den Nachweis dieses Phänomens in den schallkopfnahen Regionen, z. B. der Ventrikelspitze im konventionellen apikalen Vierkammerblick oder dem linken Vorhof und der Aorta descendens thoracalis bei Ösophagusechokardiographie.

Das Echokardiogramm im apikalen Zweikammerblick bei dem Patienten in Abb. 8.8 zeigt eine echofreie Raumforderung an der Spitze des linken Ventrikels. Zusätzlich fällt eine stark verminderte Dicke der linksventrikulären Wand, die fast membranartig zur Darstellung kommt, auf. Da bei diesem Patienten 14 Tage vor der Untersuchung ein Vorderwandspitzeninfarkt abgelaufen war, mußte differentialdiagnostisch außer an einen gekammerten Perikarderguß an eine Ventrikelruptur gedacht werden. Während der Herzkatheterisierung wurde eine zweidimensionale Echokardiographie durchgeführt. Hierbei ließen sich nach Injektion von Echokontrastmittel in den linken Ventrikel Mikrobläschen in dem vorher echofreien Raum nachweisen. Somit konnte die Diagnose eines Pseudoaneurysmas nach Ventrikelruptur gestellt werden.

Die während einer Linksherzkatheterisierung durchgeführte Echokardiographie zur Identifikation einer Aorten- und Mitralklappeninsuffizienz wurde von Kerber et al. 1974 sowie von Meltzer et al. 1981 beschrieben [325, 332]. Nach Kontrastmittelinjektion in die Aortenwurzel läßt sich bei Schlußunfähigkeit der Aortenklappe Echokontrastmittel im linken Ventrikel nachweisen. Bei intakter Mitralklappe bleibt der linke Vorhof frei von Bläschen. Eine Injektion von Echokontrastmittel in den linken Ventrikel führt bei Schlußunfähigkeit der Mitralklappe

190 Kontrastechokardiographie

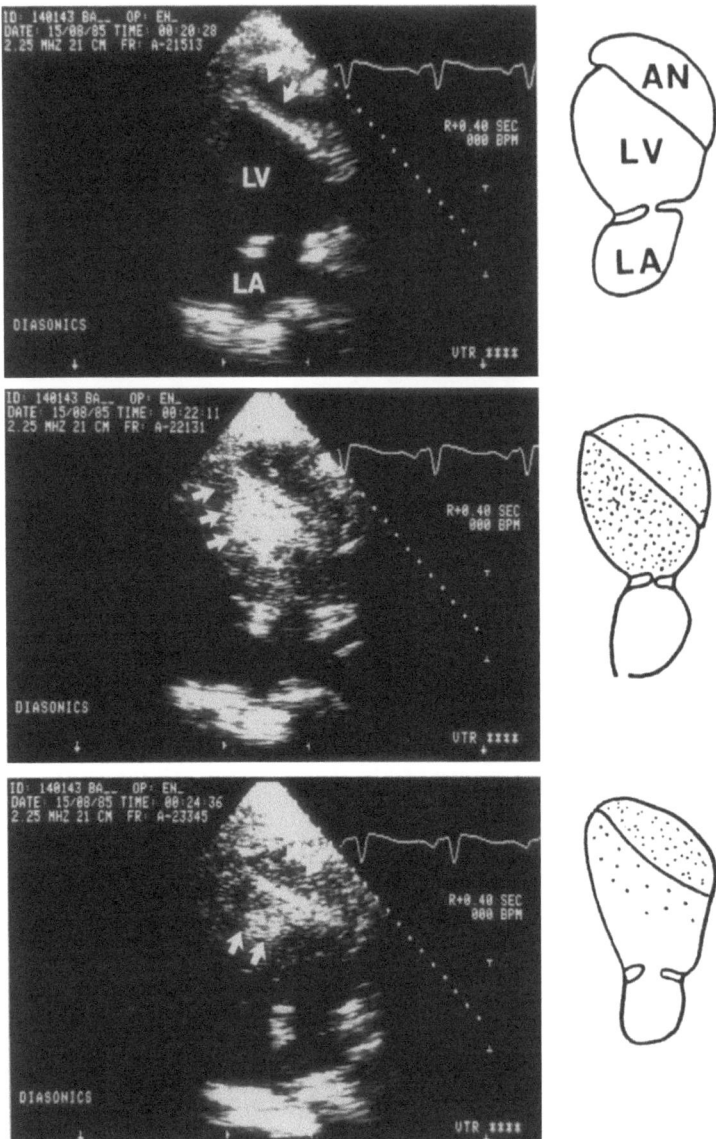

Abb. 8.8. 2D-Echokardiogramm im apikalen Zweikammerblick mit Darstellung eines Pseudoaneurysmas des linken Ventrikels vor *(oben)* und nach Injektion von Echokontrastmittel in den linken Ventrikel *(Mitte)*. Verzögerte Kontrastanfärbung des Pseudoaneurysmas *(AN) (unten)*

zur Anfärbung des linken Vorhofs, der sich im Beispiel der Abb. 8.9 mit etwa gleicher Bläschendichte wie im Ventrikel darstellt. Bei Aortenklappeninsuffizienz kann nach Injektion von Echokontrastmittel in die Aortenwurzel eine Kontrastierung des linken Ventrikels beobachtet werden (Abb. 8.10). Durch diese Technik konnte bei insgesamt 15 Patienten in Anlehnung an die Beurteilung in der Angio-

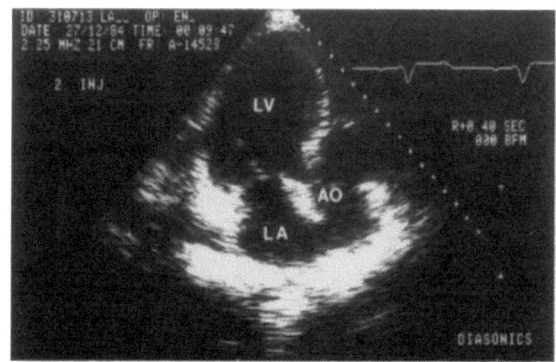

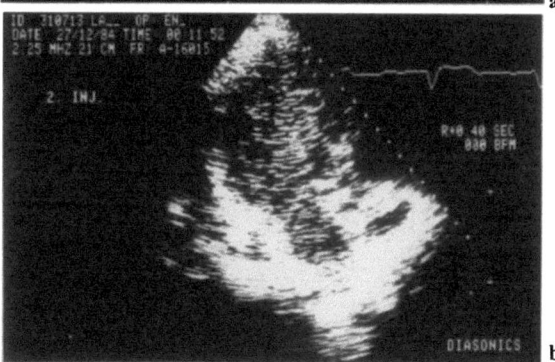

Abb. 8.9 a, b. 2D-Echokardiogramm in der Schnittebene des RAO-Äquivalents bei Mitralklappeninsuffizienz. **a** Vor, **b** nach Injektion von Echokontrastmittel in den linken Ventrikel. Vollständige Anfärbung des linken Vorhofs mit gleicher Kontrastierung wie im linken Ventrikel

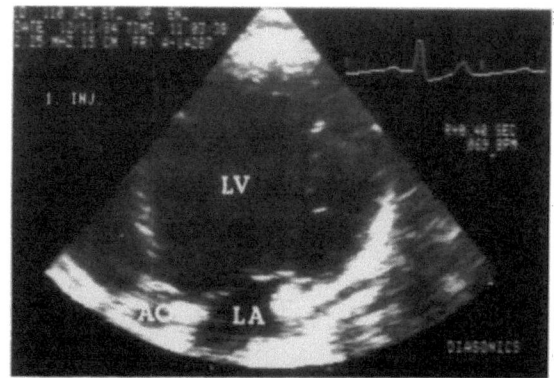

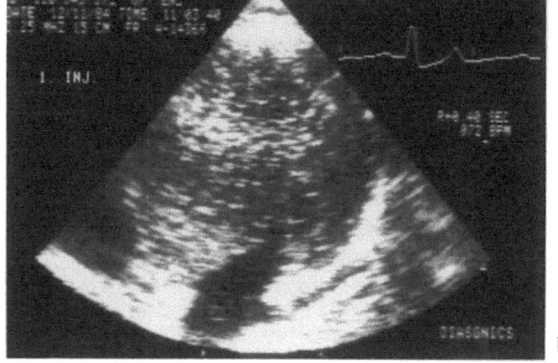

Abb. 8.10 a, b. 2D-Echokardiogramm in der Schnittebene eines RAO-Äquivalents. **a** Vor, **b** nach Injektion von Echokontrastmittel in die Aortenwurzel. Vollständige Anfärbung des linken Ventrikels. Fehlende Kontrastdarstellung im linken Vorhof bei intakter Mitralklappe

kardiographie eine Schweregradbestimmung der Aorten- und Mitralklappeninsuffizienz erfolgen (Abb. 8.11 und 8.12, Tabelle 8.1). Diese Methode kann somit in Fällen mit Kontraindikation zur Röntgenkontrastuntersuchung entscheidende Informationen zur quantitativen Diagnostik der Mitral- und Aorteninsuffizienz liefern. Insgesamt liegen zu dieser Fragestellung nur wenige Studien und Fallmitteilungen vor [320, 321, 332, 333].

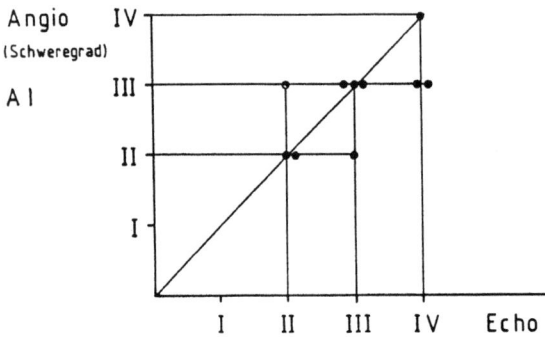

Abb. 8.11. Vergleich der angiographischen und echokardiographischen Schweregrade bei Aorteninsuffizienz

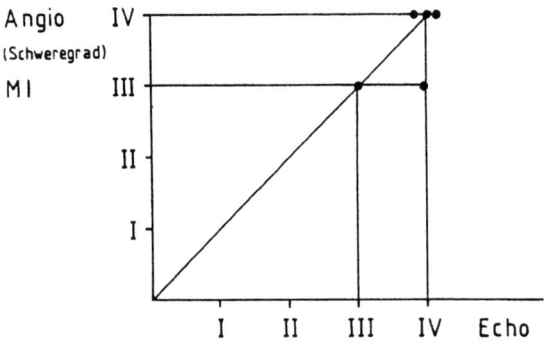

Abb. 8.12. Vergleich der angiographischen und echokardiographischen Schweregrade bei Mitralklappeninsuffizienz

Tabelle 8.1. Schweregradeinteilung der Aorten- und Mitralklappeninsuffizienz im Kontrastechokardiogramm

Aortenklappeninsuffizienz
  I. Wenige Mikrobläschen im LV. Keine vollständige Anfärbung. Kurze Verweildauer <3 Zyklen
 II. Keine vollständige Anfärbung des LV mit Verweildauer >3 Zyklen
III. Komplette Anfärbung des LV über <5 Zyklen mit Gesamtverweildauer <10 Zyklen
 IV. Vollständige Anfärbung des LV über >5 Zyklen mit Gesamtverweildauer von >10 Zyklen

Mitralklappeninsuffizienz
I. u. II. Keine vollständige Anfärbung des LA
    III. Vollständige Anfärbung des LA mit geringerer Dichte als LV
     IV. Vollständige Anfärbung des LA mit gleicher Dichte wie LV über >3 Zyklen. Gesamtverweildauer von >5 Zyklen

8.3 Neue Echokontrastmittel

Der Nachteil der Kontrastechokardiographie liegt bisher in einer verminderten Reproduzierbarkeit des Kontrasteffekts. Deshalb wurden in jüngster Zeit neue Ultraschallkontrastmittel, bei denen Gasbläschen in präformierter Größe an lösliche Saccharidmikropartikel gebunden sind, entwickelt [323]. Hierdurch ist eine bessere Reproduzierbarkeit des Kontrasteffekts zu erwarten. Auch für die Kontrastierung des linken Herzens nach peripher-venöser Injektion eignen sich die bisher verwandten Ultraschallkontrastmittel wegen ihrer Bläschengröße nicht. Deshalb sind Echokontrastmittel, die eine lungenkapillargängige Größe und eine längere Lebensdauer aufweisen, in der Entwicklung.

Eine vielversprechende neue Variante der Kontrastechokardiographie stellt der Einsatz dieser Methode zur Abschätzung der myokardialen Perfusion dar, wie erste Untersuchungen mit der neuen Substanz Echovist, einer Suspension aus Galaktosemikropartikeln und 20%iger Galaktoselösung, zeigen. In tierexperimentellen Studien konnten während einer akuten Koronarokklusion nach Injektion dieser Substanz in die Aortenwurzel Perfusionsdefekte im linksventrikulären Myokard qualitativ und quantitativ nachgewiesen werden [335]. Andere Echokontrastmittel, wie eine Suspension aus Eisen-, Fettlösung und Plasmaexpander, scheinen sich auch für diese Untersuchungen zu eignen [316]. Durch Sonikation aufbereitetes Röntgenkontrastmittel stellt offensichtlich ebenfalls ein risikoarmes Echokontrastmittel bei Injektion in den linken Ventrikel, in die Aortenwurzel oder in die Koronararterien dar und kann mit Erfolg zur Darstellung von myokardialen Perfusionsdefekten im Echokardiogramm angewandt werden, wie bereits am Menschen gezeigt wurde [341].

8.4 Untersuchungsrisiko

Das Risiko der Kontrastechokardiographie wurde von der Amerikanischen Gesellschaft für Echokardiographie durch eine Umfrage bei 363 Ärzten der Gesellschaft geprüft [317]. Komplikationen wurden in 0,062% der Fälle beobachtet. Als Nebenwirkungen wurden Bradykardie, Hemiparesen, Kopfschmerzen mit einseitiger Schwäche in Arm und Bein, Schwindel, Übelkeit, Husten, Luftnot, Angstgefühl, Parästhesien, Halluzinationen und abdominelle Schmerzen beobachtet. Verbleibende Residuen dieser Nebenwirkungen wurden nicht registriert. In einer anderen Mitteilung wurde über eine vorübergehende zerebrovaskuläre Reaktion während der Kontrastechokardiographie berichtet [327a]. Insgesamt sollte bei der Indikationsstellung zur Kontrastechokardiographie berücksichtigt werden, daß diese Methode eine geringe Komplikationsrate beinhaltet. Zur Beurteilung des Risikos der linksseitigen Kontrastechokardiographie unter Anwendung der neueren Techniken liegen bisher noch keine Untersuchungen mit größeren Fallzahlen vor.

Anhang A: Normalwerte

Tabelle 1. M-Mode-Echokardiogramm. (Nach Feigenbaum [84])

	Mittelwert [cm]	Streubreite [cm]
RVd (Rückenlage)	1,5	0,7–2,3
RVd (Linksseitenlage)	1,7	0,9–2,6
LVd (Rückenlage)	4,7	3,7–5,6
LVd (Linksseitenlage)	4,7	3,5–5,7
LVPWd	0,9	0,6–1,1
IVSd	0,9	0,6–1,1
LA	2,9	1,9–4,0
Ao	2,7	2,0–3,7

Tabelle 2. M-Mode-Echokardiographie (eigenes Labor)

	Mittelwert ± 2 SD [cm]
LVd	5,1 ± 0,45
LVs	3,1 ± 0,36
LVPWd	1,0 ± 0,14
LVPWs	1,7 ± 0,19
IVSd	1,1 ± 0,19
IVSs	1,4 ± 0,42
Mitr.-sept. Abstand	0,3 ± 0,17
FS [%]	39 ± 5,54

Tabelle 3. 2D-Echokardiographie. (Nach Weyman [246])

		Mittelwert ± 2 SD [cm oder cm^2]
Linksparasternaler Längsschnitt:	LAs	3,0 ± 0,3
	Ao	2,9 ± 0,4
	LVd	4,7 ± 0,4
	LVs	3,0 ± 1,0
Linksparasternaler Querschnitt:	LAs	3,0 ± 0,5
	RVOTd	2,7 ± 0,4
	TPd	1,9 ± 0,3
	rPA	1,2 ± 0,8
	lPA	1,3 ± 0,8
	EDA [cm^2] (Mitr.)	22,5 ± 4,3

Tabelle 3 (Fortsetzung)

		Mittelwert ± 2 SD [cm oder cm²]
	ESA [cm²] (Mitr.)	10,7 ± 2,3
	SAR [%] (Mitr.)	53,1 ± 6,1
	EDA [cm²] (Pap.)	22,2 ± 4,2
	ESA [cm²] (Pap.)	8,5 ± 2,0
	SAR [%] (Pap.)	62,0 ± 6,7
Apikaler Vierkammerblick:	LAs (längs)	4,3 ± 0,6
	LAs (quer)	3,6 ± 0,4
	RAs (längs)	4,2 ± 0,4
	RAs (quer)	3,7 ± 0,4
	LVd (längs)	7,5 ± 1,0
	LVd (quer)	4,6 ± 0,4
	LVs (längs)	5,6 ± 0,5
	LVs (quer)	3,5 ± 0,45
Apikaler Zweikammerblick:	LVd (längs)	8,0 ± 0,8
	LVd (quer)	4,8 ± 0,6
	LVs (längs)	5,6 ± 0,9
	LVs (quer)	3,5 ± 0,6

Tabelle 4. Mittels 2D-Echokardiographie bestimmte Aortendurchmesser (eigenes Labor)

	Systolisch	Diastolisch
Linksparasternale lange Achse:		
Aortenwurzel: [cm]	3,0	2,9
SD [cm]	0,5	0,5
n	86	88
2 cm oberhalb der Aortenklappe [cm]	3,0	3,0
SD [cm]	0,5	0,5
n	49	52
Aorta descendens [cm]	1,9	2,1
SD [cm]	0,5	0,7
n	39	44
Linksparasternale kurze Achse:		
Aortenwurzel [cm]	3,1	2,7
SD [cm]	0,4	0,5
n	79	77
Aorta descendens [cm]	1,8	1,6
SD [cm]	0,4	0,4
n	33	35
Suprasternale lange Achse:		
Aortenbogen [cm]	2,6	2,4
SD [cm]	0,5	0,4
n	20	18

Tabelle 5. Mittels Ösophagusechokardiographie bestimmte Aortendurchmesser (eigenes Labor)

	Systolisch	Diastolisch
Aortenwurzel [cm]	2,7	2,6
SD [cm]	0,5	0,5
n	17	17
2 cm oberhalb der Aortenklappe [cm]	2,9	2,6
SD [cm]	0,4	0,3
n	12	12
Aortenbogen [cm]	1,9	1,7
SD [cm]	0,4	0,4
n	11	12
Aorta descendens [cm]	1,8	1,6
SD [cm]	0,5	0,4
n	16	16

Tabelle 6. Ösophagusechokardiographie. (Nach Drexler et al. [262])

		Mittelwert ± 2 SD [cm/cm² KÖF]
Schnittebene der langen Achse:	LAs (längs)	0,95 ± 0,46
	LAs (quer)	1,68 ± 0,30
	RAs (längs)	1,39 ± 0,52
	RAs (quer)	1,97 ± 0,56
	LVd (längs)	3,17 ± 0,28
	LVd (quer)	2,46 ± 0,30
	LVs (längs)	2,44 ± 0,36
	LVs (quer)	1,57 ± 0,32
	RVd (längs)	2,73 ± 0,52
	RVd (quer)	1,63 ± 0,72
	RVs (längs)	2,24 ± 0,54
	RVs (quer)	1,12 ± 0,50
Schnittebene der kurzen Achse:	LVd (längs)	1,64 ± 0,46
	LVd (quer)	1,96 ± 0,50
	LVs (längs)	0,94 ± 0,28
	LVs (quer)	1,04 ± 0,26

Anhang B: Empfehlungen zur Prophylaxe bakterieller Endokarditiden

Herausgegeben von der Kommission für Klinische Kardiologie
der Deutschen Gesellschaft für Herz- und Kreislaufforschung*

1 Prognose von bakteriellen Endokarditiden nativer und prothetischer Herzklappen

Enodkarditiden nativer und prothetischer Herzklappen haben mit einer Letalität von 10-50% [1, 7] nach wie vor eine ernste Prognose. In Abhängigkeit vom ursächlichen Erreger erfordert eine Nativklappen-Endokarditis innerhalb von fünf Jahren in 70-90% einen prothetischen Klappenersatz [9], eine Prothesenendokarditis nahezu ausnahmslos eine baldige Reoperation [11, 16]. In beiden Fällen besteht ein erhöhtes Operationsrisiko. Aus diesen Gründen ist bei Eingriffen, die mit Bakteriämien verbunden sind, eine Prophylaxe dringend geboten [3, 10].

Tabelle 1. Herzfehler und postoperative Befunde, die zu einer bakteriellen Endokarditis prädisponieren (ohne Anspruch auf Vollständigkeit)

- Zustand nach biologischem oder mechanischem Herzklappenersatz
- Zustand nach infektiöser Endokarditis
- Angeborene und erworbene Herzklappenfehler
- Angeborene Herzfehler, wie z. B.- Aortenisthmusstenose
    - Ductus Botalli apertus
    - Ventrikelseptumdefekt
    - Vorhofseptumdefekt (Primumtyp)
    - Sub- oder supravalvuläre Aortenstenose
    - Zyanotische Vitien
- Zustand nach palliativer Operation angeborener Herzfehler
- Inkomplett korrigierte angeborene Herzfehler
- Hypertrophische obstruktive Kardiomyopathie (HOCM)
- Mitralklappenprolaps (MVP) mit systolischem Geräusch

Herzfehler und postoperative Befunde, für die kein erhöhtes Endokarditisrisiko belegt ist
- Vorhofseptumdefekt (Sekundumtyp)
- Mitralklappenprolaps (MVP) ohne systolisches Geräusch
- Morbus Ebstein
- Koronare Herzerkrankung
- Zustand nach koronarer Bypassoperation
- Zustand nach Schrittmacherimplantation
- Zustand nach erfolgreichem Verschluß eines Vorhof-(Primumtyp) oder Ventrikelseptumdefektes
- Zustand nach Ligatur eines Ductus Botalli apertus
- Zustand nach Operation einer Aortenisthmusstenose

---

* Unter Mitarbeit von D. Horstkotte und H. Rosin.

2 Voraussetzung für eine effektive Prophylaxe

2.1 Definition gefährdeter Patienten („Risikogruppen")

Prädisponierend sind Vitien und herznahe Gefäßanomalien (Tabelle 1), da sie über eine Störung der physiologischen Blutströmung Endothelläsionen verursachen und die Bildung appositioneller Thromben initiieren. Diese werden bei Bakteriämien vorzugsweise von Erregern mit spezieller Fähigkeit zur Adhäsion besiedelt. Das Risiko in dieser Weise gefährdeter Patienten, an einer Endokarditis zu erkranken, liegt um ein Vielfaches höher als das Herzgesunder und ist bei Patienten mit Klappenprothesen oder vorausgegangenen Endokarditiden am höchsten.

2.2 Definition gefährdender Situationen

2.2.1 Diagnostische und therapeutische Eingriffe

Die Abschätzung des Endokarditisrisikos basiert auf Prüfungen der Bakteriämieinzidenz während entsprechender Eingriffe. Danach kommt es bei den in Tabelle 2 genannten diagnostischen und therapeutischen Eingriffen so häufig zu gefährdenden Bakteriämien, daß eine Prophylaxe indiziert ist [2, 3, 5, 6, 13, 17].

Tabelle 2. Diagnostische und therapeutische Eingriffe, die aufgrund der nachgewiesenen Bakteriämieinzidenz einer Endokarditisprophylaxe bei den in Tabelle 1 genannten Risikoträgern bedürfen (ohne Anspruch auf Vollständigkeit)

Oropharynx oder Respirationstrakt

- Zahnextraktionen und andere zahnärztliche Eingriffe (einschließlich Zahnsteinentfernung)
- Tonsillektomie und andere hals-nasen-ohrenärztliche Eingriffe
- Intubation
- Starre Bronchoskopie
- Flexible Bronchoskopie mit Biopsie

Gastrointestinal-, Urogenitaltrakt und andere

- Abdominalchirurgie
- Urologische Operationen
- Gynäkologische Operationen
- Blasenkatheterisierung
- Zystoskopie
- Ösophagusdilatation und -sklerosierung
- Gastroduodenoskopie
- Endoskopische retrograde Cholangio(pankreato)-graphie ERC(P)
- Starre Sigmoidoskopie
- Koloskopie
- Kontrasteinlauf
- Leberbiopsie
- Hämorrhoidektomie

Ein erhöhtes Endokarditisrisiko ist nicht belegt u. a. für Herzkatheteruntersuchungen, unkompliziert verlaufende Geburten, Ösophagogastroskopie, endotracheale Intubation.

2.2.2 Bakterielle Infektionen

Alle bakteriellen Infektionen sind bei endokarditisgefährdeten Patienten frühzeitig, möglichst nach Veranlassung einer bakteriologischen Untersuchung einschließlich Resistenzbestimmung, zu sanieren.

Durch eine sorgfältige Differenzierung zwischen bakteriellen Infektionen und Virusinfektionen werden unnötige Antibiotikagaben vermieden.

2.2.3 Wahl des geeigneten Antibiotikums

Die Anforderungen an die Antibiotikaprophylaxe unterscheiden sich grundsätzlich von den Anforderungen an die Therapie bakterieller Endokarditiden [3, 12]. Das Ziel der Prophylaxe ist in erster Linie die Verhinderung der Absiedlung von potentiellen Erregern im endokardnahen Thrombenmaterial.
Daraus folgt für die Endokarditisprophylaxe:

a) Eine Antibiotikumgabe überhaupt ist wichtiger als eine differenzierte Antibiotikawahl;
b) die Erzielung einer initial (zum Zeitpunkt der erwarteten Bakteriämie) hohen Serumkonzentration ist wichtiger als eine Behandlung über 24 oder 48 Stunden;
c) ein oral verabreichbares Antibiotikum zu wählen, ist aus praktischen Gründen und zur Erhöhung der Akzeptanz wichtiger als die generelle Empfehlung einer parenteralen Medikation bzw. einer Kombinationsbehandlung;
d) die Beschränkung auf wenige Substanzen erhöht zusätzlich die Akzeptanz eines Prophylaxeschemas.

Diese grundsätzlichen Erwägungen waren für die nachfolgenden Empfehlungen zur Endokarditisprophylaxe bei diagnostischen und therapeutischen Eingriffen gemäß 2.2.1 von ausschlaggebender Bedeutung.

In besonderen Fällen kann die Anwendung einer aufwendigeren, auch parenteralen Prophylaxe indiziert sein [3, 4, 12, 14, 15, 18] (Tabelle 4). Auch in der pädiatrischen Kardiologie kann in Einzelfällen ein anderes Vorgehen angezeigt sein.

3 Prophylaxeempfehlungen (Tabellen 3 und 4)

Bei Eingriffen im Bereich des Oropharynx sowie im Respirationstrakt geht das Endokarditisrisiko vor allem von penicillinempfindlichen grampositiven Bakterienstämmen aus. Diese sind gleichermaßen gegen Clindamycin empfindlich, so daß Clindamycin auch bei Patienten ohne Penicillinunverträglichkeit eingesetzt werden kann.

Bei Eingriffen im Urogenital- und Intestinalbereich muß sich die Prophylaxe vor allem gegen Enterokokken richten. Hier sind Aminopenicillin die Mittel der Wahl.

Aufgrund der natürlichen Resistenz der Enterokokken gegen viele andere Antibiotikagruppen gibt es zu den Aminopenicillinen keine gleich guten Alternati-

Tabelle 3. Endokarditisprophylaxe bei Patienten mit und ohne Penicillinunverträglichkeit. Die Antibiotikagabe erfolgt jeweils 60 min vor dem Eingriff per os und sollte bei über mehrere Stunden andauernder Bakteriämie nach 6 h wiederholt werden. Bei Kindern sind die angegebenen Dosen in üblicher Weise zu reduzieren.

Eingriffe	Ohne Penicillinunverträglichkeit	Bei Penicillinunverträglichkeit
Oropharynx Respirationstrakt	Penicillin 2 ME	Clindamycin 600 mg
Urogenital-, Intestinaltrakt	Amoxicillin 2–3 g	Ofloxacin[a] 400 mg

[a] Kontraindikationen: Kinder unter 16 Jahren, Schwangere! Bei ihnen kann behelfsmäßig auf ein Oralcefalosporin ausgewichen werden.

Tabelle 4. Endokarditisprophylaxe bei Patienten mit und ohne Penicillinunverträglichkeit, wenn bei besonders hohem Endokarditisrisiko maximaler Schutz angestrebt wird. Die intravenöse Applikation sollte unmittelbar vor dem geplanten Eingriff erfolgen.

Eingriffe	Ohne Penicillinunverträglichkeit	Bei Penicillinunverträglichkeit
Oropharynx Respirationstrakt	2 ME Penicillin G i. v. + 0,5 g Streptomycin i. m.[a, b] oder 80 mg Gentamycin i. m.[a, b]	1 g Vancomycin[b] i. v.
Urogenital-, Intestinaltrakt	2 g Ampicillin i. v. + 80 mg Gentamycin i. m.[a, b]	1 g Vancomycin[b] i. v.

[a] Bei Patienten unter Antikoagulantien sind i. m.-Injektionen kontraindiziert, dann langsame i. v.-Injektion oder Kurzinfusionen.
[b] Bei Schwangeren sind Aminoglykoside und Vancomycin kontraindiziert, dann 2–4 g Cefalotin i. v.

ven. Außer bei den in Tabelle 3 angegebenen Kontraindikationen und unter dem Vorbehalt, daß die Enterokokken ihre jetzige Empfindlichkeit gegen Ofloxacin und ähnlich wirksame Chinolonantibiotika behalten, können diese Präparate bei Patienten mit Penicillinunverträglichkeit empfohlen werden.

Die in Tabelle 3 angegebenen Dosierungen entsprechen etwa der Hälfte der jeweiligen Tagesnormaldosis für Erwachsene. Sie sollte zur Endokarditisprophylaxe bei kurz dauernden Eingriffen als einmalige Gabe ca. 60 min vor dem Eingriff oral verabreicht werden. Wird eine über mehrere Stunden andauernde Bakteriämie erwartet, kann eine erneute Antibiotikagabe nach 6 h sinnvoll sein.

Es sei ausdrücklich darauf hingewiesen, daß eine Dauerprophylaxe bei bakterieller Endokarditis nicht sinnvoll ist und deshalb Antibiotikaregime, wie sie z. B. zur Rezidivprophylaxe eines akuten rheumatischen Fiebers empfohlen werden, zur Verhinderung einer infektiösen Endokarditis ungeeignet sind.

Für die Kinderkardiologie können im einzelnen hiervon abweichende Richtlinien gelten.

Literatur zur Prophylaxe bakterieller Endokarditiden

1. Bayliss R, Clarke C, Oakley CM, Somerville W, Whitfield AGW, Young SEJ (1983) The microbiology and pathogenesis of infective endocarditis. Br Heart J 50: 513
2. Bisno AL (1981) Antimicrobial prophylaxis of infective endocarditis. In: Bisno AL, Treatment of Infective Endocarditis. Grune and Stratton, New York, p 281
3. Chadwick EG, Shulman StT (1986) Prevention of infective endocarditis. Mod Concepts Cardiovasc Dis 55: 11
4. Delaye J, Etienne J, Feruglio A, Faile J, Glauser MP, Gruer D, Hagler W, Krayenbühl HP, Kremer R, Laird-Meeter K, Oaklex CM (1985) Prophylaxis of infective endocarditis for dental procedures. Report of a Working party of the European Society of Cardiology. Europ Heart J 6: 826
5. Durack DT (1985) Current issues in prevention of infective endocarditis. Am J Med 78 (Suppl 63): 149
6. Everett ED, Hirschmann JV (1977) Transient bacteriemia and endocarditis prophylaxis. Medicine, Baltimore 56: 61
7. Glossius G, Gunnes P, Rasmussen K (1985) Ten years of infective endocarditis: a clinicopathologic study. Acta Med Scand 217: 171
8. Horstkotte D (1985) Endokarditisprophylaxe bei zahnärztlichen Eingriffen (Empfehlungen des Herzzentrums Düsseldorf). Mitteilungen der Deutschen Gesellschaft für Zahn-, Mund- und Kieferheilkunde 4: 8
9. Horstkotte D, Bircks W, Loogen F (1986) Infective endocarditis of native and prosthetic valves – The case for prompt surgical intervention? A retrospective analysis of factors affecting survival. Z Kardiol 74 (Suppl I): 186
10. Horstkotte D, Friedrichs W, Pippert H, Bircks W, Loogen F (1986) Nutzen der Endokarditisprophylaxe bei Patienten mit prothetischen Herzklappen. Z Kardiol 76: 8
11. Horstkotte D, Körfer R, Loogen F, Rosin H, Bircks W (1984) Prothetic valve endocarditis: clinical findings and management. Europ Heart J 5 (Suppl C): 117
12. Horstkotte D, Rosin H (1984) Therapie und Prophylaxe der infektiösen Endokarditis. Schweiz med Wschr 114: 1575
13. Kaye D (1977) Prophylaxis against bacterial endocarditis: a dilemma. In: Kaplan EL, Taranta AV (eds) Infective Endocarditis. An American Heart Association Symposium. Dallas AHA, 67
14. Malinverni R et al. (1984) Prophylaxe der bakteriellen Endokarditis. Empfehlungen der Schweizerischen Arbeitsgruppe für Endokarditisprophylaxe. Schweiz med Wschr 114: 1246
15. Shulman StT et al. (1984) Prevention of bacterial endocarditis. Circulation 70: 1123
16. Stulz P, Pfisterer M, Hasse J, Grädel E (1984) Die Prothesenendokarditis – eine chirurgische Indikation! Schweiz med Wschr 114: 1586
17. Vosti KE (1977) Special problems in prophylaxis of endocarditis following genitourinary tract and obstetrical and gynecological procedures. In: Kaplan EL, Tranta AV (eds) Infective Endocarditis. An American Heart Association Symposium. Dallas: AHA, 75
18. Working Party of the British Society for Antimicrobial Chemotherapy (1982/II) The antibiotic prophylaxis of infective endocarditis. Lancet 1323

Literatur

1. Abbasi AS, MacAlpin RN, Pearce ML (1973) Left ventricular hypertrophy diagnosed by echocardiography. N Engl J Med 289: 118
2. Abrams DL, Edelist A, Luria MH, Miller AJ (1963) Ventricular aneurysms: a reappraisal based on a study of 65 consecutive autopsied cases. Circulation 27: 164
3. Ahmadpour H, Shah AA, Allen JW, Edmiston WA, Kim SJ, Haywood LJ (1983) Mitral E point septal separation: a reliable index of left ventricular performance in coronary artery disease. Am Heart J 106: 21
4. Alexander WS, Green HC (1952) Coronary blood vessel arising from cardiac ventricle. Report of a case showing other cardiac anomalies. Arch Pathol 53: 187–192
5. Amann FW, Burckhardt D, Hasse J, Grädel E (1981) Echocardiographic features of the correctly functioning St. Jude Medical valve prosthesis. Am Heart J 101: 45
6. Armstrong WF, Schilt BF, Helper DJ, Dillon JC, Feigenbaum H (1982) Diastolic collapse of the right ventricle with cardiac tamponade: an echocardiographic study. Circulation 65 (7): 1491–1496
7. Austen WG, DeSanctis RW, Sanders CA, Scannell JG (1965) Surgical treatment of acquired trivalvular disease. J Thorac Cardiovasc Surg 49: 640
8. Autenrieth G (1983) Auswertung und Fehldeutung echokardiographischer Befunde. Internist 24: 429–438
9. Aziz KU, van Grondelle A, Paul MH, Muster AJ (1977) Echocardiographic assessment of the relation between left ventricular wall and cavity dimensions and peak systolic pressure in children with aortic stenosis. Am J Cardiol 40: 775–780
10. Barlow JB, Pocock WA (1985) Billowing, floppy, prolapsed or flail mitral valves? Am J Cardiol 55: 501–502
11. Barrett MJ, Charuzi Y, Davidson RM, Silverberg R, Heng HK, Swan HJC, Corday E (1978) Two-dimensional echo assessment of residual myocardial function in left ventricular aneurysm. Am J Cardiol 41: 406 (Abstract)
12. Baumgart P, Engberding R, Fiedler V, Müller USt, Spieker C, Vetter H (1986) Hämangiosarkom des Herzens. Klin Wochenschr 64: 1134–1138
13. Beasley B, Kerber R (1979) Does mitral prolapse occur in mitral stenosis? Am J Cardiol 43: 367
14. Bellett S, Gouley BA (1932) Congenital heart disease with multiple cardiac anomalies. Report of a case showing aortic atresia, fibrous scar in myocardium and embryonal sinusoidal remains. Am J Med Sci 183: 458–462
15. Ben-Zvi J, Hildner FJ, Chandraratna PAN, Samet P (1974) Thrombosis on Björk-Shiley aortic valve prosthesis. Am J Cardiol 34: 438
16. Beppu S, Nimura Y, Sakakibara H, Nagata S, Park YD, Izumi S (1983) High prevalence of left atrial thrombosis in cases of mitral valve disease with dynamic intracavitary echoes. Circulation 68 [Suppl III]: III-335 (Abstract)
16a. Bernreiter M (1958) Cardiac amyloidosis, electrocardiographic findings. Am J Cardiol 1: 644–647
17. Biamino G, Lange L (1983) Echokardiographie. Stellenwert in der Kardiologischen Diagnostik. Aktuelles Wissen Hoechst. Reihe Kardiologie. Hoechst
18. Böcker K, Köhler E, Seipel L, Loogen F (1982) Die Wirkung von Disopyramid, Mexiletin und Propafenon nach intravenöser und oraler Gabe auf die Funktion des linken Ventrikels im M-Mode-Echokardiogramm. Z Kardiol 71: 839

18a. Borer JS, Henry WL, Epstein SE (1977) Echocardiographic observations in patients with systemic infiltrative disease involving the heart. Am J Cardiol 39: 184-188
19. Borst HG, Hetzer R, Oelert H, Deyerling W (1983) Chirurgische Aspekte der Herzklappenendokarditis. In: Schaper W, Gottwik MG (Hrsg) Fortschritte in der Kardiologie. Steinkopff, Darmstadt, S. 20-24
19a. Bourdillon PD, Lorell BH, Mirsky I, Paulus WJ, Wynne J, Grossman W (1983) Increased regional myocardial stiffness of the left ventricle during pacing-induced angina in man. Circulation 67: 316
20. Botvinick EH, Schiller NB, Wickrmasakren R, Klausener SC, Gertz E (1975) Echocardiographic demonstration of early mitral valve closure in severe aortic insufficiency. Its clinical implications. Circulation 51: 836
20a. Brandt K, Cathcart ES, Cohen AS (1968) A clinical analysis of the course and prognosis of 42 patients with amyloidosis. Am J medicine 44: 955-969
21. Brenal-Ramirez JA, Phillips JH (1977) Echocardiographic study of malfunction of the Björk-Shiley prosthetic heart valve in the mitral position. Am J Cardiol 40: 449
22. Bubenheimer P, Schmuziger M, Roskamm H (1980) Ein- und zweidimensionale Echokardiographie bei Aneurysmen und Dissektionen der Aorta. Herz 5: 226-240
23. Buda AJ, Zotz RJ, LeMire MS, Bach DS (1986) Prognostic significance of vegetation detected by two-dimensional echocardiography in infective endocarditis. Am Heart J 112: 1291-1297
24. Bulkley BH, Hutchins GM (1979) Atrial myxomas: a fifty-year review. Am Heart J 97: 639
24a. Buja LM, Khoi NB, Roberts WC (1970) Clinically significant cardiac amyloidosis. Clinicopathologic findings in 15 patients. Am J Cardiol 26: 394-405
24b. Carroll JD, Gaasch WH, McAdam KPW (1982) Amyloid cardiomyopathy: characterization by a distinctive voltage/mass relation. Am J Cardiol 49: 9-13
25. Celano V, Pieroni DR, Morera JA, Roland JMA, Gingell RL (1984) Two-dimensional echocardiographic examination of mitral valve abnormalities associated with coarctation of the aorta. Circulation 69: 924
26. Chandraratna PAN, Lopez JM, Hildner FJ, Samet P, Ben-Zvi J (1976) Diagnosis of Björk-Shiley aortic valve dysfunction by echocardiography. Am Heart J 91: 318
27. Chapman PD, Doyle TP, Troup PJ, Gross CM, Wann LS (1984) Stress echocardiography with transesophageal atrial pacing: preliminary report of a new method for detection of ischemic wall motion abnormalities. Circulation 70: 445
28. Chen CC, Morganroth J, Mardelli TJ, Naito M (1980) Tricuspid regurgitation in tricuspid valve prolapse demonstrated with contrast cross-sectional echocardiography. Am J Cardiol 46: 983
29. Clark RD, Korcuska K, Cohn K (1980) Serial echocardiographic evaluation of left ventricular function in valvular disease, including reproducibility guidelines for serial studies. Circulation 62: 564
30. Come PC (1983) Improved cross-sectional echocardiographic technique for visualization of the retrocardiac descending aorta in its long axis. Normal findings and abnormalities in saccular and/or dissecting aneurysms. Am J Cardiol 51: 1029-1032
31. Cooke WT, White PD (1941) Tricuspid stenosis; with particular reference to diagnosis and prognosis. Br Heart J 3: 147
32. Craig BG, Smallhorn JF, Burrows P, Trusleer GA, Rowe RD (1986) Cross-sectional echocardiography in the evaluation of aortic valve prolapse associated with ventricular septal defect. Am Heart J 112 (4): 800-807
33. Crawford MH, White DH, Amon KW (1979) Echocardiographic evaluation of left ventricular size and performance during handgrip and supine and upright bicycle exercise. Circulation 59: 1188
34. Curtius JM, Stechern V, Kuhn H, Loogen F (1984) Echokardiographische Verlaufsbeobachtung bei latenter Kardiomyopathie. Z Kardiol 73: 695-700
35. Curtius JM, Freimuth M, Kuhn H, Köhler E, Loogen F (1982) Belastungsechokardiographie bei dilatativer Kardiomyopathie. Z Kardiol 71: 727
36. Dailey PD, Trueblood HW, Stinson EN, Eurtglin TF, Shumway NE (1970) Management of acute aortic dissections. Ann Thorac Surg 10: 237-241
37. Daniel W, Walpurger G, Lichtlen PR (1976) Diagnostische Wertigkeit der mitralen und

septalen echokardiographischen Veränderungen bei der Aorteninsuffizienz. Z Kardiol 65: 590
38. Daniel W (1982) M-mode echokardiographische Untersuchungen bei Patienten mit infektiöser Endokarditis. Habilitationsschrift, Medizinische Hochschule Hannover
39. Daniel W, Muegge A, Hetzer R, Lichtlen PR (1983) Prognostische Bedeutung des echokardiographischen Vegetationsnachweises bei Patienten mit infektiöser Endokarditis. Z Kardiol 72 [Suppl 1]: 21 (Abstract)
39a. Daniel W, Muegge A, Gahl K, Lichtlen PR (1984) Echokardiographische Diagnostik der infektiösen Endokarditis. In: Gahl K (Hrsg) Infektiöse Endokarditis. Steinkopff, Darmstadt, S 108–132
40. Davignon AL, Du Shane JW, Kincaid OW, Swan HJC (1961) Pulmonary atresia with intact ventricular septum. Report of two cases studied by selective angiocardiography and right heart catheterization. Am Heart J 62: 690–697
41. D'Cruz IA, Jain DP, Hirsch LH, Levinsby R, Cohen HC, Glick G (1978) Echocardiographic diagnosis of dilatation of the ascending aorta using right parasternal scanning. Radiology 129: 465
42. D'Cruz IA, Shah S, Hirsch L, Goldberg A (1980) Abnormal systolic motion of the posterolateral basal left ventricle in mitral valve prolapse: a new cross-sectional echocardiographic sign. Am J Cardiol 45: 434 (Abstract)
43. D'Cruz IA, Panetta F, Cohen H, Glick G (1979) Submitral calcification or sclerosis in elderly patients: M-mode and two-dimension echocardiography in „mitral annulus calcification." Am J Cardiol 44: 31
44. DeBakey ME, Henley WS, Cooley DA, Morris GC, Crawford S, Beall AC (1965) Surgical management of dissecting aneurysms of the aorta. J Thorac Cardiovasc Surg 49: 130–149
45. DeMaria AN, Bommer W, Joye J, Lee G, Bouteller J, Mason DT (1980) Value and limitations of cross-sectional echocardiography of the aortic valve in the diagnosis and quantification of valvular aortic stenosis. Circulation 62: 304
46. DeMaria AN, Bommer W, Lee G, Mason DT (1980) Value and limitations of two-dimensional echocardiography in assessment of cardiomyopathy. Am J Cardiol 46: 1224
47. DeMaria AN, Neumann A, Schubart PJ, Lee G, Mason DT (1979) Systematic correlation of chamber size and ventricular performance determined with echocardiography and alterations in heart rate in normal persons. Am J Cardiol 43: 1
48. DePace NL, Ren JF, Iskandrian A, Kotler MN, Hakki A, Segal BL (1983) Correlation of echocardiographic wall stress and left ventricular pressure and function in artic stenosis. Circulation 67: 854–859
49. Dillon JC et al. (1973) Echocardiographic manifestations of valvular vegetations. Am Heart J 86: 698
50. Dißmann R, Brüggemann Th, Wegscheider K, Biamino G (1984) Normalbereiche der regionalen linksventrikulären Wandbewegung im zweidimensionalen Echokardiogramm. Z Kardiol 73: 686
51. Doenhoff LJ, Nanda NC (1984) Chronic traumatic thoracic aneurysm: demonstration by two dimensional echocardiography. Am J Cardiol 54: 692–693
52. Doi YL, Deanfield JE, McKenna WJ, Dargie HJ, Oakley CM, Goodwin JF (1980) Echocardiographic differentiation of hypertensive heart disease and hypertrophic cardiomyopathy. Br Heart J 44: 395
53. Doi YL, McKenna WJ, Gehrke J, Oakley CM, Goodwin JF (1980) M-mode echocardiography in hypertrophic cardiomyopathy: diagnostic criteria and prediction of obstruction. Am J Cardiol 45: 6
54. Dubroff JM, Clark MB, Wong CYH, Spotnitz AJ, Collins RH, Spotnitz HM (1983) Left ventricular ejection fraction during cardiac surgery: a two-dimensional echocardiographic study. Circulation 68: 95
55. Edler I, Hertz C (1954) Use of ultrasonic reflectoscope for the continuous recording of movements of heart walls. Kung Fysiograf Sallsk Lund Fordhandl 24: 40
56. Edwards CH, Rankin JS, McHale PA, Ling D, Anderson RW (1981) Effects of ischemia on left ventricular regional function in the conscious dog. Am J Physiol (Heart Circ Physiol 9) 240: H413

57. Effert S, Hanrath P, Bleifeld W (Hrsg) (1979) Echokardiographie. Springer, Berlin Heidelberg New York
58. Effert S, Domanig E (1959) Diagnostik intraaurikulärer Tumoren und großer Thromben mit dem Ultraschall-Echoverfahren. Dtsch Med Wochenschr 84: 6
59. Effron H, Tonkens R, Beeder C (1980) Detection of induced segmental abnormalities using two-dimensional echocardiography. Circulation 62 [Suppl III]: III-185 (Abstract)
60. Eichhorst (1883) Riviere (1646) In: Major RH (ed) Notes on the history of endocarditis. Bull Hist Med 17: 351
60a. Eliot RS, McGee HJ, Blount SG jr (1961) Cardiac amyloidosis. Circulation 23: 613-622
61. Engberding R, Bender F (1984) Identification of a rare congenital anomaly of the myocardium by two-dimensional echocardiography: persistence of isolated myocardial sinusoids. Am J Cardiol 53: 1733-1734
62. Engberding R, Thale J, Isbruch KJ, Gülker H (1984) Echocardiographical patterns of left ventricular dysfunction during brief coronary occlusion and early reperfusion. J Cardiovasc Ultrasonogr 3 (4): 303-312
63. Engberding R, Tschakert H, Bender F, Rübe W (1984) Änderungen szintigraphisch bestimmter regionaler Blutvolumina bei Koronarkranken unter dem Einfluß der neuen Substanz Teopranitol. Z Kardiol 73: 370-373
64. Engberding R, Dittrich H, v. Bassewitz DB, Most E, Pfefferkorn J, Reich G (1985) Klinische und echokardiographische Befunde bei 12 Patienten mit Herztumoren. Herz/Kreislauf 4: 171-180
65. Engberding R, Große-Heitmeyer W, Kerber S, Bramann HU, Bender F (1985) Echokardiographische Funktionsanalyse des linken Ventrikels bei koronarer Herzkrankheit unter Belastung mittels Vorhofstimulation. Med Welt 36: 1113-1115
66. Engberding R (1985) Echokardiographische Befunde bei hypertropher Kardiomyopathie. Med Klin 80 (14): 351-354
67. Engberding R, Große-Heitmeyer W, Müller USt, Bender F (1985) Diagnose ausgedehnter thorakaler Aortendissektionen durch 2-D-Echokardiographie. Ultraschall Med 6: 308-311
68. Engberding R, Isbruch KJ (1987) Rechnergestützte Wandbewegungsanalyse des linken Ventrikels durch 2D-Echokardiographie bei Herzgesunden. Herz/Kreislauf 1: 17-24
69. Engberding R, Isbruch RD, Most E (1984) Änderungen echokardiographischer Funktionsparameter nach Teopranitol (KC 046) bei globalen und regionalen Kontraktionsstörungen des linken Ventrikels. In: Bender F, Gerlach E (Hrsg) Therapie der Angina pectoris mit Teopranitol. Steinkopff, Darmstadt, S 98-102
70. Engberding R, Most E, Wetzchewald D, Große-Heitmeyer W (1984) Vorgetäuschte asymmetrische Septumhypertrophie durch Schräganschnitt des Interventrikularseptum im M-Mode-Echokardiogramm. In: Lutz H, Reichel L (Hrsg) Ultraschalldiagnostik 83. Thieme, Stuttgart, S 557-558
71. Engberding R, Große-Heitmeyer W, Voßschulte P, Bender F (1986) Die Beeinflussung belastungsinduzierter regionaler Kontraktionsstörungen des linken Ventrikels im Echokardiogramm bei Koronarkranken durch Teopranitol. In: Bender F, Gerlach E (Hrsg) Therapie der koronaren Herzkrankheit mit Teopranitol. Steinkopff, Darmstadt, S 63-70
72. Engberding R, Voßschulte P, Große-Heitmeyer W (1986) Änderungen echokardiographischer Funktionsgrößen des linken Ventrikels bei dilatativer Kardiomyopathie durch Teopranitol in Ruhe und unter isometrischer Belastung. In: Bender F, Gerlach E (Hrsg) Therapie der koronaren Herzkrankheit mit Teopranitol. Steinkopff, Darmstadt, S 119-125
73. Engberding R, Voßschulte P, Große-Heitmeyer W, Bender F (1986) Diagnose belastungsinduzierter Kontraktionsstörungen des linken Ventrikels bei koronarer Herzkrankheit und dilatativer Kardiomyopathie mittels 2-D-Echokardiographie. In: Otto RCh, Schnaars P (Hrsg) Ultraschalldiagnostik 85. Thieme, Stuttgart, S 604-605
74. Engberding R, Große-Heitmeyer W, Chiladakis I, Dohrmann A, Bender F (1986) Diagnostik temporärer regionaler Wandbewegungsstörungen des linken Ventrikels mittels Dipyridamol-Echokardiographie bei Koronarkranken. Z Kardiol 75 [Suppl 4]: 40
75. Engberding R, Isbruch KJ, Hasfeld M (1986) Diagnostik operabler Aneurysmen des linken Ventrikels durch 2-D-Echokardiographie. Z Kardiol 75 [Suppl 1]: 118
76. Erbel R, Henkel B, Schreiner G, Ostländer C, Rupprecht HJ, Clas W, Brennecke R, Meyer J (1985) Normalwerte für die zweidimensionale Echokardiographie bei Erwachsenen. In:

Erbel R, Meyer J, Brennecke R (Hrsg) Fortschritte der Echokardiographie. Springer, Berlin Heidelberg New York Tokyo, S 88-97
77. Erbel R, Schweizer P (1980) Diagnostischer Stellenwert der Echokardiographie bei der koronaren Herzerkrankung - 1. M-mode-Echokardiographie. Z Kardiol 69: 391
78. Erbel R, Schweizer P, Krebs W, Pybel N, Meyer J, Effert S (1981) Monoplane und biplane zweidimensionale echokardiographische Volumenbestimmung des linken Ventrikels. II. Untersuchungen bei koronarer Herzerkrankung. Z Kardiol 70: 436
79. Erbel R, Schweizer P, Lamberts H, Henn G, Meyer J, Krebs W, Effert S (1983) Echoventriculography. A simultaneous analysis of two-dimensional echocardiography and cineventriculography. Circulation 67: 205
80. Erbel R, Schweizer P, Meyer J, Grenner H, Krebs W, Effert S (1980) Bestimmung der Volumina und der Ejektionsfraktion des linken Ventrikels aus dem zweidimensionalen Echokardiogramm bei Patienten mit koronarer Herzerkrankung. Z Kardiol 69: 52
81. Fallen EL, Beattie WS, Tait GA, Cairns JA (1979) Afterload as a predeterminant of haemodynamics and segmental wall motion following coronary artery occlusion. Cardiovasc Res 13: 127
82. Farrokh A, Walsh TJ, Massie E (1964) Amyloid heart disease. Am J Cardiol 13: 750-756
83. Feigenbaum H, Henry WL, Pearlman AS, Popp RL (1982) Echocardiographic evaluation of ventricular function: an overview. Am J Cardiol 49: 1311
84. Feigenbaum H (1985) Echokardiographie, 2. Aufl. perimed, Erlangen
85. Felner JM, Blumenstein BA, Schlant RC et al. (1980) Sources of variability in echocardiographic measurements. Am J Cardiol 45: 995
86. Fine G (1958) Neoplasms of the pericardium and heart. In: Gould SE (ed) Pathology of the heart and blood vessels, 3rd edn. Thomas, Springfield, p 851
87. Finkelmeier BA, Mentzer RM, Kaiser DI, Tegtmeyer CJ, Nolan SP (1982) Chronic traumatic thoracic aneurysms. J Thorac Cardiovasc Surg 84: 257-266
88. Fitzgerald PJ, Schnittger I, Gordon EP, Popp RL (1982) Reference systems for echocardiographic segmental wall motion analysis. Circulation 66: 339
88a. Foale R, Nihoyannopoulos P, McKenna W, Klienebenne A, Nadazdin A, Rowland E, Smith G (1986) Echocardiographic measurement of the normal adult right ventricle. Br Heart J 56: 33-44
89. Folland ED, Parisi AF, Moynihan PF, Jones DR, Feldman CL, Tow DE (1979) Assessment of left ventricular ejection fraction and volumes by real-time, two-dimensional echocardiography. A comparison of cineangiographic and radionuclide techniques. Circulation 60: 760
90. Force T, Bloomfield P, O'Boyle JE, Pietro DA, Dunlap RW, Khuri SF, Parisi AF (1983) Quantitative two-dimensional echocardiographic analysis of motion and thickening of the interventricular septum after cardiac surgery. Circulation 68: 1013
91. Fowles RE, Martin RP, Popp RL (1980) Apparent asymmetric septal hypertrophy due to angled interventricular septum. Am J Cardiol 46: 386
91a. Frederiksen G, Gotzsche H, Harboe N (1962) Familiar primary amyloidosis with severe amyloid heart disease. Am J Medicine 33: 328-348
92. Friedman MJ, Sahn DJ, Burris HA, Allen HD, Goldberg SJ (1979) Computerized echocardiographic analysis to detect abnormal systolic and diastolic left ventricular function in children with aortic stenosis. Am J Cardiol 44: 478
92a. Garcia R, Saeed SM (1968) Amyloidosis: cardiovascular manifestations in five illustrative cases. Arch Intern Med (Chicago) 121: 259-266
93. Gibson RS, Bishop HL, Stamm RB, Crampton RAS, Beller GA, Martin RP (1982) Value of early two dimensional echocardiography in patients with acute myocardial infarction. Am J Cardiol 49: 1110
94. Gilbert BW, Pollick C, Adelman AG, Wigle ED (1980) Hypertrophic cardiomyopathy: subclassification by m-mode echocardiography. Am J Cardiol 45: 861
95. Girmann G, Scheurlen PG (1981) Die senile Amyloidose. Dtsch Med Wochenschr 106: 1683-1685
96. Godley RW et al. (1981) Reliability of two-dimensional echocardiography in assessing the severity of valvular aortic stenosis. Chest 79: 657
97. Goebel N, Jenni R, Grüntzig AR (1985) Persistierende myokardiale Sinusoide. RÖFO 142 (6): 692-693

98. Goldberg BB, Lehmann JS (1970) Aortosonography: Ultrasound measurement of the abdominal and thoracic aorta. Arch Surg. 100: 652
99. Grant RT (1926) An unusual anomaly of the coronary vessels in the malformed heart of a child. Heart 13: 273-283
100. Greenbaum RA, Ho SY, Gibson DE, Becker AE, Anderson RH (1981) Left ventricular fibre architecture in man. Br Heart J 45: 248
101. Große-Heitmeyer W (1983) Wie gefährlich ist der Dipyridamoltest? Z Kardiol 72: 340-345
102. Grube E, Hanisch H, Zywietz M, Neumann G, Herzog H (1984) Rechnergestützte Bestimmung linksventrikulärer Kontraktionsanomalien mittels zweidimensionaler Echokardiographie. I. Analyse verschiedener Untersuchungsmethoden und Normalwertbestimmung. Z. Kardiol 73: 41
103. Grube E, Hanisch H, Neumann G, Simon H (1983) Quantitative evaluation of LV-wall motion by two-dimensional echocardiography. J Am Coll Cardiol 1 (2): 581
104. Grube E, Backs B, Hanisch H, Zywietz M, Neumann G (1984) Quantitative rechnergestützte Bestimmung linksventrikulärer Kontraktionsanomalien im zweidimensionalen Echokardiogramm. II. Anwendung bei Patienten mit koronarer Herzkrankheit. Z Kardiol 73: 71
105. Grube E, Herzog H, Lüderitz B (1985) Beeinflussung myokardialer Funktionsparameter durch l- und d-Penbutolol - Eine echokardiographische, Placebo-kontrollierte Doppelblindstudie. Z Kardiol 74: 99
106. Grube E, Richter R, Otten H, Janson R, Lackner K, Simon H, Jörgens H (1979) Darstellung linksventrikulärer Kontraktionsanomalien mit Hilfe der zweidimensionalen Sektor-Echokardiographie. Dtsch Med Wochenschr 104: 703
107. Grube E (Hrsg) (1985) Zweidimensionale Echokardiographie. Thieme, Stuttgart
107a. Güttner W (1954) Die Energieverteilung im menschlichen Körper bei Ultraschallstrahlung. Acustica 4: 547
108. Haaz WS, Mintz GS, Kotler MN, Parry W, Segal BL (1980) Two dimensional echocardiographic recognition of the descending thoracic aorta: value in differentiating pericardial from pleural effusions. Am J Cardiol 46: 739
109. Haendchen RV, Wyatt HL, Maurer G, Zwehl W, Bear M, Meerbaum S Corday E (1983) Quantitation of regional cardiac function by two-dimensional echocardiography. I. Patterns of contraction in the normal left ventricle. Circulation 67: 1234
110. Hanrath P, Mathey DG, Siegert R, Bleifeld W (1980) Left ventricular relaxation and filling pattern in different forms of left ventricular hypertrophy: an echocardiographic study. Am J Cardiol 45: 15-23
111. Heger JJ et al. (1979) Long-term changes in mitral valve area after successful mitral commissurotomy. Circulation 59: 443
112. Heger J, Weyman AE, Wann LS, Rogers EW, Dillon JC, Feigenbaum H (1980) Cross sectional echocardiographic analysis of extent of left ventricular asynergy in acute myocardial infarction. Circulation 61: 1113
113. Helfant RH, De Villa MA, Meister SG (1971) Effect of sustained isometric handgrip exercise on left ventricular performance. Circulation 44: 982
114. Henry WL, Clark CE, Epstein SE (1973) Asymmetric septal hypertrophy. Echocardiographic identification of the pathognomonic anatomic abnormality of IHSS. Circulation 47: 225
115. Henry WL, Ware J, Gardin JM, Hepner SI, McKay J, Weiner M (1978) Echocardiographic measurements in normal subjects - growth-related changes that occur between infancy and early adulthood. Circulation 57, (2): 278-285
116. Henry WL, DeMaria A, Gramiak R et al. (1980) Report of the American society of echocardiography committee on nomenclature and standards in two-dimensional echocardiography. Circulation 62 (2): 212-217
117. Henry WL (1982) Evaluation of ventricular function using two dimensional echocardiography. Am J Cardiol 49: 1319
118. Heyndrickx GR, Millard RW, McRitchie RJ, Maroko PR, Vatner SF (1975) Regional myocardial function and electrophysiological alternations after brief coronary artery. J Clin Invest 56: 978
119. Hiratzka LF, McPherson DD, Brandt III B, Lamberth WC jr, Sirna S, Marcus ML, Kerber RE (1987) The role of intraoperative high-frequency epicardial echocardiography during coronary artery revascularization. Circulation 76 [Suppl V]: V-33-V-38

120. Hirst AC, Jones VJ, Klime SW (1958) Dissecting aneurysm of the aorta: review of 505 cases. Medicine 37: 217-279
121. Hopf R, Kaltenbach M (1982) Die hypertrophische Kardiomyopathie - Möglichkeiten der kalziumantagonistischen Behandlung. Thieme, Stuttgart
122. Horowitz RS, Morganroth J, Parotto C, Chen CC, Soffer J, Pauletto FJ (1982) Immediate diagnosis of acute myocardial infarction by two-dimensional echocardiography. Circulation 65: 323
123. Hutchins GM, Bulkley BH (1978) Catenoid shape of the interventricular septum: possible cause of idiopathic hypertrophic subaortic stensosis. Circulation 58: 392
124. Iliceto S, Antonelli G, Biasco G, Rizzon P (1982) Two-dimensional echocardiographic evaluation of aneurysms of the descending thoracic aorta. Circulation 66: 1045-1049
125. Ingels NB, Daughters II GB, Stinson ED, Alderman EL (1979) Is wall motion in the normal left ventricle uniform, symmetric and synergic? Circulation 60 [Suppl II]: 93 (Abstract)
126. Inoue H, Takenaka K, Murayama M et al. (1982) Effects of acute changes in left ventricular size on surface potential in man. Jpn Heart J 23: 279
127. Johnson ML, Holmes JH, Spangler RD, Paton BC (1972) Usefulness of echocardiography in patients undergoing mitral valve surgery. J Thorac Cardiovasc Surg 64: 922
127a. Josselson AJ, Pruitt RD (1953) Electrocardiographic findings in cardiac amyloidosis. Circulation 7: 200-204
128. Kapelanski DP, Al-Sadir J, Lamberti JJ, Anagnostopoulos CE (1978) Ventriculographic features predictive of surgical outcome for left ventricular aneurysm. Circulation 58: 1167
129. Kasper W, Meinertz Th, Henkel B et al. (1986) Echocardiographic findings in patients with proved pulmonary embolism. Am Heart J 112 (6): 1284
130. Kessler KM, Pefkaros K, Sequeira R, Myerburg RJ (1982) Quantitation and significance of horizontal cardiac motion in m-mode and two dimensional echocardiography. Am J Cardiol 50: 520
131. Khaja F, Parker JO, Ledwich RJ, West RO, Armstrong PW (1970) Assessment of ventricular function in coronary artery disease by means of atrial pacing and exercise. Am J Cardiol 26: 107
132. Klein W, Pavek P, Brandt D (1976) Mitralklappenfunktion unter Frequenzstimulation bei koronarer Herzerkrankung. Echokardiographie und hämodynamische Vergleichsuntersuchungen. Z. Kardiol 65: 540
133. Klein W, Pavek P (1977) Belastungsechokardiographie bei koronarer Herzkrankheit. Z Kardiol 66: 112
134. Kloner RA, DeBoer LWV, Darsee JR, Ingwall JS, Hale S, Braunwald E (1981) Recovery of cardiac function and adenosine triphosphate requiring 7 days of reperfusion following 15 minutes of ischemia. Clin Res 29: 562 (A)
135. Köhler E (1980) Ein- und zweidimensionale Echokardiographie. Untersuchung, Befundung, Interpretation. Enke, Stuttgart
136. Köhler E, Böcker K, Leuner Ch et al. (1981) Die diagnostische Wertigkeit von M-Mode-, zweidimensionaler Echokardiographie und Computertomographie im Vergleich zur Herzkatheteruntersuchung bei der Erkennung kardialer Tumoren. Z Kardiol 70: 571
137. Kondo S, Meerbaum S, Sakamaki T, Shimoura K, Tei C, Shah PM, Corday E (1983) Diagnosis of coronary stenosis by two-dimensional echocardiographic study of dysfunction of ventricular segments during and immediately after pacing. JACC 2: 689
138. Kuhn H, Krelhaus W, Bircks W, Schulte HD, Loogen F (1978) Indication for surgical treatment in patients with hypertrophic obstructive cardiomyopathy. In: Kaltenbach M, Loogen F, Olsen EGJ (eds) Cardiomyopathy and myocardial biopsy. Springer, Berlin Heidelberg New York, p 308
139. Kyle RA, Bayrd ED (1975) Amyloidosis: review of 236 Cases. Medicine 54: 271-293
140. Laennec RTH (1819) Trait de l'auscultation mediate. Brosson & Chaude, Paris
141. Laks MM, Nisenson MJ, Swan HJC (1967) Myocardial cell and sarcomere lengths in the dog heart. Circ Res 21: 671
142. Lambertz H, Heiliger R (1985) Subkostale Darstellung der Einmündung der V. cava superior in den rechten Vorhof. In: Erbel R, Meyer J, Brennecke R (Hrsg) Fortschritte der Echokardiographie. Springer, Berlin Heidelberg New York Tokyo, S 384-386
143. Lambertz H, Schweizer P, Krebs W et al. (1984) Echokardiographische Verlaufskontrolle

des akuten Myokardinfarktes nach intrakoronarer Streptolysebehandlung. Z Kardiol 73: 321
144. Levine RA, Weyman AE (1984) Mitral valve prolapse: a disease in search of, or created by, its definition. Echocardiography 1: 3-14
145. Le Winter MM, Kent RS, Kroener JM, Carew TW, Covel JW (1979) Regional differences in myocardial performance in the left ventricle of the dog. Circ. Res 37: 191
146. Lichtlen PR, Muegge A, Gahl K, Nonnast-Daniel B, Daniel WG (1983) Infektiöse Endokarditis. In: Schaper W, Gottwik MG (Hrsg) Fortschritte in der Kardiologie. Steinkopff, Darmstadt, S 1-19
146a. Lichtlen PR, Gahl K, Daniel WG (1984) Infektiöse Endokarditis: Klinik und Diagnostik. Schweiz Med Wochenschr 114: 1566-1575
147. Lieberman AN, Weiss JL, Jugdutt BI et al. (1981) Two-dimensional echocardiography and infarct size: relationship of regional wall motion and thickening to the extent of myocardial infarction in the dog. Circulation 63: 739
148. Limacher MC, Quinones MA, Poliner LR, Nelson JG, Winters WL, Waggoner AD (1983) Detection of coronary artery disease with exercise two-dimensional echocardiography. Description of a clinically applicable method and comparison with radionuclide ventriculography. Circulation 67: 1211
149. Linhart JW, Hildner FJ, Barold SS, Lister JW, Samet P (1969) Left heart hemodynamics during angina pectoris induced by atrial pacing. Circulation 40: 483
150. Loogen F (1983) Hypertrophische und dilatative Kardiomyopathien und medikamentös bedingte Herzmuskelerkrankungen. Diagnostik 16: 14-19
151. Lösse B, Potthof HJ (1983) Persistierende embryonale Sinusoide als Ursache einer Myokardischämie - Beitrag zur Differentialdiagnose terminal negativer T-Wellen im EKG. Z Kardiol 72 [Suppl 2]: 79
152. Manyara DE, Duff HJ, Kostuk WJ et al. (1986) Usefulness of noninvasive studies for diagnosis of right ventricular dysplasia. Am J Cardiol 57: 1147
152a. Mardelli TJ, Morgenroth J, Naito M, Chen CC (1980) Cross-sectional echocardiographic detection of aortic valve prolapse. Am Heart J 100: 295
153. Markiewicz W, London E, Popp RL (1978) Effect of transducer placement on echocardiographic mitral valve motion. Am Heart J 96: 555
154. Maron BJ, Gottdiener JS, Bonow RO, Epstein SE (1981) Hypertrophic cardiomyopathy with unusual locations of left ventricular hypertrophy undetectable by m-mode echocardiography. Circulation 63: 409
155. Massie BM, Schiller NB, Ratshin RA, Parmley WW (1977) Mitral-septal separation: new echocardiographic index of left ventricular function. Am J Cardiol 39: 1008
156. Mathew T, Nanda NC (1984) Two-dimensional and doppler echocardiographic evaluation of aortic aneurysm and dissection. Am J Cardiol 54: 379-385
157. Maurer G, Nanda NC (1981) Two-dimensional echocardiographic evaluation of exercise-induced left and right ventricular asynergy: correlation with thallium scanning. Am J Cardiol 48: 720
158. McAllister HS jr (1979) Primary tumors and cysts of the heart and pericardium. Curr Probl Cardiol 4: 10
159. Meaney E, Shabetai R, Bhargava V et al. (1976) Cardiac amyloidosis, constrictive pericarditis and restrictive cardiomyopathy. Am J Cardiol 38: 547-556
160. Meltzer RS, Woythaler JN, Buda AJ et al. (1979) Two dimensional echocardiographic quantification of infarct size alteration by pharmacologic agents. Am J Cardiol 44: 257
161. Mikell FL, Asinger RW, Elsperger J, Anderson WR, Hodges M (1982) Regional stasis of blood in the dysfunctional left ventricle: echocardiographic detection and differentiation from early thrombosis. Circulation 66: 755-763
162. Mintz GS, Kotler MN, Segal BL, Parry WR (1979) Two dimensional echocardiographic recognition of the descending thoracic Aorta. Am J Cardiol 44: 232-238
163. Morganroth J, Jones RH, Chen CC, Naito M (1980) Two-dimensional echocardiography in mitral, aortic and tricuspid valve prolapse. The clinical problem, cardiac nuclear imaging considerations and a proposed standard for diagnosis. Am J Cardiol 46: 1164
164. Morganroth J, Mardelli TJ, Naito M, Chen CC (1981) Apical cross-sectional echocardiography. Standard for the diagnosis of idiopathic mitral valve prolapse syndrome. Chest 79: 23

165. Most E, Engberding R (1987) Einsatzmöglichkeiten der Echokardiographie in der Intensivmedizin. Intensivmed 24: 120-126
166. Moynihan PF, Parisi AG, Feldmann CL (1981) Quantitative detection of regional left ventricular contraction abnormalities by two-dimensional echocardiography. Circulation 63: 752
167. Nechwatal W, Eckert S, Sigel H, Stauch M (1980) Die Erfassung von Funktionsänderungen des linken Ventrikels während Angina pectoris aus der Mitralklappenbewegung im Echokardiogramm. Z Kardiol 69: 432
168. Nichol PM, Gilbert BW, Kisslo JA (1977) Two-dimensional echocardiographic assessment of mitral stenosis. Circulation 55: 120
169. Nixon JV, Brown CN, Smitherman TC (1982) Identification of transient and persistent segmental wall motion abnormalities in patients with unstable angina by two-dimensional echocardiography. Circulation 65: 1497
170. O'Boyle JE, Parisi AF, Nieminen M, Kloner RA, Khuri S (1983) Quantitative Detection of regional left ventricular contraction abnormalities by 2-dimensional echocardiography. Comparison of myocardial thickening and thinning and endocardial motion in a canine model. Am J Cardiol 51: 1732
171. Osler W (1885) Malignant endocarditis. Goulstonian Lectures, 1885. Lancet I: 15
172. Osler W (1908-1909) Chronic infectious endocarditis. Q J Med II: 219
173. Pagani M, Vatner SF, Baig H, Braunwald E (1978) Initial myocardial adjustments to brief periods of ischemia and reperfusion in the conscious dog. Circ Res 3: 83
174. Pandian NG, Skorton DJ, Collins SM, Falsetti HL, Burke ER, Kerber RE (1983) Heterogeneity of left ventricular segmental wall thickening and excursion in 2-dimensional echocardiograms of normal human subjects. Am J Cardiol 51: 1667
175. Parisi AF, Moynihan PF, Folland ED, Feldman CL (1981) Quantitative detection of regional left ventricular contraction abnormalities by two-dimensional echocardiography. II. Accuracy in coronary artery disease. Circulation 63: 761
176. Parker JO, Chiong MA, West RO et al. (1969) Sequential alterations in myocardial lactate metabolism, ST-segments and left ventricular function during angina induced by atrial pacing. Circulation 40: 113
177. Parker JO, Ledwich JR, West RO et al. (1969) Reversible cardiac failure during angina pectoris. Circulation 39: 745
178. Perloff JK (1970) The clinical recognition of congenital heart disease. Saunders, Philadelphia
179. Perloff JK, Roberts WC (1972) The mitral apparatus. Functional anatomy of mitral regurgitation. Circulation 46: 227
180. Perloff JK, Child JS, Edwards JE (1986) New guidelines for the clinical diagnosis of mitral valve prolapse. Am J Cardiol 57: 1124-1129
181. Picano E, Morales M-A, Distante A, Lattanzi F, Moscarelli E, Masini M, L'Abbate A (1986) Dipyridamole-echocardiography test in angina at rest: Noninvasive assessment of coronary stenosis underlying spasm. Am Heart J 111: 688-691
182. Pietro DA, Voelkel AG, Ray BJ, Parisi AF (1981) Reproducibility of echocardiography - a study evaluating the variability of serial echocardiographic measurements. Chest 79: 29
183. Pindyck F, Peirce EC, Baron MG, Lubkan SB (1972) Embolization of left atrial myxoma after transseptal cardiac catheterization. Am J Cardiol 30: 569
184. Popp RL (1982) M-mode echocardiographic assessment of left ventricular function. Am J Cardiol 49: 1312
185. Prasquier R (1979) Segmental wall motion analysis by two-dimensional echocardiography. Comparison with angiography. 3rd Symposium on echocardiography, Rotterdam, p 77
186. Pridie RB, Oakley CM (1970) Mechanism of mitral regurgitation in hypertrophic obstructive cardiomyopathy. Br Heart J 32: 203
187. Quinones MA, Waggoner AD, Reduto LA et al. (1981) A new, simplified and accurate method for determining ejection fraction with two-dimensional echocardiography. Circulation 64: 744
188. Redwood DR, Henry WL, Epstein SE (1974) Evaluation of the ability of echocardiography to measure acute alterations in left ventricular volume. Circulation 50: 901
189. Rein AJJT, Sapoznikov D, Lewis N, Halon DA, Gotsman MS, Lewis BS (1982) Regional left ventricular ejection fraction from real-time two-dimensional echocardiography. Int J Cardiol 2: 61

190. Report of the American Institute of Ultrasound in Medicine's Bioeffects Committee (1977) J Clin Ultrasound 5: 2
191. Rich S, Sheikh A, Gallastegui J, Kondos GT, Mason T, Lam W (1982) Determination of left ventricular ejection fraction by visual estimation during real-time two-dimensional echocardiography. Am Heart J 104: 603
192. Riefenstein GA, Levine SA, Gross RE (1947) Coarctation of the aorta. A review of 104 autopsied cases of the „adult" type, 2 years of age or older. Am Heart J 33: 146
193. Roberts WC, Perloff JK (1972) Mitral valvular disease: a clinicopathological survey of the conditions causing the mitral valve to function abnormally. Ann Intern Med 77: 939
194. Roelandt J, van Dorp WG, Hugenholtz PG (1975) Continuous analysis of ventricular function during atrial pacing using echocardiography. Circulation 51/52 [Suppl II]: 922
195. Saborowski F, Griebenow R, Godehardt E, Krämer L, Kleine B (1984) Systolische Zeitintervalle unter isometrischer Belastung. Herz/Kreislauf 11: 569
196. Sahn DJ, Wood J, Allen HD, Peoples W, Goldberg SJ (1977) Echocardiographic spectrum of mitral valve motion in children with and without mitral valve prolapse: the nature of false positive diagnosis. Am J Cardiol 39: 422
197. Sahn DJ, Allen HD, McDonald G, Goldberg SJ (1977) Real-time cross-sectional echocardiographic diagnosis of coarctation of the aorta. A prospectice study of echocardiographic-angiographic correlations. Circulation 56: 762-769
198. Sahn DJ, DeMaria A, Kisslo J et al. (1978) Recommendations regarding quantitation in m-mode echocardiography: results of a survey of echocardiographic measurements. Circulation 58: 1072
199. Sareli P, Klein HO, Schamroth CL, Goldman AP, Antunes MJ, Pocock WA, Barlow JB (1986) Contribution of echocardiography and immediate surgery to the management of severe aortic regurgitation from active infective endocarditis. Am J Cardiol 57: 413-418
200. Schartl M, Claussen C, Disselhoff W, Felix R, Schmutzler H (1983) Diagnostik intra- und parakardialer Raumforderungen: Vergleich zwischen zweidimensionaler Echokardiographie und Computertomographie. Z Kardiol 72: 334
201. Schartl M, Rautsch W, Paeprer H, Müller U (1984) Stellenwert der zweidimensionalen Echokardiographie in der Diagnostik akuter transmuraler Erstinfarkte. Z Kardiol 73: 56
202. Schiller NB, Acquatella H, Ports TA et al. (1979) Left ventricular volume from paired biplane two-dimensional echocardiography. Circulation 60: 547
203. Schnittger I, Fitzgerald PJ, Daughters GT et al. (1982) Limitations of comparing left ventricular volumes by two-dimensional echocardiography, myocardial markers and cineangiography. Am J Cardiol 50: 512
204. Schnittger I, Fitzgerald PJ, Gordon EP, Alderman EL, Popp RL (1984) Computerized quantitative analysis of left ventricular wall motion by two-dimensional echocardiography. Circulation 70: 242
205. Schottmüller H (1910) Endocarditis lenta. MMW 57: 617
206. Schulze Waltrup N, Engberding R, Große-Heitmeyer W (1987) Bedeutung der Oesophagus-Echokardiographie bei mediastinalem Liposarkom. Intensivmed 24: 138-142
207. Schweizer P, Bardos P, Krebs W et al. (1982) Morphometric investigations in mitral stenosis using two-dimensional echocardiography. Br Heart J 48: 54
208. Schweizer P, Hanrath P, Bleifeld W, Effert S (1975) Echokardiographische Kriterien der asymmetrischen Septumhypertrophie ohne Ausflußtraktobstruktion. Dtsch. Med Wochenschr 100: 2189
209. Schweizer P, Erbel R, Lambertz H, Effert S (1981) Two-dimensional suprasternal echocardiography in diseases of the thoracic aorta. In: Rijsterbourgh H (ed) Echocardiology. Nijhoff, The Hague, p 55
210. Seward JB, Tajik AJ (1979) Non-invasive visualization of the entire thoracic aorta: a new application of wide-angle two dimensional sector echocardiographic technique. Am J Cardiol 43: 387
211. Shah PM, Gramiak R, Kramer DH (1969) Ultrasound localization of left ventricular outflow obstruction in hypertrophic obstructive cardiomyopathy. Circulation 40: 3
212. Shah PM, Gramiak R, Adelman AG, Wigle ED (1971) Role of echocardiography in diagnostic and hemodynamic assessment of hypertrophic subaortic stenosis. Circulation 44: 891

213. Shapiro E, Marier DL, St John Sutton ME, Gibson DE (1981) Regional non-uniformity of wall dynamics in normal left ventricle. Br Heart J 45: 264
214. Shresta NK, Moreno FL, Narciso FV, Torres L, Calleja HB (1983) Two-dimensional echocardiographic diagnosis of left atrial thrombus in rheumatic heart disease. A clinicopathologic study. Circulation 67: 344
215. Silverman KJ, Hutchins GM, Weiss JL, Moore GW (1982) Catenoidal shape of the interventricular septum in idiopathic hypertrophic subaortic stenosis: two-dimensional echocardiographic confirmation. Am J Cardiol 49: 27
216. Siquera-Filho AG, Cunha CLP, Tajik AJ, Seward JB, Schattenberg TT, Giuliani ER (1981) M-mode and two-dimensional echocardiographic features in cardiac amyloidosis. Circulation 63: 188-196
217. Smallhorn JF, Chuhta J, Adams PA, Anderson RH, Wilkinson JL, Macartney FJ (1983) Cross-sectional echocardiographic assessment of coarctation in the sick neonate and infant. Br Heart J 50: 349
218. Smith HJ (1980) Depressed contractile function in reperfused canine myocardium: metabolism and response to pharmacological agents. Cardiovasc Res 14: 458
219 Smith HJ, Kent KM, Epstein SE (1978) Contractile reperfusion damage after transient ischaemia in the dog. J Thorac Cardiovasc Surg 75: 452
220. Smuckler AL, Nomeir A-M, Watts LE, Hackshaw BT (1982) Echocardiographic diagnosis of aortic root dissection by M-mode and two dimensional techniques. Am Heart J 103: 897-904
221. Smuckler AL, Nomeir AM, Watts LE, Hackshaw BT (1982) Aortic root dissection. Another false positive echocardiographic diagnosis. Chest 82 (4): 497-498
222. Sniderman AD, Marpole D, Fallen EL (1973) Regional contraction patterns in the normal and ischemic left ventricle in men. Am J Cardiol 31: 485
223. Sold G (1981) Die zweidimensionale Echokardiographie erlaubt keine sicher reproduzierbare quantitative Bestimmung der globalen linksventrikulären Funktion. In: Biamino G, Lange L (Hrsg) Kontroverse Ansichten der Echokardiographie. 5. Seminar der Arbeitsgruppe Echokardiographie. Berlin 1981. Schattauer, Stuttgart
224. Sold G (1986) Zweidimensionale Echokardiographie: M-Mode- und Doppler-Echokardiographie, Methodik, Klinik. Urban & Schwarzenberg, München
225. Sowton GE, Balcon R, Cross D, Frick NH (1967) Measurement of the angina threshold using atrial pacing. A new technique for the study of angina pectoris. Cardiovasc Res 1: 301
226. Stefadouros MA, Grossman W, El Shahawy M, Witham AG (1974) The effect of isometric exercise on the left ventricular volume in normal man. Circulation 49: 1185
227. Stefadouros MA, Grossmann W, Shahawy ME, Stefadouros F, Witham C (1974) Non invasive study of effect of isometric exercise on left ventricular performance in normal man. Br Heart J 36: 988
228. Stratton JR, Lighty GW jr, Pearlman AS, Ritchie JL (1982) Detection of left ventricular thrombus by two-dimensional echocardiography: sensitivity, specificity, and causes of uncertainty. Circulation 66: 156
229. Stratton JR, Ritchie JL, Hamilton GW, Hammermeister KE, Harker LA (1981) Left ventricular thrombi: in vivo detection by indium-111 platelet imaging and two-dimensional echocardiography. Am J Cardiol 47: 874
230. Streeter DD, Spotnitz HM, Patel DP, Ross J jr, Sonnenblick EH (1969) Fiber orientation in the canine left ventricle during diastole and systole. Circ Res 24: 339
230a. Strom J, Becker R, Davis R, Matsumoto M, Frishman W, Sonnenblick EH, Frater RWM (1980) Echocardiographic and surgical correlations in bacterial endocarditis (Abstract). Circulation [Suppl 1] 1: 164
231. Swan HJC, Magnusson P, Buchbinder N, Matloff JM, Gray RJ (1976) Aneurysm of the cardiac ventricle. West J Med 129: 26
232. Swanton RH, Brooksby IAB, Davies MJ, Coltart DJ, Jenkins BS, Webb-Peploe MM (1977) Systolic and diastolic ventricular function in cardiac amyloidosis. Am J Cardiol 39: 658-664
233. Takenaka K, Sakamoto T, Inoue H et al. (1982) Regional wall motion, left ventricular dimension and R-wave amplitude in patients with angina pectoris. Jpn Heart J 23: 1
234. Tauchert M, Behrenbeck DW, Hötzel J, Hilger HH (1976) Ein neuer pharmakologischer Test zur Diagnose der Koronarinsuffizienz. Dtsch Med Wochenschr 101: 35
235. Tei C, Tanaka H, Kashima T, Yopshimura H, Minagoe S, Kanehisa T (1979) Real-time cross-

sectional echocardiographic evaluation of the interatrial septum by right atrium-interatrial septum-left atrium direction of ultrasound beam. Circulation 60: 539
236. Theroux OP, Franklin D, Ross J jr, Kamper WS (1974) Regional myocardial function during acute coronary occlusion and its modification by pharmacologic agents in the dog. Circ Res 35: 896
237. Tjan DT, Soto MT, Achatzy R, Jelesijevic V, Greve H, Wedekind W, Dittrich H (1985) Die Indikation zur Herzwandaneurysmaresektion (Auswertung von 500 operierten Patienten). 14. Jahrestagung der Deutschen Gesellschaft f. Herz-, Thorax- und Gefäßchirurgie. 14.-16. Febr. 1985. Bad Nauheim
238. Trappe HJ, Herrmann G, Daniel WG, Lichtlen PR (1986) Echokardiographischer Nachweis einer eingeschränkten linksventrikulären diastolischen Hinterwandbewegung bei Patienten mit Pericarditis constrictiva - Häufigkeit und Korrelation zu Hämodynamik und klinischem Verlauf. Z Kardiol 75: 12-18
239. Victor MF, Mintz GS, Kotler MN, Wilson AR, Segal BL (1981) Two dimensional echocardiographic diagnosis of aortic dissection. Am J Cardiol 48: 1155-1159
240. Visser CA, van der Wieken RL, Kan G, Lie KJ, Busemann-Sokele E, Meltzer RS, Durer D (1983) Comparison of two-dimensional echocardiography with radionuclide angiography during dynamic exercise for the detection of coronary artery disease. Am Heart J 106: 528
241. Visser CA, Kan G, David GK, Lie KI, Durrer D (1982) Echocardiographic-cineangiographic correlation in detecting left ventricular aneurysm: a prospective study of 422 patients. Am J Cardiol 50: 337
242. Wann LS, Faris JV, Childress RH, Dillon JC, Weyman AE, Feigenbaum H (1979) Exercise cross-sectional echocardiography in ischemic heart disease. Circulation 60: 1300
242a. Wann LS, Dillon JC, Weyman AE, Feigenbaum H (1976) Echocardiography in bacterial endocarditis. N Engl J Med 295: 135-139
243. Warth DC, King ME, Cohen JM, Tesoriero VL, Marcus E, Weyman AE (1985) Prevalence of mitral valve prolapse in normal children. JACC 5: 1173-1177
244. Webb WR, Kelly JP (1986) Aneurysms of the thoracic aorta. In: Sabiston DC jr (ed) Textbook of surgery. Saunders, Philadelphia
245. Weiss JL (1984) Role of echocardiography in the assessment of acute myocardial ischemia and infarction. Experimental and clinical data. 4th International Congress on Echocardiology, Verona, 5.-7. April 1984
246. Weyman AE (ed) (1982) Cross-sectional echocardiography. Lea & Febiger, Philadelphia
247. Weyman AE, Feigenbaum H, Dillon JC, Chang S (1975) Cross-sectional echocardiography in assessing the severity of valvular aortic stenosis. Circulation 52: 828
248. Wharton CM (1949) Primary malignant tumors of the heart. Report of a case. Cancer 2: 245
249. Yamaguchi H, Ishimura T, Nishiyama S et al. (1979) Hypertrophic nonobstructive cardiomyopathy with giant negative T waves (apical hypertrophy): ventriculographic and echocardiographic features in 30 patients. Am J Cardiol 44: 401
250. Yarnell Ph, Spann JF, Dougherty J, Mason DT (1971) Episode central nervous system ischemia of undetermined cause relation to occult left atrial myxoma. Stroke 2: 35
251. Yates WM, Welsh PP, Stapleton JF, Clark ML (1952) Comparison of clinical and pathologic aspects of coronary artery disease in men of various age groups: a study of 950 autopsied cases from the Armed Forces Institute of Pathology. Ann Intern Med 34: 352
252. Yellon DM, Hearse DJ, Crome R, Wyse RKH (1983) Temporal and spatial characteristics of evolving cell injury during regional myocardial ischemia in the dog: The „border zone" controversy. JACC 2: 661
253. Young R, Ostertag H (1987) Häufigkeit und Rupturrisiko des Aortenaneurysmas. Dtsch Med Wochenschr 112: 1253-1256
254. Zenker G (1984) Atrial septal aneurysm simulating right atrial mass. Echocardiography 10: 8
255. Zwehl W, Gueret P, Meerbaum S, Holt D, Corday E (1981) Quantitative two dimensional echocardiography during bicycle exercise in normal subjects. Am J Cardiol 47: 866

Ösophagusechokardiographie

256. Aschenberg W, Kremer P, Schröder E, Polster J, Bleifeld W (1985) Visualization of the left atrial appendage by transesophageal 2-dimensional echocardiography. Eur Heart J 6 [Suppl 1]: 28

257. Beaupre PN, Roizen MF, Cahalan MK, Alpert RA, Cassorla L, Schiller NB (1984) Hemodynamic and two-dimensional transesophageal echocardiographic analysis of an anaphylactic reaction in a human. Anaesthesiology 60, (5): 482-484
258. Börner N, Erbel R, Braun B, Henkel B, Meyer J, Rumpelt J (1984) Diagnosis of aortic dissection by transesophageal echocardiography. Am J Cardiol 54: 1157-1158
259. Daniel WG, Nellessen U, Nonnast-Daniel B, Oelert H, Lichtlen PR (1985) Oesophagusechokardiographie bei infektiöser Endokarditis. In: Erbel R, Meyer J, Brennecke R (Hrsg) Fortschritte der Echokardiographie. Springer, Berlin Heidelberg New York Tokyo, S 195
260. Daniel WG, Nellessen U, Nonnast-Daniel B, Lichtlen BR (1985) Left atrial spontaneous echo contrast in mitral stenosis - an indicator of increased thromboembolic risk. Eur Heart J 6 [Suppl 1]: 29
260a. Daniel WG, Muegge A, Schröder E, Klöpper JW, Wenzlaff P, Grote J, Lichtlen PR (1988) Transesophageal echocardiography as a routine diagnostic technique - indications, practicability and risks. Eur Heart J 9 [Suppl 1]: 273
260b. Darius H, Erbel R, Kopp H, Trost U, Wittlich N, Henrichs H, Meyer J (1988) Visualization of left ventricular function during therapeutic PTCA by transesophageal echocardiography. Eur Heart J 9 [Suppl 1]: 377
261. Demling A (1980) Endoskopie und Biopsie von Speiseröhre, Magen, Zwölffingerdarm. Schattauer, Stuttgart, S 13
262. Drexler M, Erbel R, Müller U, Mohr-Kahaly S, Meyer J (1986) Normalwerte für die zweidimensionale, transösophageale Echokardiographie (TEE). Z Kardiol 75 [Suppl 1]: 119 (Abstract)
263. Engberding R, Bender F, Große-Heitmeyer W, Müller USt, Schneider D (1986) Diagnose thorakaler Aortenaneurysmen durch kombinierte transthorakale und transösophageale 2-D-Echokardiographie. Z Kardiol 75: 225-230
263a. Engberding R, Stoll V, Bramann HU, Große-Heitmeyer W, Müller USt, Bender F (1986) Transoesophageale 2-D-Echokardiographie in der Diagnostik der Aortenisthmusstenose. Herz/Kreislauf 9: 423-425
264. Engberding R, Schneider D, Donders I, Bender F (1987) Postoperative Verlaufsuntersuchungen thorakaler Aortendissektionen mittels transthorakaler und transösophagealer 2-D-Echokardiographie. Z Kardiol 76 [Suppl I]: 98
265. Engberding R, Schulze-Waltrup N, Große-Heitmeyer W, Stoll V (1987) Transthorakale und transösophageale 2-D-Echokardiographie in der Diagnostik parakardialer Tumoren. Dtsch Med Wochenschr 112 (2): 49-52
266. Engberding R, Bender F, Große-Heitmeyer W, Most E, Müller USt, Bramann HU, Schneider S (1987) Identification of dissection and aneurysms of the descending thoracic aorta by conventional and transesophageal two dimensional echocardiography. Am J Cardiol 1 (Vol 59): 717-719
267. Engberding R, Hasfeld I, Chiladakis I, Dohrmann A, Große-Heitmeyer W, Stoll V (1988) Transösophageale Echokardiographie - erhöhtes Untersuchungsrisiko durch Blutdruckanstiege und Herzrhythmusstörungen? Herz/Kreislauf 6: 233-236
268. Erbel R, Engberding R, Daniel W, Roelandt J (1989) Echocardiography in diagnosis of aortic dissection. Lancet 8636 (I): 457-461
269. Erbel R, Mohr-Kahaly S, Drexler M (1987) Diagnostischer Stellenwert der transösophagealen Echokardiographie. Dtsch Med Wochenschr 112: 23-29
270. Erbel R, Mohr-Kahaly S, Rohmann S et al. (1987) Diagnostische Wertigkeit der transösophagealen Doppler-Echokardiographie. Herz 12: 177-186
270a. Erbel R, Rohmann S, Drexler M, Mohr-Kahaly S, Gerharz CD, Iversen S, Oelert H, Meyer J (1988) Improved diagnostic value of echocardiography in patients with infective endocarditis by transesophageal approach. A prospective study. Eur Heart J 9: 43-53
271. Frazin L, Talano JV, Stephanides L, Loeb HS, Kopel L, Gunnar RM (1976) Esophageal echocardiography. Circulation 54: 102-108
272. Furuya H, Suzuki T, Okumura F, Kishi Y, Uefuji T (1983) Detection of air embolism by transesophageal echocardiography. Anesthesiology 58: 124-129
273. Geibel A, Hofmann Th, Behroz A, Birkner H, Meinertz Th (1987) Echocardiographic diagnosis of infective endocarditis - additional information by transesophageal echocardiography? Circulation 76 [Suppl IV]: IV-38

274. Gussenhoven WJ, Bos E, Roelandt J, van Herwerden L, Haalebos M, de Jong N, Ligtvoet CM (1985) Transösophageale und intraoperative zweidimensionale Echokardiographie. In: Erbel R, Meyer J, Brennecke R (Hrsg) Fortschritte der Echokardiographie. Springer, Berlin Heidelberg New York Tokyo, S 231-237
275. Hanrath P, Schlüter M, Langenstein BA, Polster J, Engel S, Kremer P, Krebber HJ (1983) Detection of ostium secundum atrial septal defects by transesophageal cross-sectional echocardiography. Br Heart J 49: 350-358
276. Hanrath P, Kremer P, Langenstein DA, Matsumoto M, Bleifeld W (1981) Transösophageale Echokardiographie. Dtsch Med Wochenschr 106: 523-525
277. Heinrich H, Kremer P, Winter H, Wörsdorfer O, Ahnefeld FW (1985) Transösophageale zweidimensionale Echokardiographie bei Hüftendoprothesen. Anaesthesist 34: 118-123
278. Hisanaga K, Hisanaga A, Hibi N, Nishimura K, Kambe T (1980) High speed rotating scanner for transesophageal cross-sectional echocardiography. Am J Cardiol 46: 837-842
279. Hisanaga K, Hisanaga A, Nagata K, Ichie Y (1980) Transesophageal cross-sectional echocardiography. Am Heart J 100: 605-609
280. Hofmann Th, Kasper W, Meinertz T, Lin Ch, Just H (1985) Transösophageale Echokardiographie zur Abklärung kardiologischer Notfälle. Intensivmed 22: 290:-295
281. Hofmann Th, Kasper W, Meinertz T, Spillner G, Schlosser V, Just H (1987) Determination of aortic valve orifice area in aortic valve stenosis by two-dimensional transesophageal echocardiography. Am J Cardiol 59: 330-335
282. Hofmann Th, Kapser W, Meinertz T, Volk B, Just H (1985) Transösophageale Echokardiographie bei kongenitalen und erworbenen Shuntvitien. In: Judmaier G, Frommhold H, Kratochwil A (Hrsg) Ultraschalldiagnostik 84. Thieme, Stuttgart, S 436
282a. Jaarsma W, Visser CA, Ernst JMPG, Haagen FDM (1988) Transesophageal echocardiography for guidance and monitoring of mitral valvuloplasty. Eur Heart J 9 [Suppl 1]: 378
283. Kasper W, Hofmann T, Meinertz T et al. (1986) Diagnostik thorakaler Aortenaneurysmen und Dissektionen mit Hilfe der transösophagealen Echokardiographie. Z Kardiol 75: 609-615
284. Koolen JJ, Visser CA, Wever E, Van Wezel H, Meyne NG, Dunning AJ (1987) Transesophageal two-dimensional echocardiographic evaluation of biventricular dimension and function during positive end-expiratory pressure ventilation after coronary artery bypass grafting. Am J Cardiol 59: 1047-1051
285. Kremer P, Aschenberg W, Schröder E et al. (1985) Embolism during hip surgery. A transesophageal echocardiographic study. Eur Heart J 6 [Suppl I]: 125
286. Kremer P, Cahalan M, Beaupre P et al. (1985) Intraoperative Überwachung mittels transösophagealer zweidimensionaler Echokardiographie. Anaesthesist 34: 11-117
287. Kremer P, Rodewald G, Aschenberg W et al. (1985) Mitral valvuloplasty: Assessment of functional result by intraoperative transesophageal 2-D-echocardiography. Eur Heart J 6 [Suppl 1]: 28 (Abstract)
288. Krüger SK, Starke H, Forker AD, Eliot RS (1975) Echocardiographic mimics of aortic root dissection. Chest 67: 441-444
289. Kyo S, Takamoto S, Matsumura M, Asano H, Yokote Y, Motoyama T, Omoto R (1987) Immediate and early postoperative evaluation of results of cardiac surgery by transesophageal two-dimensional doppler echocardiography. Circulation 76 [Suppl V]: V-113-V-121
290. Levy N, Abinader E (1977) Continuous electrocardiographic monitoring with Holter electrocardiocorder throughout all stages of gastroscopy. Dig Dis Sci 22: 1091
291. Liebermann DA, Wuerker CK, Katon RM (1985) Cardiopulmonary risk of esophagogastroduodenoscopy. Gastroenterology 88: 468-472
292. Mathew PK, Ona FV, Damevski K, Wallace WA (1979) Arrhythmias during upper gastrointestinal endoscopy. Angiology 30: 834
293. Matsumoto M, Oka Y,. Strom J et al. (1980) Application of transesophageal echocardiography to continuous intraoperative monitoring of left ventricular performance. Am J Cardiol 46: 95-105
294. Matsumoto M, Hanrath P, Kremer P, Bleifeld W (1981) Transesophageal echocardiographic evaluation of left ventricular function at rest and during dynamic exercise in aortic insufficiency. Cardiogr 11: 1147-1157

295. Matsuzaki M, Tohma Y, Anno Y et al. (1985) Esophageal echocardiographic analysis of atrial dynamics. Am Heart J 109 (2): 355-362
296. Matsuzaki M, Matsuda Y, Ikee Y et al. (1981) Esophageal echocardiographic left ventricular anterolateral wall motion in normal subjects and patients with coronary artery disease. Circulation 63 (5): 1085-1092
297. Morimoto K, Matsuzaki M, Tohma Y et al. (1987) Diagnosis of quantitative evaluation of atrial septal defect by transesophageal 2-D-color doppler echocardiography. Circulation 76 [Suppl IV]: IV-39
298. Mohr-Kahaly S, Erbel R, Börner N et al. (1986) Kombination von Farb-Doppler- und transösophagealer Echokardiographie in der Notfalldiagnostik bei Aortendissektionen vom Typ I. Z Kardiol 75: 616-620
299. Nellessen U, Daniel WG, Hecker H, Hetzer R, Schleberger J, Lichtlen PR (1985) Nachweis einer Malfunktion von Herzklappenprothesen mittels zweidimensionaler transösophagealer Echokardiographie. In: Erbel R, Meyer J, Brennecke R (Hrsg): Fortschritte der Echokardiographie. Springer, Berlin Heidelberg New York Tokyo, S 203-210
300. Nellessen U, Daniel WG, Lichtlen PR (1986) Bedeutung der transösophagealen Echokardiographie in der Diagnostik kardialer und parakardialer raumfordernder Prozesse. Z Kardiol 75: 91-98
301. Nellessen U, Daniel WG, Hecker H, Schleberger J (1985) Funktionsbeurteilung von Herzklappenprothesen mit Hilfe der transösophagealen Echokardiographie. In: Judmaier G, Frommhold H, Kratochwil A (Hrsg) Ultraschalldiagnostik 84. Thieme, Stuttgart, S 434
302. Nellessen U, Daniel WG, Depping K, Oelert H, Lichtlen PR (1985) Korrekte Diagnose einer drohenden paradoxen Embolie mit Hilfe der transösophagealen Echokardiographie. In: Judmaier G, Frommhold H, Kratochwil A (Hrsg) Ultraschalldiagnostik 84. Thieme, Stuttgart, S 439
303. Pfeiffer C, Erbel R, Stern H, Schreiner G, Henkel B, Rohmann S, Meyer J (1985) Transösophageale Echokardiographie zur Diagnostik von Erkrankungen der Aorten- und Mitralklappe. In: Erbel R, Meyer J, Brennecke R (Hrsg) Fortschritte der Echokardiographie. Springer, Berlin Heidelberg New York Tokyo, S 185-194
304. Roizen MF, Peaupre PN, Alpert RA et al (1984) Monitoring with two-dimensional transesophageal echocardiography. Comparison of myocardial function in patients undergoing supraceliac, suprarenal-infraceliac, or infrarenal aortic occlusion. J Vasc Surg 1: 300-305
305. Schlüter M, Langenstein BA, Polster J, Kremer P, Souquet J, Engel S, Hanrath P (1982) Transesophageal cross-sectional echocardiography with a phased array transducer system. Technique and initial clinical results. Br Heart J 48: 67-72
306. Schlüter M, Thier W, Hinrichs A, Kremer P, Siglow V, Hanrath P (1984) Klinischer Einsatz der transösophagealen Echokardiographie. Dtsch Med Wochenschr 109: 722-727
307. Schlüter M, Hinrichs A, Thier W, Kremer P, Schröder S, Cahalan MK, Hanrath P (1984) Transesophageal two-dimensional echocardiography: comparison of ultrasonic and anatomic sections. Am J Cardiol 53: 1173-1178
308. Schreiner G, Erbel R, Mohr-Kahaly S, Krämer G, Henkel B, Meyer J (1985) Nachweis von Aneurysmen des Vorhofseptums mit Hilfe der transösophagealen Echokardiographie. Z Kardiol 74: 440-444
308a. Schnittger I, Popp RL (1988) Transesophageal doppler echocardiography. Mayo Clin Proc 63: 726-728
309. Schuster St, Weilemann LS, Erbel R, Luh W, Schinzel H, Wellek St, Meyer J (1986) Transösophageale Echokardiographie zur Beurteilung der Hämodynamik bei Beatmung mit positiv endexspiratorischem Druck. Med Klin 81: 511-519
309a. Seward JB, Khandheria BK, Oh JK et al. (1988) Transesophageal echocardiography: technique, anatomic correlations, implementation, and clinical applications. Mayo Clin Proc 63: 649-680
310. Souquet J, Hanrath P. Zitelli L, Kremer P, Langenstein BA, Schlüter M (1982) Transesophageal phased array for imaging the heart. IEE Trans Biomed Eng BME-29: 707
311. Stern H, Erbel R, Börner N, Schreiner G, Meyer J (1985) Spontaner Echokontrast, registriert mittels transösophagealer Echokardiographie bei Aortendissektion Typ III. Z Kardiol 74: 480-481

312. Takamoto S, Omoto R (1987) Visualization of thoracic dissecting aortic aneurysm by transesophageal doppler color flow mapping. Herz 12: 187–193
313. Thier W, Schlüter M, Kremer P, Hausdorf G, Krebber H-J, Schröder S, Hanrath P (1983) Transösophageale zweidimensionale Echokardiographie: bessere Darstellung intraatrialer Strukturen. Dtsch Med Wochenschr 108: 1903–1907
314. Toma Y, Matsuda Y, Matsuzaki M et al. (1983) Determination of atrial size by esophageal echocardiography. Am J Cardiol 52: 878–880
315. Zenker G, Mohr-Kahaly S, Erbel R, Krämer G (1985) Transösophageale zweidimensionale Echokardiographie bei jungen Patienten mit cerebralem Embolismus. Z Kardiol 74 [Suppl 1]: 5

Kontrastechokardiographie

316. Berwing K, Schlepper M, Kremer P, Bahawar H (1988) Ein Vergleich zwischen der Bestimmung der Myokardperfusion beurteilt mittels quantitativer intrakoronarer Kontrastechokardiographie und der regionalen systolischen Wandfunktion. Z Kardiol 77 [Suppl 1]: 133
317. Bommer WJ, Shah PM, Allen H, Meltzer R, Kisslo J (1984) The safety of contrast echocardiography: Report of the Committee on Contrast Echocardiography for the American Society of Echocardiography. JACC 3 (1): 6–13
318. Bommer WJ, Keown M, Gandhi H, Jackson T (1983) Spontaneous echo-contrast. Circulation 68 [Suppl III]: III-283 (Abstract)
319. Engberding R, Große-Heitmeyer W, Bramann HU (1984) Untersuchungen zur Reproduzierbarkeit echokardiographischer Wanddickenmessungen bei hypertropher Kardiomyopathie vor und nach Verabreichung von Echo-Kontrastmittel. In: Judmaier G, Frommhold H, Kratochwil A (Hrsg) Ultraschalldiagnostik 84. Drei-Länder-Treffen Innsbruck 1984. Thieme, Stuttgart, S 479
320. Engberding R, Most E, Große-Heitmeyer W, Müller USt, Frase B (1985) Linksseitige 2-D-Kontrastechokardiographie zur Diagnose der Aorten- und Mitralklappeninsuffizienz. In: Erbel R, Meyer J, Brennecke R (Hrsg) Fortschritte der Echokardiographie. Springer, Berlin Heidelberg New York, S 144–151
321. Elkayam U, Kawanishi D, Reid CL, Chandraratna PAN, Gleicher N, Rahimtoola SH (1983) Contrast echocardiography to reduce ionizing radiation associated with cardiac catheterization during pregnancy. Am J Cardiol 52: 213–214
322. Feigenbaum H, Stone JM, Lee DA, Nasser WK, Chang S (1970) Identification of ultrasound echoes from the left ventricle by use of intracardiac injections of indocyanine green. Circulation 41: 615–621
323. Fritzsch T, Mützel W, Lange L (1985) Aktueller Stand der Entwicklung von Kontrastmitteln für die Echokardiographie. In: Erbel R, Meyer J, Brennecke R (Hrsg) Fortschritte der Echokardiographie. Springer, Berlin Heidelberg New York Tokyo, S 117–125
323a. Gramiak R, Shah PM (1968) Echocardiography of the aortic root. Invest Radiology 3: 356–366
324. Joyner CR, Reid JM, Bond JP (1963) Reflected ultrasound in the assessment of mitral valve disease. Circulation 27: 503
325. Kerber RE, Kioschos JM, Lauer RM (1974) Use of an ultrasonic contrast method in the diagnosis of valvular regurgitation and intracardiac shunts. Am J Cardiol 34: 722–727
326. Kronik G (1982) Diagnosis of intraatrial communications by contrast echocardiography. In: Hanrath P, Bleifeld W, Souquet J (ed) Cardiovascular diagnosis by ultrasound. Nijhoff, Den Haag, p 22
327. Lambertz H, Schweizer P, Erbel R, Meyer J, Effert S (1982) Stellenwert der Kontrastechokardiographie in der Erkennung einer Trikuspidalinsuffizienz. Z Kardiol 71: 771–778
327a. Lee F, Ginzton L (1983) A central nervous system complication of contrast echocardiography. J Clin Ultrasound 11: 292–294
328. Maurer G, Ong K, Haendchen R et al. (1984) Myocardial contrast two-dimensional echocardiography: comparison of contrast disappearance rates in normal and underperfused myocardium. Circulation 69 (2): 418–429
329. Meltzer RS, Tickner EG, Sahines TP, Popp RL (1980) The source of ultrasound contrast effect. J Clin Ultrasound 8: 121–127

330. Meltzer RS, Van Hoogenhuyze D, Serruys PW, Haalebos MMP, Hugenholtz PG, Roelandt J (1981) Diagnosis of tricuspid regurgitation by contrast echocardiography. Circulation 63 (5): 1093–1099
331. Meltzer RS, Vered Z, Roelandt J, Neufeld H (1983) Systemic Analysis of contrast echocardiograms. Am J Cardiol 52: 375–380
332. Meltzer RS, Serruys PW, McGhie J, Hugenholtz PG, Roelandt J (1981) Cardiac catheterization under echocardiographic control in a pregnant woman. Am J Med 71: 481–484
333. Reid CL, Kawanishi DT, McKay CR, Elkayam U, Rahimtoola SH, Chandraratna PAN (1983) Accuracy of evaluation of the presence and severity of aortic and mitral regurgitation by contrast 2-dimensional echocardiography. Am J Cardiol 52: 519–524
334. Roelandt J,, Meltzer RS (1982) Contrast echocardiography of the right and left heart. In: Hanrath P, Bleifeld W, Souquet J (eds) Cardiovascular diagnosis by ultrasound. Nijhoff, Den Haag, p 22
335. Schartl M, Miszahlok V, Heidelmeyer C, Hoerkens H (1985) Quantitative Beurteilung der Myokardperfusion mittels Kontrastechokardiographie. In: Erbel R, Meyer J, Brennecke R (Hrsg) Fortschritte der Echokardiographie. Springer, Berlin Heidelberg New York Tokyo, pp 1126–1136
336. Valdes-Cruz L, Sahn DJ, Horowitz S, Fisher DC, Goldberg SJ, Allen HD (1983) Can tracking of contrast echocardiographic targets be used to measure intracardiac flow velocities? Am J Cardiol 51: 215–218
337. Valdes-Cruz L, Pieroni DR, Roland JA, Shematek JP (1977) Recognition of residual postoperative shunts by contrast echocardiographic techniques. Circulation 55 (1): 148–153
338. Wessel A, Heintzen PH (1983) Kontrastechokardiographie - Grenzen und Möglichkeiten in der kardiologischen Diagnostik. Ultraschall 4: 237–242
339. Weyman AE, Wann LS, Caldwell RL, Hurwitz RA, Dillon JC, Feigenbaum H (1979) Negative contrast echocardiography: a new method for detecting left-to-right-shunts. Circulation 59 (3): 498–505
340. Zeiher AM, Bonzel T, Wollschläger H, Kasper W, Just H (1985) Wert der Kontrastechokardiographie in der Diagnostik einer Pulmonalklappeninsuffizienz. Z Kardiol 74: 656–661
341. Zwehl W, Klauss V, Haufe M, Gärtner I (1988) Intrakoronare und intrakavitäre Kontrastechokardiographie - erste Ergebnisse mit sonikiertem nicht-ionischem Kontrastmittel. Z Kardiol 77 [Suppl 1]: 132

Sachverzeichnis

A
Adipositas 182
AIDS 156
Akinesie 102, 128, 130, 136
Akromegalie 63
Amyloidose 71-73
Anästhesie, und Ösophagusechokardiographie 179-180
Aneurysma, dissecans s. Aortenaneurysma
-, spurium s. Aortenaneurysma
-, verum s. Aortenaneurysma
Angiographie, Vergleich zur Ösophagusechokardiographie 177
Anthrazykline s. medikamentös bedingte Herzmuskelerkrankungen
antibiotische Prophylaxe 42, 50, 156, 199-203
Antikoagulation 155
Aorta, ascendens 22, 28-30, 85, 148, 151, 152
-, descendens 22, 28-30, 85, 148, 151, 152
Aortenaneurysma, DeBakey-Klassifikation 85
-, dissiziierend 85-88, 170-175
-, echtes 85, 90, 175
-, Stanford-Klassifikation 85
-, Verlaufsuntersuchungen 175-177
Aortenbogen 22, 28-30, 84, 151, 152
Aortenisthmusstenose 90, 168, 170, 171, 181
Aortenklappen, bikuspide 34, 36
Aortenklappenatresie 73
Aortenklappeninsuffizienz 37, 38, 120, 189-192
Aortenklappenöffnungsfläche 37, 161-162
Aortenklappenprolaps 37, 160
Aortenklappenstenose 35-37
Aortenklappenvegetationen s. Vegetationen
Apex 15, 119
Apikale Schallkopfposition 7
Arteria, carotis s. supraaortale Äste
-, subclavia s. supraaortale Äste
Arterieller Blutdruck, Änderung bei der Ösophagusechokardiographie 153-154
Arteriosklerose 86
ASH (Asymmetrische Septumhypertrophie) 63, 64, 69
atypische Schallkopfpositionen 24-33

Auflösung 1-2
-, axiale 1
-, laterale 2
av-Lungenfistel s. Lungenfistel

B
Belastungsechokardiographie, dynamische Belastung 125
-, isometrische Belastung 129-137
-, Vorhofstimulation 126-129
Bindegewebserkrankungen 49, 86
biologischer Effekt von Ultraschall 2-3
Bioprothese 57

C
Chordae tendineae 12, 45, 47
Cine-loop-Technik 125
Compliance 10
Computer, zur linksventrikulären Funktionsdiagnostik 103
Computertomographie, Vergleich zur Ösophagusechokardiographie 177
Cor triatriatum 157

D
DeBakey-Klassifikation s. Aortenaneurysma
Dezelerationstrauma 91
Dipyridamoltest 136-137
Dissektionsmembran s. Aortenaneurysma dissiziierend
Ductus arteriosus Botalli 40, 91
Durchmesser, Aorta 195-197
-, linker Ventrikel 10, 11, 99, 195
-, linker Vorhof 195
-, rechter Ventrikel 195
Dyskinesie s. Herzwandaneurysma

E
Ebstein-Anomalie 49, 54
Echokontrastmittel, konventionelle 183
-, neue 193
EF-Strecke 10, 11, 46, 72, 92
Ehlers-Danlos-Syndrom s. Bindegewebserkrankungen

Eisenmenger-Reaktion 188
Ejektionsfraktion 60, 99, 123
EKG-Veränderungen, bei Amyloidose 72
-, bei apikaler hypertropher Kardiomyopathie 67
-, bei isometrischer Belastung 134
-, bei Ösophagusechokardiographie 153-156
Embolie 159, 165, 180
Emphysematiker 7
Endokardabgrenzung 184
Endokarditis, infektiöse 40-43, 163
-, marantische 39
-, parietalis fibroplastica Löffler 39
-, Prophylaxe s. antibiotische Prophylaxe
-, rheumatische 39
Endokardkissendefekt 48
Endomyokardfibrose 39, 71
Energiedichte 2
Entry, einer Aortendissektion 175-176
Epigastrium 7

F
Fahrradergometrie s. Belastungsechokardiographie
Fallot-Tetralogie 82
Farbdopplerechokardiographie 181
Faserverkürzungsgeschwindigkeit 99
Fernfeld 2
Fibrohistiozytom 167
Fibrosarkom 75
flail mitral leaflet 47
Foramen ovale 159
Fractional shortening 99
Fünfkammerblick 20
Funktionsanalyse, linkes Herz 99-140
-, rechtes Herz 25-28, 82-84
Funktionsdiagnostik des linken Ventrikels
-, 2D-Echo, qualitativ 101, 102
-, -, rechnergestützt 102-118
-, M-Mode-Echo 10-11, 99

G
Glykogenspeicherkrankheit 63
Graphiktablett 104

H
Hämangiosarkom s. intrakardiale Tumoren
Hämochromatose 71
Handgrip s. Belastungsechokardiographie
Herzfrequenz, Änderung bei der Ösophagusechokardiographie 153-154
Herzkatheterisierung, bei intrakardialen Tumoren 79-80
-, zur Kontrastechokardiographie 189
Herzklappenprothese s. Kunstklappendysfunktion
Herzohr 146

Herzrhythmusstörungen 59, 61, 72, 83, 137, 154-155
Herzspitze s. Apex
Herzwandaneurysma 120-123
HOCM (Hypertrophe obstruktive Kardiomyopathie) s. Kardiomyopathie, hypertrophe
Hohlvene, obere 30-31, 145
-, untere 30-31
Hydatidenzyste 167, 170
Hypereosinophiles Syndrom 71
Hypertrophie, asymmetrisch 63, 69
-, linker Ventrikel 37, 65, 70, 71
-, rechter Ventrikel 82-83
Hypokinesie 102, 128, 130, 136

I
IHSS (idiopathische hypertrophe Subaortenstenose) s. Kardiomyopathie, hypertrophe
Impulsrepetitionsperiode 3
Intensivmedizin, und Ösophagusechokardiographie 179
Interventionen, und Ösophagusechokardiographie 181
Intraobservervariation 107
Intraoperative Ösophagusechokardiographie 180
Intraperikardiale bronchogene Zyste 167

K
Kardiomyopathie, apikale hypertrophe 67
-, dilatative 58-60, 79, 121
-, hypertrophe 61-67, 184
-, latente 60
-, restriktive 71
Karzinoid 71
Kavitationseffekt 183
Kontrastechokardiographie, Methodik 184
-, Untersuchungsrisiko 193
Kontrasteffekt 183
Koordinatensystem 106
Koronarangiographie 128, 130, 136
Koronararterien, im Ösophagusechokardiogramm 178-179
Koronare Herzkrankheit 116, 125-137
Koronarsinus 92, 94, 95, 147
Koronarverschluß, experimentell 106-110
Kunstklappendysfunktion 57, 163-164
Kyphoskoliose, idiopathische 86

L
Laevokardiographie s. Ventrikulographie
Leading-edge-Methode 104
Lebervenen 30-31
Linksatriales Herzohr s. Herzohr
Linksparasternale Schallkopfposition 6
Linksseitige Kontrastechokardiographie 189-192

Sachverzeichnis

Liposarkom 167, 169
Lues 86
Lungenembolie 82
Lungenfistel 185-186

M
Malignes Lymphom 167
Marfan-Syndrom s. Bindegewebserkrankungen
Medianekrose, Erdheim-Gsell 86
medikamentös bedingte Herzmuskelerkrankungen 61
Membran, linksatrial 157
-, rechtsatrial 158
Metastasen 75
Mitralklappen, Spaltenbildungen 48
Mitralklappeninsuffizienz 47, 48, 120, 189-192
Mitralklappenöffnungsfläche 45, 46
Mitralklappenprolaps 49-51, 160-161
Mitralklappenschluß, normal 10, 11
-, vorzeitig 42
Mitralklappenstenose 45-47
Mitralklappenvegetationen s. Vegetationen
Mitralringverkalkung 47-49
mitral-septaler Abstand 61, 99
M-Mode-Echokardiogramm 11, 15, 41, 46, 57, 61, 64, 74, 87, 96, 99-100, 132-135, 139, 184-186
Modulation, A-Mode 2
-, B-Mode 2
-, M-Mode 2
Mykotisches Aneurysma 43, 90
Myokardiale Sinusoide 73-74
Myokardinfarkt 116, 120-123, 159
Myokarditis 59
Myokardperforation s. Pseudoaneurysma
Myokardperfusion 193
Myxome s. Tumoren, intrakardial

N
Nahfeld 2
Nebenwirkung, durch Ultraschalleinwirkung 2-3
Neoplasie s. Tumoren
Normalisierung linksventrikulärer Funktionsparameter 116-118
Normalwerte der linksventrikulären Funktion 112-113, 195-198

O
Ösophagus, Lagebeziehung zur Aorta 152
-, Verletzungen 155
Ösophagusdivertikel 155
Ösophagusechokardiographie, Indikationen 156
-, Methodik 142

-, Prämedikation 142
-, Schallköpfe 141-142, 152
-, Schnittebenen 143-152
-, Untersuchungsrisiko 153-157
Ösophagustumor 156
Ösophagusvarizen 155
Oszillationen, der Aortenklappe 47
-, des Interventrikularseptums 37
-, der Mitralklappe 37, 38

P
Papillarmuskel 14, 44, 47, 65, 104, 147, 150
parachute mitral valve 47
Paradoxe Septumbewegung 83
Paravalvuläres Leck s. Kunstklappendysfunktion
Patientenlagerung 5
PEEP-Beatmung 179
Periarteriitis nodosa 49
Perikarderguß 91-96, 177
-, Ergußmenge 91
-, gekammerter 93, 95
Perikarditis constrictiva 95-96
Perikardmesotheliom 97
Perikardtamponade 92
Perikardzyste 93, 97
Pharmakodynamische Untersuchungen 138-139
Phased-array-System 3-4, 141
Piezoelektrischer Kristall 1
Pleuraerguß 92, 94, 95, 177
Processus xiphoideus 7
Pseudoaneurysma 92, 95, 190
PTCA (Perkutane transluminale Koronarangioplastie) 181
Pulmonalarterie 24, 55, 145, 147
Pulmonale Hypertonie 55
Pulmonalklappenatresie 73
Pulmonalklappenstenose 55
Pulmonalvene 145, 146

R
RAO-Äquivalent 19, 119
Raumforderungen s. Tumoren
Rechtsherzinsuffizienz, bei restriktiver Kardiomyopathie 71
Rechtsventrikuläre Dysplasie 83
Referenzsysteme 102, 104
Reperfusionsphase 108-110
Restriktion 71
Rhabdomyosarkom 75
Röntgenkontrastmittel 183

S
SAM (systolic anterior movement)-Phänomen 62, 65
Sarkoidose 71

Schallkopf s. Transducer
Scheibenprothese 57
Schnittebenen, transthorakal 8-33
-, transösophageal 143-151
Schrittmacherelektrode 26
Sehnenfadenabriß s. flail mitral leaflet
Sektorscanner, elektronischer 3-4
-, mechanischer 3
Sensitivität der linksventrikulären Funktionsanalyse 116
Shunt, links-rechts 188
-, rechts-links 185, 187
Sinus-Valsalvae-Aneurysma 177-178
Sinus-venosus-Defekt 159
Sinusoide s. Myokardiale Sinusoide
Spezifität der linksventrikulären Funktionsanalyse 116
Spontaner Echokontrast 57, 165, 173
Standardpositionen, transthorakal 6-8
-, transösophageal 144, 145
Stanford-Klassifikation s. Aortenaneurysma
Subkostale Schallkopfposition 7
Supraaortale Äste 22-23, 88
Suprasternale Schallkopfposition 7
Sweep 10-11
swinging heart 92
Syndrom X s. Kardiomyopathie, latente

T
Teratom 167
Thoraxtrauma 90-91
Thromben, in der Aorta 176, 177
-, linkes Herzohr 166, 169
-, linker Ventrikel 78-82
-, linker Vorhof 82, 166
-, rechtes Herz 166
Transducer, transthorakal 2, 9
-, transösophageal 141-142
Trikuspidalklappeninsuffizienz 52, 54, 186
Trikuspidalklappenprolaps 52, 160
Trikuspidalklappenstenose 52
Trikuspidalklappenvegetationen s. Vegetationen
Tumoren, intrakardial 74-80, 165-166, 168
-, parakardial 97-98, 166-168
-, perikardial 97-98, 167
Turner-Syndrom 86

U
Ultraschall, Energiedichte 3
-, Geräte 3-4
-, Impulsdauer 1
-, Impulsfrequenz 1
-, Schallgeschwindigkeit 1
-, Schallintensität 2
-, Wellenlänge 1
Untersuchungsrisiko, Dipyridamoltest 137
-, Kontrastechokardiographie 193
-, Ösophagusechokardiographie 153-156
Untersuchungstechnik, transthorakal 5-33
-, transösophageal 142

V
Valsalva-Manöver 61, 188
Valvula Eustachii 25
Valvuloplastie 181
Variabilität der Meßwerte, 2D-Echokardiographie 107
-, M-Mode-Echokardiographie 100
Vegetationen, Aortenklappe 40, 41, 163
-, Kunstklappen 42, 163-164
-, Mitralklappe 48, 163
-, Trikuspidalklappe 52, 53
Ventrikelaneurysma s. Herzwandaneurysma
Ventrikelseptumdefekt 159, 184-185
Ventrikulographie 119, 189-192
Venturi-Effekt 65
Verkürzungsfraktion 99
Vierkammerblick 16, 145
Volumenbelastung, linker Ventrikel 37, 47
-, rechter Ventrikel 83
Vorhof, linker 13, 17, 145, 157-158
-, rechter 17, 145
Vorhofseptum 32, 33, 159
Vorhofseptumaneurysma 159
Vorhofseptumdefekt 49, 158-159, 185, 187-189

W
Wandbewegungsstörungen s. Funktionsanalyse linkes Herz
Wanddicke des linken Ventrikels 10, 11, 99, 195

Z
Zweikammerblick 18

N. Bogunovic, H. Mannebach, H. Ohlmeier, Bad Oeynhausen

Atlas der Farbdopplerechokardiographie
Synopsis der nichtinvasiven Kardiologie

1988. XI, 311 S. 800 meist farb. Abb. 1 Falttafel. Geb. DM 290,– ISBN 3-540-17639-X

In diesem Atlas wird die Methode der Farbdopplerechokardiographie und deren Beitrag zur Diagnostik kardiologischer Krankheitsbilder zusammenhängend dargestellt.

Der methodische Teil des Buches enthält eine ausführliche Darstellung des normalen Blutstromes im Herzen und in den großen Gefäßen einschließlich wichtiger echokardiographischer Phänomene.

Im klinischen Teil wird auf jeweils einer Doppelseite das gesamte Spektrum nichtinvasiver Befunde bei den einzelnen Krankheitsbildern dargestellt. Neben angeborenen und erworbenen Vitien und Kardiomyopathien werden auch normale und pathologische Befunde nach prothetischem Klappenersatz ausführlich beschrieben, sowie Komplikationen bei koronarer Herzkrankheit und Tumoren des Herzens diskutiert.

Der Atlas erlaubt dem Kardiologen, sich mit dieser neuen Methode rasch vertraut zu machen.

Springer-Verlag Berlin
Heidelberg New York London
Paris Tokyo Hong Kong

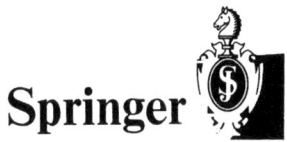

N. Schad, Passau; **G. Viviani,** Mailand

Die Herzsilhouette

Radiologische Zeichen

1989. XII, 132 S. 144 Abb. in 231 Einzeldarst. Brosch. DM 75,–
ISBN 3-540-50569-5

Das überzeugende didaktische Konzept des Buches besteht in der graphischen Reduzierung der Röntgenbefunde auf das, was typisch ist. Der Leser erhält damit einfache und leicht merkbare Bildmuster der röntgenologischen Erscheinungsbilder bei Rechts- und Linksherzbelastung, Störungen der Lungendurchblutungen, Herzverkalkungen und Herzwandaneurysmen. Im abschließenden Kasuistikteil werden sie dann anhand zielgerichteter Fragen schrittweise zur richtigen Diagnose ausgewählter Röntgenaufnahmen geführt.

Ärzte in der Facharztausbildung, aber auch erfahrene Radiologen, Kardiologen und Internisten erhalten mit diesem Buch wertvolle Interpretationsregeln für die Praxis.

Springer-Verlag Berlin
Heidelberg New York London
Paris Tokyo Hong Kong

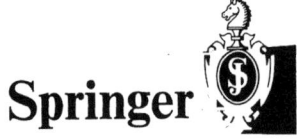

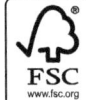

MIX
Papier aus verantwortungsvollen Quellen
Paper from responsible sources
FSC® C105338

If you have any concerns about our products,
you can contact us on
ProductSafety@springernature.com

In case Publisher is established outside the EU,
the EU authorized representative is:
**Springer Nature Customer Service Center GmbH
Europaplatz 3, 69115 Heidelberg, Germany**

Printed by Libri Plureos GmbH
in Hamburg, Germany